石原孝二＋松本葉子＋村上純一＋高木俊介＋岡田 愛＝訳
J・モンクリフ＝著

日本評論社

精神科の薬について知っておいてほしいこと

作用の仕方と離脱症状

A Straight Talking
Introduction to Psychiatric Drugs

推薦のことば——カリ・ヴァルタネン（フィンランド 西ラップランド医療区の医師・精神科医、オープンダイアローグ実践者・トレーナー）

　精神科の薬は、「脳内の化学物質の不均衡を治す」ものとして販売されていたり、「抗精神病薬」や「抗うつ薬」などのように、特定の精神疾患に抗する物質として販売されたりしています。しかし、薬の実際の効果はごくわずかです。他方で、実証された、時にはとても大きな障害をもたらす薬の作用は、耐えるべき副作用とみなされることも珍しくありません。

　この無節操なマーケティングは、精神科医療を薬中心のものにしてしまい、人間の主体性や治療に混乱をもたらしています。患者は薬についてのしっかりした情報を知らされないために、薬物治療についてほとんど何も言えないということがよくあります。また、薬を拒否すると、治療に非協力的だとみなされてしまいます。心理的な苦しみは、単なる「脳内化学物質の不均衡」などよりもはるかに複雑で、それぞれの人生に固有のものです。それなのに、精神医学における薬の役割は、あまりにも過大評価されています。

　精神医療の仕事の中心は、本人とその社会的ネットワークのうちにある人たちが主体性を持って協力しあうことを助け、その人たち自身の意思決定を尊重することにあるのではないでしょうか。オープンダイアローグの実践者として、私はそう思います。モンクリフ氏によって提示された薬物作用モデルは、クライアントと一緒に精神科の薬物療法を検討する際、とてもわかりやすく、役に立つものです。薬物作用に焦点をあてた考え方をすることで、薬物療法の長所と短所をクライアントと検討する共同作業の場が開かれます。薬が「脳内の化学的な不均衡を修正する」などという漠然とした考えのために、クライアントが幸福をあきらめることなく、自分の人生の舵をきれるようになるのです。

　精神科の薬の使い方に興味がある人はどなたでも、ぜひモンクリフ氏の本を読んでみてください。

〈精神科の薬について知っておいてほしいこと〉 目次

訳語対照表

adverse effect	有害作用
antipsychotic	抗精神病薬
chemical imbalance	化学的不均衡
depression	うつ、うつ病
disease	疾病
disease-centred model	疾病中心モデル
disorder	疾患
drug-centred model	薬物作用モデル （直訳すれば「薬物中心モデル」だが、精神科の薬物の薬理作用に注目するモデルであるため、このように訳した）
illness	病（やまい）
mania	躁状態
manic-depression	躁うつ、躁うつ病
mental disorder	精神疾患
psychiatric disorder	精神科の疾患／精神医学的疾患
psychiatric drug	精神科の薬
psychoactive drug	向精神薬 （精神に作用する薬などと訳したところもある）
psychosis	精神病状態
psychotic episode	精神病状態のエピソード
psychotic symptom	精神病状態の症状
recreational drug	嗜好目的の薬、嗜好目的のドラッグ
side effect	副作用
stimulant	刺激薬、中枢神経刺激薬
withdrawal	離脱

はじめに

　私は精神科医です。精神科の薬の使用すべてに反対しているわけではありません。ただ、精神科の薬の作用が根本的に誤解されていて、薬の効果が過大に評価され、薬の害が過小に評価されているのではないか、ということを心配しています。精神科の薬は、有毒となりうる物質です。それはよくわからない仕方で、身体と脳の働き方を変えてしまいます。服薬にはリスクに見合う価値がある場合もありますが、そうではない場合もあります。この本で皆さんに伝えたいのはそのことです。

　この本の初版を書いてから（Moncrieff, 2009）、10年以上が経ちました。初版を書いた頃は、精神科の薬の危険性について私たちがいかに無知であるのか、また、薬によるメリットがいかに不確実であるのかが、かつてないほど明らかになってきていた時期でした。薬を何年にもわたって飲む人が多いのにもかかわらず、長期間にわたって服用した場合の有害な結果についてきちんとした研究はほとんど行われていません。学術誌で適切な研究の結果が発表されることもなく、人々の苦しみは気づかれないままになっています。研究の結果がたとえ発表されたとしても、それが権威のある人々にとって都合が悪いものであれば、無視されてしまうこともしばしばです。抗うつ薬の離脱症状はそうした例ですし、他にも多くの例を挙げることができます。

　数十年前から、抗うつ薬の服用中断によって不快なぐったりしてしまう症状を経験する人たちがいることがわかってきました。『英国医学雑誌』の論説は、選択的セロトニン再取り込み阻害（SSRI）薬を中断することによって生じる離脱症状について述べています（Haddad et al., 1998, p. 1105）。その論説は、離脱症状が少数の人たちにとっては、「重篤で長期的なものとなり、顕著な病

的状態をもたらす」可能性があると述べています。この論説やその後の報告などにもかかわらず、抗うつ薬の投薬量は年々増加しています（Royal College of Psychiatrists, 2019）。投薬量が増加している理由の大部分は、より多くの人が、長期間の投薬を受けるようになったためだと考えられます。しかし、抗うつ薬を中断すると離脱症状を経験する可能性があるということも、またその離脱症状が長く続く可能性があり、重篤で、障害をもたらす可能性があることも、服薬している人たちにはほとんど知らされていません。NICE（英国国立医療技術評価機構）と英国王立精神科医協会（Royal College of Psychiatrists）は、2019年にいたるまで、抗うつ薬の離脱症状は、「たいていは軽度で限定的」であり、1〜2週間以内におさまると主張していました。その見解が変更されたのは、専門家や研究者、離脱症状を経験した当事者たちによる運動のおかげでした（Iacobucci, 2019）。

　このことは、ますます多くの人たちが、潜在的に有害な作用について知らされることなく、抗うつ薬を飲み始めたことを意味しています。人々がこうした状況について公の場で指摘を始め、抗うつ薬の中止に伴う恐ろしい経験をした人たちの話をメディアが報道し始めたとき（Carey & Gebeloff, 2018）、それを個人的な中傷と受け止める精神科医もいました。彼らは、抗うつ薬の離脱症状の出現率と重篤性に関する議論を「抗うつ薬に対する戦争」と呼びました。離脱症状について当事者が話すことを疑問視し、問題を公にした研究者たちを攻撃したのです（Jauhar & Hayes, 2019）。抗うつ薬の服用を思いとどまらせることがもたらす結果について警告を発する人もいました（Pies & Osser, 2019）。彼らは精神科医療の中心的な治療法の評判を貶めかねない声を黙らせようと、まるで獲物に襲いかかる猛獣のように、群れをなして飛びかかっていきました（Jauhar et al., 2019）。

　著名な精神科医たちは、抗うつ薬の副作用を軽視するだけでなく、薬の効果を宣伝し、もっと処方されるべきだと主張し続けました（Boseley, 2018）。こうした主張は私を含む批判者たちがいくら批判しても続けられました。科学的なランダム化比較試験における抗うつ薬の効果は、偽薬（プラセボ）と比較してとても小さいものであるという指摘も繰り返しなされてきました。このようなわずかな効果は実際の臨床の中で意味のある変化には思えません。むしろ、

それらは、臨床試験そのものの方法論的な限界や、臨床試験の報告のされ方によるものではないでしょうか（Jakobsen et al., 2019; Moncrieff, 2019）。

　また、SSRIの副作用である性機能不全については、薬をやめたあとでも残る可能性があるというエビデンスが増えつつあります。この副作用は、主として性の健康を扱う学術誌で報告されてきました（Bala et al., 2018）。しかし、精神医学の論文でこのことが報告されることはまれで、多くの精神科医は、この問題にまだ気づいていません。この副作用がどれほど一般的なのかはわかりませんが、たとえSSRIを服用する人のごくわずかな割合にしか影響がないのだとしても、SSRIを服用している人の全体の数を考えると、毎年世界中で、とても多くの人たちがこの問題に悩まされていることになります。

　性的な障害にずっと苦しむ人がいるということや、離脱症状が薬をやめたあとも何ヵ月、何年も続くことがあるということは、こうした薬が脳の働き方を永続的に変えてしまうかもしれないことを意味しています。これは、恐るべきことです。精神科の薬が脳に対してどのように作用するのかは、よく知られていません。脳が薬の影響からどのように回復できるのかもわかっていません。精神科の薬は最後の手段であるべきで、本当にその価値がある場合にのみ使用されるべきです。ところが医師たちは、薬の使用に対してより慎重な態度をとるどころか、ますます頻繁に処方し続けているのです。

　精神医学の領域で精神科の薬によるダメージの存在が認められるようになるまでには時間がかかりました。抗精神病薬による脳萎縮の影響を最初に指摘したのは、アメリカの精神科医で、著名な精神科の薬の批判者でもあるピーター・ブレギンでした。1980年代のことです（Breggin, 1983）。しかし数十年間にわたって、ブレギンの見解は無視されてきました。統合失調症と診断された人々の脳が見るからに小さく、大きな空洞をもっていることが脳スキャンによって明らかになっても、それは病気そのものの証拠なのだと考えられていたのです。それどころか統合失調症によって引き起こされる脳へのダメージの進行を、抗精神病薬によって遅らせることができるとさえ信じられていました（Moncrieff, 2013）。2000年代に実施された動物実験は、抗精神病薬が脳萎縮を引き起こすという明らかなエビデンスをもたらしましたが、そうした発見はほとんど注目を集めませんでした（Dorph-Petersen et al., 2005）。2011年になっ

て、『アメリカ精神医学誌』の前編集長による大規模な患者研究の論文（Ho et al., 2011）が発表されてはじめて、この発見が裏付けられ、見方が変わり始めたのです。

　精神科医の中には、こうした結果を真剣に受け止めて、精神病状態にある人に一律に抗精神病薬を勧めるのではなく、別の選択肢が必要だという考えを受け入れる人が出てきました（Murray et al., 2016）。オランダの研究グループは2000年代に、初回精神病状態のエピソードの人たちを対象に、抗精神病薬を次第に減らしていく群と、維持療法（継続的な投薬）を行う群に分け、ランダム化比較試験を行いました。抗精神病薬を次第に減らしていく効果に注目した研究はそれまでありませんでした。また、それまでの研究では短期的な効果のみを追跡していましたが、オランダのグループは、7年間にわたって患者の追跡調査を行いました。その結果、維持療法を続けるよりも、抗精神病薬の減薬や断薬を支援したほうが、長期的に見れば、社会的機能を改善し、リカバリーを促すことができるということが示されたのです（Wunderink et al., 2013）。

　オーストラリアの別のグループは、初回精神病状態のエピソードの急性期治療における抗精神病薬と偽薬（プラセボ）の効果を比較する研究を行いました。患者は高度な社会的支援と心理療法を受けることに加えて、抗精神病薬の投与を受ける群と、プラセボの投与を受ける群に分けられました。治療開始後6ヵ月の時点で、プラセボの投与を受けた人たちには、抗精神病薬の投与を受けた人たちと同程度に、社会的機能と症状のレベルにおける改善がみられました（Francey et al., 2020）。

　しかし、多くの精神科医や研究者たちは、抗精神病薬の治療上の価値は疑われるべきではないと主張し続けました。たとえばフィンランドの精神科医のグループは、抗精神病薬による長期的な治療が早期の死亡リスクを減らすと主張する論文を発表し、影響を与えてきました（Tiihonen et al., 2009, 2018）。しかし、このグループが製薬産業と強いつながりがあることに注意しなければなりません。抗精神病薬は、心臓疾患による突然死のリスクを高める毒性が強い物質であることが知られていて（Ray et al., 2009）、フィンランドのグループの主張はにわかには信じられません。このグループの発見は、データ分析の手法によってつくりだされたものである可能性があります。その分析手法は、抗

精神病薬を服用しないことに関連づけられる死亡率を誇張する一方で、抗精神病薬の服用と関連づけられる死亡率を小さく見積もるものとなっています。抗精神病薬の有害な影響に関するエビデンスが積み重ねられ、受け入れられるようになってきた中でのこうした研究への注目は、抗精神病薬の評価を守ろうとする試みを反映したものではないか、という指摘もなされてきました（Whitaker, 2020）。

精神科の薬に関する誤ったイメージ

　1990年代に新たなSSRI系の抗うつ薬が宣伝され始めたとき、新薬は洗練されたもので、依存などの有害な影響はなく、基礎にある疾病を標的にした薬なのだと紹介されました。新薬をベンゾジアゼピン系の薬などとは全く違うものに見せようとしたのです。ベンゾジアゼピン系の薬は依存を引き起こすという悪評が1980年代に広まっていました。1980年代の終わり頃には、ベンゾジアゼピン系の薬が、日々の生活の悲しみに暮れている不幸な人たち、とくに女性に対して、大量に処方されている実態が明らかになっていました。多くの人が、この薬に依存するようになり、それをやめようとしたときに、不快で障害をきたす激しい離脱症状を経験することになったのです。当時、ベンゾジアゼピン系の薬をやめようとした結果、永続的もしくは長期的に、耳鳴り、痛み、燃えるような感覚、筋肉のけいれんなどの、神経的な障害が残る人たちがいたことが報告されています（Ashton, 1991）。

　そのため、製薬企業は、SSRIをまったく異なったイメージで売り出そうとしました。SSRIは、脳の正常な化学的状態やメカニズムを変えることによって、苦しみを麻痺させる薬ではないし、依存症になる薬でもない、それはクリーンな薬で、脳内の化学物質の不均衡を正常化することによって、医学的に適切な仕方で作用するものだ、というわけです。そんな化学物質の不均衡の存在は、1度たりとも証明されたことはないのですが、精神科医たちはおかまいなしです。精神科医たちは、うつが疾病であるということを信じこもうとして、化学物質の不均衡を疑おうとはしませんでした。それに、製薬会社の宣伝文句を積極的に広めることは、精神科医たちにとっても利益になったのです。

1990年代に「非定型」と呼ばれる抗精神病薬が導入されたときも同じような
キャンペーンが展開されました。非定型抗精神病薬は、古いタイプの抗精神病
薬に比べて、より「クリーン」で、より害の小さい方法で、精神病状態もしく
は統合失調症の根底にあるものに対して作用するのだと説明されました。新薬
もまた身体のシステムに深刻な問題をもたらすという事実は、完全に否定され
はしなかったものの、誤魔化されてしまいました（Moncrieff, 2013）。

　製薬会社のマーケティングと専門家たちの合意によって、精神科の薬を服用
した人の多くは、化学物質の不均衡や脳の病気があり、薬がそれを治す手助け
をしてくれるのだと説得されてきました。この本では、そうした見方に異議を
唱え、精神科の薬の本来の性質と作用に関する別の理解の仕方を示します。そ
して、宣伝文句によって曖昧にされてきた精神科の薬の真実に光を当てるつも
りです。

　精神科の薬は無害ではありませんし、特定の脳の異常や疾病を標的にして作
用するようにデザインされたものでもありません。精神科の薬は、身体にとっ
て異質な化学物質で、よくわからない仕方で脳を変化させるものです。そのこ
とに関する適切な研究も行われてきていません。精神科の薬は、アルコールや
コカインなどの嗜好物質と本質的には異なりません。嗜好薬と同様、精神科の
薬は「向精神作用」と呼ばれるものをもっています。脳の正常な働き方を変え、
そうすることによって、正常な思考過程、感覚、感情、行動を変えてしまいま
す。したがって、すべてのタイプの向精神薬（もしくは精神変容薬）は、脳と
身体のシステムを変化させ、新たな心的状態や行動、物理的状態を作り出すの
です。

　ある状況のもとでは、向精神薬に助けられる人もいます。けれども、精神科
の薬にどんな効果があるのか、またどのように作用するのかについて、根本的
な誤解があると私は考えています。これまで、精神科の薬は、化学物質の不均
衡のような根本的な異常を標的にして、それを治すことによって利益をもたら
しているのだという誤ったイメージがありました。しかし、そうした見方は確
立されていません。精神科の薬は、確かにある状況においては助けになるのか
もしれません。けれども、それがどうして助けになるのかについて、より説得
力のある説明があるにもかかわらず無視されてきたのです。

精神科の薬に関するよりよい理解が広まるのを妨げるのは、精神科の薬が根底にある医学的疾病を「元に戻す」（reverse）ことによって作用するのだという誤った想定です。しかしそれは単なる想定にすぎません。私はこの理論を、薬の作用に関する「疾病中心（disease-centred）」モデル[i]と呼んでいます（Moncrieff, 2009, 2013）。薬にどんな効果があり、どのように作用するのかについては、別の仕方で理解することも可能です。この別の考え方を私は「薬物作用（drug-centered）」モデルと呼びます。後者の考えは、精神科の薬が「向精神的」な物質であり、脳の正常な状態を変えてしまい、そうすることによって、（薬にさらされていない）「正常な」心的状態と行動に変化をもたらすという事実を強調します。こうした変化は、薬を服用した人であれば誰にでも生じます。病気と診断されているかどうかは関係ないのです。

　薬物作用モデルでは、薬によって作り出される心理的な変化や行動の変化が、精神疾患と診断されている人たちが経験している問題や症状に影響し、場合によっては、そうした人たちの助けになることもあると考えます。もし薬によってもたらされる状態の変化によって症状を効果的に抑えることができるのであれば、以前の状態よりも薬がもたらした状態のほうがよいと思う人もいるでしょう。また、本人は以前の状態のほうがよいと思っているのに、他の人たちは、薬によってもたらされた状態のほうがよいと思っているということもあるでしょう。

　薬物作用モデルは、薬が身体の正常な働き方に混乱をもたらす異物であるという事実に光を当てることで、薬がなぜそれほどにダメージを与えるのかについても説明できます。疾病中心モデルは、薬が特定の疾患や症候群に効くとされる作用に焦点を当てますが、薬物作用モデルは、精神科の薬が、正常な身体的プロセスや心的な状態・行動を、全般的に変化させてしまうことを強調します。薬物作用モデルでは、精神科の薬の影響に関するより正確で包括的な見方が提供され、薬を服用することの利益と害のバランスについて、より多くの情報をもとに評価することができるようになります。またこのモデルは、薬による、一時的もしくは長期的な、有害作用と障害を明らかにすることにも役立ちます。

　嗜好薬と同様に、精神科の薬を長期にわたり常用すると、予測可能なもので

あれ不可能なものであれ、さまざまな種類の問題が起こってきます。精神科の薬は、身体の健康に有害となる可能性もありますし、多かれ少なかれ微妙な仕方で服用した人の行動を変えてしまい、いつも通りに動くことを困難にしてしまうかもしれません。もし本当に他に選択肢がないのであれば、リスクがあっても精神科の薬を服用する価値がある場合もあります。もし誰かがストレスや躁状態によって興奮のあまり眠ることができない状態だったとしたら、一時的に眠りを改善する鎮静薬を使うことは有益かもしれません。もし誰かが空想と精神病状態の内的な世界に入り込んで抜け出せなくなっているならば、抗精神病薬のような思考と感情を抑える薬は、妄想や幻覚にとらわれている状態を鎮め、現実と再び向き合うことを可能にしてくれるかもしれません。

　しかし私たちは、精神科の薬をもっと賢く使えるようにならなければなりません。特に長期的な薬の使用を提案する場合には、脳の機能と心的な活動を変化させることの利点と欠点を注意深く考える必要があります。主流の文献においてはほとんど言及されない、精神科の薬の本当の性質と効果についてのエビデンスを紹介することがこの本の目的です。そのため、この本で紹介するエビデンスは、精神科の薬が洗練された治療法であり、特定の疾患を標的にすることができるという、広く受け止められている見方に異議を申し立てるものになっています。またこの本で紹介される情報は、脳の化学的状態に介入する危険性に光を当て、精神科の薬の使用に関するもっと慎重で、繊細なアプローチをとるように促すものとなります。

この本の概要

　まず、精神科の薬の作用に関するさまざまな理論的アプローチを説明し、疾病中心モデルと薬物作用モデルを比較します。精神疾患の治療においてどのように精神科の薬を使うのかについて、この対照的なアプローチの考え方を見ていきましょう。第3章では、精神科の薬に関する研究の特徴や、一般的な研究デザインにおける方法論的な限界、研究データの報告におけるバイアスなどを検証します。次に、現在使われている主な精神科の薬である抗精神病薬（神経遮断薬としても知られています）、抗うつ薬、気分安定薬（もしくは双極性障

害に使われる薬）、中枢神経刺激薬、ベンゾジアゼピン受容体作動薬などの効果に関するエビデンスを取りあげます。それぞれの薬がもたらすさまざまな心的・身体的な変化について、私たちには何がわかっているのかを述べていきます。そして、こうした変化が、さまざまな疾患の症状に対して、（標準的な方法を用いて評価された）有益な効果をもつか否かに関するエビデンスを精査します。

　今、精神科の薬から離脱するときに起こる問題について関心が高まっています。その声に応えるため、私は1章をあてて、さまざまな薬からの離脱の特徴を明らかにするとともに、離脱のプロセスに対応する方法に関するアドバイスをまとめました。最後に、なぜ精神科の薬の特徴と効果に関して今ある根本的な誤解が生じてしまったのかについて考えてみました。この誤解によって、メンタルヘルスに関する問題に対してあまり有用であるようには思えず、また、少なくともなんらかの有害な影響のある薬を、多くの人が投与されているのです。結論部分では、精神科の薬を使い始めるべきか、あるいは、続けるべきかに関して人々が賢明な決定を行うためにどのような情報が必要なのかについて書きました。

　この本で私は、必ずしも私が受け入れているわけではない用語を使っています。たとえば、「抗精神病薬」や「抗うつ薬」といった薬の分類を示す名前は、そうした薬が、疾病に特異的な仕方で作用するという考え方を反映していますが、この本は全体としてそうした想定に異議を唱えています。しかし、これらの用語はあまりにも広く使われていて、他の選択肢は存在しないか、もしくは、もはや広く受け入れられてはいません。そのため私は、現在最も広く使われている用語を、その含意にもかかわらず、使用することにしました。精神科で扱われる混乱状態は医学的疾患であるという考え方は、私たちの文化の中に根深く入り込んでいます。そのため、「病」「治療」「患者」という言葉を避けることも困難でした。「精神疾患」（mental disorder）という言葉にさえ、メンタルヘルスに関する問題が、疾病と同様に、その人が「持っている」「もの」であるという考え方が込められています。私は、他の多くの人とともに、こうした問題は、その人の行動や、その人なりの状況の経験の仕方や反応の仕方としてよりよく理解できるという考え方を支持しています。けれども、こうした用

語をすべて別の語に置き換えることは、ぎこちなくもありますし、意味が不明確になることもあります。そこで私は、こうした言葉づかいをこの本の中の大部分で残すことにしたのですが、そのことは、こうした用語がもつ医学的な含意を私が受け入れていることを意味するわけではありません。

訳注

ⅰ)「薬物作用モデル」（drug-centred model）は本書の中核的な概念である。直訳すれば「薬物中心モデル」だが、精神科の薬物の薬理作用に注目するモデルであるため、「薬物作用モデル」と訳した。

第1章

精神医学における薬物治療の位置付け

何十年もの間、メンタルヘルスの問題に対して「精神科の薬（psychiatric drugs）」が治療のために使われてきました。メンタルヘルスの問題の本質と分類は、いまだ議論の途上ですが、うつ病、不安神経症、統合失調症、強迫症、注意欠如・多動症（ADHD）といった状態が存在するとされています。こういった疾患を持っているとされる何百万人もの人たちが、精神科医やGP（かかりつけ医）から、精神科の薬を処方されているのです。そして、多くの人は、何種類もの精神科の薬を、入れ替わり立ち替わり処方されたり、同時に処方されたりします。この数十年で、精神科薬の使用量は劇的に増えました。たとえば、英国で処方される抗うつ薬は、過去10年間で2倍に増えました（Royal College of Psychiatrists, 2019）。世界の他の地域でも処方は増えていて、抗うつ薬以外の精神科薬の処方も増えています。しかし、抗うつ薬ほどの急激な増加にはなっていません（Ilyas & Moncrieff, 2012; Pratt et al., 2011）。

こうした精神科薬の使用増加の一因には、メンタルヘルスの問題が「化学的不均衡」によって起こると信じられていることにあります。「化学的不均衡」をもとに戻すために精神科の薬が必要だとされるのです。この考えは、製薬業界やアメリカ精神医学会、英国王立精神科医協会などの公的機関によって大々的に広められてきたものです。しかし、化学的不均衡が原因で精神疾患が起こるという十分なエビデンスはありません。それなのに、多くの人たちが、「正常」でいるために精神科の薬が必要だと説得されてきました。こうして、精神科の薬は医薬品の中でベストセラーとなり、製薬企業に莫大な利益をもたらし

1

ています。

　精神科の薬に、精神疾患の原因であるとされる「生物学的異常を根本的に正常に戻す作用がある」という見方は、比較的新しいものです。1950年代までは、特に鎮静薬は、古典的な精神病院で広く処方され、刺激薬と鎮静薬は、地域で治療を受けている人々にも処方されていました。しかし、こういった薬は単なる化学的鎮静手段か化学的拘束手段と見なされ、ほとんど注目されることはありませんでした（Braslow, 1997; Moncrieff, 1999）。当時は、ECT（電気けいれん療法）やインスリン昏睡療法、心理療法・作業療法を含む心理社会的介入が重要な治療法として考えられていました。しかし、1950年代から1960年代にかけて、新しい種類の薬が精神医学に導入され、薬の作用の仕方についての見方が徐々に変化していきました。新しい薬は、単に古い薬のように鎮静と受動的状態をもたらす有用だけれども粗雑な手段としてではなく、根底にある精神的な疾患そのものに作用する薬として考えられるようになっていきました。しかし、この視点の変化は、新たな研究結果を根拠としたものではありませんでした。この本で明らかにするように、この立場を支持する科学的なエビデンスはありませんし、これまでに見つかったこともありません。

精神疾患の本質

　精神疾患、心理的な疾患、もしくは精神医学的な疾患が実際のところ何によって構成され、どのように考えられるべきかは、この問題を抱える人々に対してサービスが提供されるようになって以来、議論の的となってきました。精神科医たちは、医療専門家集団の一員として、狂気と心理的苦痛は、肺がんや糖尿病などの病気と本質的には変わらない医学的疾病であると主張しました。そのようにして、精神科医たちは、精神保健サービスにおける支配的な役割を正当化しようとしました。しかし、精神医学の内部と外部の両方には、相反する説明やアプローチがつねに存在しています。1960年代の反精神医学運動は、精神疾患を医学的な病と考える見方に対する哲学的・政治的反対運動でした（Szasz, 1970）。反精神医学運動の主要な思想家の多くは、精神科医でした。アメリカの精神科医で心理療法家であるトーマス・サズは次のように主張しま

した。「『病』は身体の状態に適用される概念である。しかし、『精神的な病』とされている状態は、生物学的異常によってではなく、普通ではない行動や、問題行動によって定義される。だから、『精神的な病』は、意味をなさない言葉である」（Szasz, 1970）。さらに、サズは、「ふるまいや行動を精神的な病の結果として説明してしまうことが、自由への権利、適正な法手続き、そして自分の身体に対する決定権をはく奪することを正当化してしまう」と主張し、精神医学を批判しました（Szasz, 1989）。英国の精神科医R・D・レインも同様の立場をとりました。彼は、「精神疾患の症状を、根本的な生物学的欠陥によって生じる無意味なものと見なすべきではない。精神疾患の症状は、普通ではないが、この世界の中で、個人個人がおかれた状況に対する意味ある反応として理解されるべきだ」と、主張しました（Laing, 1965）。

　メンタルヘルスの問題をかかえる人々への最適な支援方法をめぐっても、長い間、論争が続いています。19世紀には、「モラルトリートメント」として知られるアプローチが人気を集め、高く評価されていました。モラルトリートメントは、〝怒ったり苦しんだりしている人が、正しい指導で、行動のコントロールを学ぶことができる〟という考えに基づき、実践されていました。モラルトリートメントは、クエーカー教徒によって運営されていたヨークにあるリトリート（静養所）と呼ばれる施設で開発されました。その時代から、精神分析や他の形態の心理療法、社会的介入および心理学的アプローチが、生物学的介入もしくは薬理学的介入と同時に実践されたり、競い合って実践されたりしてきました。こういったアプローチの多くで、狂気や精神疾患は無意味なものではなく、意味のあるふるまいとして認識されていました。それは、本人が緩和できたり変化させたりできるものでした。

　しかし、過去数十年で、精神の問題は単純に欠陥のある神経化学的または生理学的プロセスの産物であるという生物学的見解が強くなっていきました。この立場では、うつ病や統合失調症としてラベリングされる精神状態が、脳の特定の機能不全プロセスによって引き起こされるという考えが前提となっています。これは、たとえば喘息の症状が肺の気道の狭窄の結果として起こるという考えと同じような解釈の仕方です。精神疾患は「他の病と同じような」ものであるというこの考えが、頻繁に繰り返されてきました。たとえば、アメリカ精

神医学会（APA）は、「精神疾患は心臓病や糖尿病と同じように医学的な問題である」と述べています（APA, 2018）。

　そういった主張は繰り返されていますが、精神疾患が脳の異常なメカニズムの産物であるという証拠はありません。遺伝学や脳の構造、機能、化学的研究への資金提供はここ数十年で大幅に増え、発表された論文は氾濫しています。しかし、精神疾患の原因となるかもしれない生物学的要因はいまだ発見されていないのです。2017年、米国国立精神衛生研究所の元所長で精神科医のトーマス・インセルは次のように述べました。「精神疾患の神経科学と遺伝学の研究に200億ドルの資金が費やされたにもかかわらず、精神的な問題に苦しむ人々にとって目に見える利益は、何も生み出されなかった」（Henriques, 2017）。

　生物学的研究は、精神疾患の根底に存在する異常な生物学的構造、化学組成、または機能不全のプロセスを突き止めることに失敗してきたのです。しかし、こうした研究活動が存在すること自体が、探すべきものの存在をほのめかしているようです。こうした研究活動は、薬が疾患の根底に存在する生物学的基礎を標的として作用するという見解を支持しているように見えます。逆にいうと、薬が根底に存在している疾病を治すように作用するという仮説をたてることそのものが、精神疾患が個々人の生物学的欠陥によって引き起こされているという見方を強化することになるのです。

医療化

　精神疾患が脳のメカニズムの欠陥に起因するという見方は、私たち自身に対する考え方を変えました。すなわち、西洋では、人生の困難な側面を医学的な訴えと見なすようになったのです。しかし、こういった考えは、昔からあったものではありません。狂気、うつ病、妄想症、不安、感情のコントロールの難しさ、強迫行動、怒り、衝動性、多動性、社会的困難、そしてこれらの変種は、状況によっては、いつの時代にも問題となってきました。しかし、歴史を振り返ってみると、現代的な意味で医学上の疾患とみなされ始めたのは、ごく最近のことです。

　この医療化のプロセスはこれまでの数十年、製薬業界によって牽引されてき

ました。たとえば、現在のうつ病の概念は、いわゆる「抗うつ薬」の概念が作られるまでは広く受け入れられてはいませんでした（Moncrieff, 2008）。抗うつ薬と見なされる薬が導入される前、うつ病は、通常、高齢者または（現在では、双極性障害として知られている）躁うつ病の人たちだけにみられる、稀で深刻な状態と考えられていました。一般的に、こういった状態は、うつ病ではなくメランコリーと呼ばれました。1950年代後半に初めて抗うつ薬が発表されると、製薬企業はうつ病は精神病院に入院する人たちだけでなく、日常生活の中で私たちの周りに起こる一般的な疾患であるという考え方を広め始めました。製薬企業は、そのことはまだよく知られてないだけなのだと思わせようともしました。精神科医で、精神薬理学の研究者であるデイヴィッド・ヒーリーは、以下のように書いています。「最近では、うつ病の概念はさらに拡大していて、以前はうつ病ではなく不安症であると考えられていた状態も、うつ病に含まれるようになった。1990年代に起こったこの変化は、当時発売されていたプロザック（フルオキセチン、日本未発売）などの新たなSSRI系抗うつ薬の大きな市場を開拓することに貢献している」（Healy, 2004）

　また、否定的で望ましくない感情状態をうつ病とは違った概念で考えていた文化に、現代のうつ病の概念がどのように輸入されていったかを、人類学者たちが明らかにしています。かつての東欧ソビエト諸国では、うつ病は共産主義の失敗を認めることになる危険な概念であると考えられていました。そのため、不幸に感じたり、不満を持ったりする人たちは、「神経衰弱」（慢性疲労、脱力感、無気力を特徴とする状態）と診断されていました。ソビエト諸国が1990年代に独立したとき、製薬企業は、そのような訴えのもとに隠れている「本当の」うつ病を「診断」できるよう、地元の医師の再教育を行いました。もちろんですが、その際、抗うつ薬が適切な治療法として提案されました。その後、人々は、この「うつ病」という新しい言葉で自分たちの感情を理解するようになりました。つまり、自分たちは漠然とした概念である神経衰弱に苦しんでいるのではなく、西洋的なうつ病という病気にかかっているのだと思うように徐々に説得されていったのです（Skultans, 2003）。

　日本でも、西洋のうつ病の概念は広く受け入れられてはいませんでした。日本では、抗うつ薬が21世紀まで一般的には処方されていなかったのです。2000

年代、製薬企業は、人類学者に相談までして、日本人に「自分はうつ病だ」と思わせるための戦略を練りました。製薬企業は、うつ病を日本人の感情に対する文化的態度に合うように「こころのかぜ」と表現することにして、うつがありふれた、よくあるものであることを強調したマーケティングキャンペーンを行いました。このキャンペーンは驚くべき成功をおさめ、抗うつ薬の使用は急増しました（Harding, 2016; Watters, 2011）。

　以前は躁うつ病として知られていた「双極性障害」などの状態も、製薬企業のマーケティング活動の影響を受けて、ここ数十年でその意味が変わってきました。双極性障害の現在の概念はマーケティングキャンペーンによって非常に拡大されてしまったため、この言葉がもともと記述していた疾患とは今ではほとんど関係がありません（Healy, 2006）。双極性障害は現在では、激しい感情や「気分のむら」を指すためによく使用されます。そのため、そのような状態は性格の特徴ではなく、疾患として理解されるようになっています。また製薬企業は、特定の医薬品の市場を拡大するために、「社交不安症」や「パニック症」など、これまでほとんど知られていなかった状態の周知を促進してきました（Koerner, 2002）。同時に、衝動性や「気分の不安定さ」などの個々人の特徴が、適切な薬で微調整できる生物学的プロセスであるかのように宣伝されます。こうして製薬業界は、頻繁に医学研究者に援助され、また唆されながら、さまざまな社会的困難と対人関係の困難を精神科の疾病に変化させようとしてきました。その結果、私たち自身と私たちの気持ちを理解する方法は、変わっていってしまったのです。

　この医療化の傾向を批判することは、精神疾患とよばれる問題が深刻であることや、人から力を奪う可能性があることを否定はしません。支援とケアが必要とされる場合があり、薬物療法が役立つ可能性があることも否定しません。精神科病棟への入院にいたる人の多くは、とても混乱して苦しんでいます。精神疾患のある人にとって、地域社会で支障なく生活していくことがとても難しくなることがあるかもしれません。しかし、そうした状況が、いつの時代でも〝病状〟と考えられてきたわけではありません。問題を真剣に受け止めるために、医学的疾病として認定する必要はないはずです。病と認定しなくても、助けたりケアを提供したりすることはできるはずです。

製薬企業とその他の関係者

　製薬企業は、別の方法でも、現代の精神科治療の状況に影響を与えてきました。精神科の薬に関する研究のほとんどが製薬企業によって担われています。薬が効果的で有益であるかどうかを立証する試験の大部分も、製薬企業が実施しているのです。第3章で説明するように、試験結果を操作して都合のよいメッセージを作りだす方法はたくさんあります。たとえば、あるレビューによると、さまざまな抗精神病薬を比較した試験の90％が、スポンサー企業の製品（薬）に有利な結果を出しています。このことによって、〝薬Xのメーカーが後援した試験は薬Yよりも薬Xを支持し、薬Yのメーカーが資金提供した試験は薬Xよりも薬Yを支持する〟という矛盾した結果が出ることも多くなっています（Heres et al., 2006）。

　製薬企業は学者や研究者にお金を払い、製薬企業が資金提供する研究に彼らの名前を載せ、その研究がさらに信頼と尊敬を得られるようにします。「教育的」会議やイベントで医師や他の専門家にその研究を紹介してもらうため、その分野の第一人者にお金を払います。薬物治療に対する消費者の需要を促進してもらうために、患者グループに資金提供します。政府には、自社製品（薬）に対する資金提供を求めて働きかけます。製薬企業は、ますます一般大衆と直接コミュニケーションをとるようにもなっています。消費者へ向けた直接的な広告は米国とニュージーランドでしか合法となっていませんが、最近の製薬企業は自社のWebサイトを利用したり自社以外のWebサイトを後援したりすることで、インターネットを介して世界中の消費者にいとも簡単に宣伝をかけることができるようになりました。

　しかし、現在のこういった状況を進めているのは製薬業界だけではありません。第11章では、現在の行き詰まりがどのように生じたかについて詳しく説明するつもりです。簡単に要約すると、人間の問題を医療化し、そうした問題の管理のために薬の使用を促進しようとする様々な力が働いているのです。製薬業界以外にも、まっとうな医師に見られるために権威ある資格を得たい精神科医、人々のさまざまな苦悩すべてに迅速に対応する手段を必要としているGP（かかりつけ医）、複雑な個人的・社会的問題にも簡単な解決策があると信じた

い人たち、そして、難しい政治的決定を公平で疑問の余地のないように見える科学的知識をもつ専門家に丸投げしたい政府が、薬の使用を促進する力となっています。

　「すべての病に薬を」という考えは、人生がますます複雑で厳しいものになってきた今日の世界では、非常に魅惑的です。宗教と伝統を中心に構築された社会の確実性は、過去100年の間に一掃されました。私たちは今、個人として、自分の人生を作り上げ、世界の中で人生の意味を見つけなければなりません。社会に確固として存在するものは、もはやありません。導いてくれる普遍的、道徳的規範と社会構造がないなかで、私たちがなすことのすべては、潜在的ジレンマと不安の源です。すべての決定は自分自身の責任であり、私たちの生活の成功や失敗も自己責任とされてしまいます。かつて私たちは特定の階級や文化の伝統の中で、自分の親たちと同じようにやっていればよかったのです。しかし、今日では障害物だらけの環境の中で、自分たちの未来を自分たちで作っていかねばなりません。幼い頃から、私たちはテストされ、判断され、これからの人生のコースを決定せよと迫られています。大人になれば、「模範的」な労働者、配偶者、両親、そして地域社会のメンバーであることを期待されます。願えば何でも達成できるのだから、というわけです。しかし、どのような集団のメンバーであっても利用できる資源と機会は依然として非常に不平等です。自分が選択した役割を果たすことは、私たちの多くにとって簡単なことではありません。西側の人々はもはや飢えてはいません。にもかかわらず、この世界で自分の道を行くためには、無駄になることや失敗に終わることを恐れながら常に闘い続ける必要があるのです。このような世界で、人が実存的危機に陥いるのはもっともなことです。はたして、薬はこの現代の生活がもたらす苦悩に対して、薄っぺらな絆創膏以上のものになれるのでしょうか。

第2章

精神科の薬の働き

　前の章で説明したように、西洋の精神医学は、行動の障害や感情的な苦痛を、疾病や病として記述します。こういった障害は、他の内科の疾病と同様に、体の一部、通常は脳が円滑に働かなくなるために生じると考えられています。過去2世紀にわたって、狂気と苦悩の身体的原因を特定するために多くの試みが繰り返されてきました。さまざまな理論が流行しては、すたれていきました。長い期間にわたって、精神科の疾患は総じて遺伝的に受け継がれるものだという考えがポピュラーでした。昔を振り返ってみてみると、周産期の合併症やウイルス性の病、脳の構造的欠陥、脳内神経伝達物質の不均衡などが、特定の精神疾患の原因ではないかと提案されていきました。

精神科の薬は疾患を治すのか

　精神科で扱われるものは疾病であると信じられているので、そこで使用される主な薬は、疾病の根本的なプロセスを多かれ少なかれ治すように働くと考えられがちです。精神科の薬の命名が、こういった推測によってなされています。たとえば、「抗精神病薬」は、精神病状態や統合失調症の症状を引き起こす生物学的異常に対して働くと考えられています（この用語の説明は第4章を参照してください）。同じように、「抗うつ薬」は、うつ症状の生物学的基礎を改善させると考えられていますし、「気分安定薬」は、気分の極端な変動を引き起こすプロセスを安定させることに役立つと考えられています。「抗不安薬」は、

不安を生み出す生物学的メカニズムに作用し、「刺激薬」は「注意欠如・多動症」（ADHD）の生物学的問題を解消してくれると考えられています。

　精神科薬の性質に関するこのような見方を、薬の作用における疾病中心モデル（The disease-centred model）と呼ぶことができます。疾病中心モデルは、症状中心モデルと呼んだほうがよいかもしれません。というのも、このモデルでは、薬は精神疾患のさまざまな症状を引き起こす生物学的メカニズムに作用しているだけで、必ずしも疾患の原因や疾患の元を標的としているわけではないと考えられているからです。疾病中心モデルは現在、精神科の薬が何を行い、どのように機能するかについての支配的な見方です。しかし、その見方は、比較的最近の1950年代から1960年代になってから考え出されたものです（Moncrieff, 1999）。

　疾病中心モデルは、他科の薬の効果に関する説明と同じ論理に基づいています。疾病の根本原因を正常にする医薬品はほとんど存在しません。にもかかわらず、医薬品のほとんどが、疾病の症状を引き起こす生物学的プロセスを正常にしている、もしくは部分的に正常にしているとみなされています。よく精神科医は、精神科の薬の必要性を、糖尿病におけるインスリンの必要性などにたとえて話します。インスリン治療は、膵臓の機能不全である糖尿病の根本原因を正常にもどすことはありません。しかし、体内のインスリン供給の不足を補うことによって、疾病のプロセスを治療するのに役立ちます。サルブタモール〔サルタノール、ベネトリン〕のような喘息治療薬も同じようにはたらきます。この種の薬は喘息の根本的な原因に作用することはありませんが、狭くなっている気道を広げることで、喘鳴の症状を緩和します。この意味で、一般内科で使用される薬のほとんどが、疾病中心モデルで作用していると言うことができます。医薬品は特定されている疾病のプロセスを標的にして開発されるため、当然と言えば当然です。医薬品というものは、特定の症状の原因となる生物学的メカニズムを治療することを目的に設計され、その設計通りに作用しているため、効果的といえるのです。

　精神科の薬の疾病中心モデルは、精神状態が、ある種の脳内化学物質の異常によって引き起こされるという理論と一体のものです。この理論は、精神疾患の「化学的不均衡」理論という言葉でよく知られています。脳内には、脳を構

成する神経細胞間でメッセージのやり取りをする化学物質が数多く存在していることがわかっています（図2.1）。

　この化学物質は「神経伝達物質」と呼ばれています。神経伝達物質には、ドーパミン、ノルアドレナリン、セロトニン、アセチルコリン、エンドルフィン、ヒスタミンなどがあります。これらの物質は、神経を伝わる電気信号が神経細胞（ニューロン）の間の「シナプス」と呼ばれるすきまを渡って伝わるために必要です。電気信号が１つの神経細胞の末端に到達すると、「小胞」（神経伝達物質が保存されている袋）から、神経伝達物質が放出されます。神経伝達物質はシナプスを横断し、隣接するニューロンの表面にある受容体に付着します。神経伝達物質が受容体と結合することで、２番目の神経細胞が興奮したり、抑制されたりします。多くの精神科の薬は受容体に作用し、受容体の刺激伝達を遮断するか、もしくは強める作用を持ちます。たとえば、神経遮断薬もしくは抗精神病薬は、ドーパミンやノルアドレナリン、ヒスタミン、セロトニン受容体やその他の受容体との結合を遮断することで、ドーパミンを含む神経伝達物質が通常の仕方で情報を送ることを妨げます。ヘロインやモルヒネなどの麻薬（Opiate drugs）は、通常は体内に存在する自然な鎮痛性物質であるエンドルフィンによって活性化される受容体を、〔エンドルフィンの代わりに〕刺激し〔活性化し〕ます。

　薬は、別の方法でも、神経伝達物質に影響を与えます。たとえば、神経伝達物質の放出を直接刺激したり、さまざまな方法で神経伝達物質を抑制もしくは

図2.1　神経伝達系

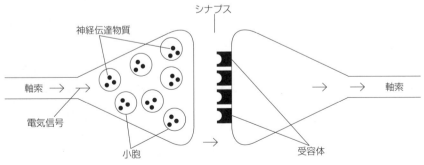

活性化したり、神経伝達物質を不活化したり、シナプスから除去したりするメカニズムに作用したりします。神経伝達物質が不活性化される〔身体の自然な〕仕組みの1つに、〔シナプスから神経伝達物質を〕神経細胞へ再吸収（再取り込み）〔することによって、情報の伝達を弱めるというもの〕があります。抗うつ薬は、神経伝達物質であるセロトニンとノルアドレナリンの再取り込みや不活化を阻害することによって、シナプス内のこの種の化学物質レベルを上昇させているのだろうと考えられています。しかし、第5章で説明するように、抗うつ薬がこれらの神経伝達物質のレベルを確実に増やしているかどうかは実証されてはいません。アンフェタミン[i]やリタリン〔一般名：メチルフェニデート塩酸塩〕などの刺激薬は、ノルアドレナリンとドーパミンのシナプスへの放出を直接刺激し、シナプスからの再取り込みも減らします。ベンゾジアゼピン系の薬（ジアゼパム〔セルシン、ホリゾン〕）は、γ（ガンマ）-アミノ酪酸（GABA）として知られる抑制系の神経伝達物質の作用を強めることにより、アルコールと同じように作用します。ただし、脳に作用する薬の身体的、精神的、行動的作用のメカニズムについては、そのほとんどがまだわからないことだらけです。強調しておきたいことは、単一のメカニズムで作用する薬など、まずないだろうということです。

　1960年代に初めて、精神科の薬が神経伝達システムに作用していることが観察されました。その観察に続くように神経伝達システムの異常が精神障害の原因である可能性が提案され始めました。この考えの最もよく知られている例が、統合失調症のドーパミン仮説です。もう1つのよく知られた例は、うつ病がセロトニンまたはノルアドレナリンの不足によって引き起こされるという考えです。こちらは、うつ病の「モノアミン仮説」と呼ばれることがあります（セロトニンとノルアドレナリンは両方ともモノアミン型神経伝達物質に分類されています）。科学者たちはこの理論が単なる仮説であって、いまだにまったく証明されていないことを認めています。しかし、一般の人たちには、さまざまな精神科の疾患の生化学的起源がすでに確立されたものだという考えが広まってしまっているのです。

精神疾患は〔脳内の〕化学的不均衡によって引き起こされるのか

　特定の生化学的障害に関連していることが確実にわかっている精神科の疾患はありません。統合失調症のドーパミン仮説とうつ病のモノアミン仮説が、これまで最も集中的に研究されてきました。うつ病について言えば、セロトニンとノルアドレナリン活性の研究で、矛盾した混乱する結果が出ています。一部の研究では、うつ病がセロトニンの欠乏と関連していることが示されました。

　一方で、うつ病がセロトニンの過剰に関連していることが示された研究もありますし、セロトニンとはなんの関係もないことが示された研究もあります（Moncrieff & Cohen, 2006）。精神医学系の組織や製薬企業が発表している公開情報とは対照的ですが、指導的な精神科医や研究者たちと個人的に話してみると、彼らはうつ病がセロトニン不足やその他の生化学的異常によって引き起こされるという考えを支持するエビデンスが存在していないことを認めているのです（Lacasse & Leo, 2005）。米国の精神科医で影響力のある1人、ロナルド・W・ピース（Ronald W. Pies）は、うつ病の化学的不均衡仮説を「都市伝説」であるとさえ言います（Pies, 2011）。さらに、うつ病のセロトニン仮説の最も忠実な支持者でさえ、仮説は立証されておらず、エビデンスが「信頼できない」ことを認めています（Cowen & Browning, 2015）。

統合失調症、精神病状態のドーパミン仮説

　統合失調症や精神病状態は、主にドーパミンが関連しているとされてきましたが、セロトニンやグルタミン酸を含む他の化学物質も関連していると言われることがあります。統合失調症のドーパミン仮説は、統合失調症もしくは精神病状態（psychosis）[ii]がドーパミン神経系の亢進によるものだという考えを示しています。より洗練された仮説では、統合失調症の「陽性」症状（第4章を参照）、つまり、妄想や幻覚などの急性精神病状態における症状が、ドーパミン神経系の過活動によって引き起こされていると考えます。この仮説においては、陽性症状はドーパミン神経系の過活動によるものの、必ずしもドーパミン神経系だけが疾患の根本的な原因ではないとされています。

1960年代、抗精神病薬ハロペリドール〔セレネース〕の主な働きの1つがドーパミン活性を遮断することだとわかり、統合失調症のドーパミン仮説が提案されました。抗精神病薬がドーパミン活性を低下させることによって効いているという考えは、統合失調症のドーパミン仮説を支持する有力な証拠としてよく引き合いに出されます。ドーパミン活性を遮断する薬は確かに精神活動と行動に大きな影響を及ぼします（第4章で詳しく説明します）。しかし、抗精神病薬はドーパミンだけでなく他のさまざまな神経伝達システムにも影響を与えます。実際、クロザピン〔クロザリル〕などの一部の抗精神病薬のドーパミンへの作用は、ドーパミン以外の神経伝達物質への作用と比較すると、相対的に弱いです。また、クロザピンのドーパミンに対する作用は、クロザピンの治療効果とは相関しません（Yilmaz et al., 2012）。

　死後の脳内ドーパミンレベルの研究や、尿および脳脊髄液中のドーパミン分解産物の研究など、他の多くの研究でもドーパミンと精神病状態、統合失調症との関係を実証できていません。ドーパミン受容体に関する研究では、統合失調症と診断された人ではドーパミン受容体が増加することが示されました。この発見は当初、ドーパミン仮説を支持する証拠だと考えられていました。しかし、現在では、被験者が内服していた抗精神病薬の影響を単に反映しているにすぎないことが認められています。ドーパミン活性を高めるアンフェタミンなどの刺激薬が精神病状態を引き起こす可能性があるという事実は、ドーパミン仮説を支持する証拠だと考えられています。しかし、刺激薬は他の多くの神経伝達システム、特にノルアドレナリンにも影響を及ぼすため、刺激薬の精神病状態誘発作用が特にドーパミンへの作用に起因するのかどうかということはわかっていません。

　最近いくつかの研究では、精神病状態の急性エピソードを経験している人がドーパミン神経系の活動亢進を示すことがわかりました（Howes et al., 2012）。しかし、これらの研究では、ストレス、覚醒状態、運動、喫煙などドーパミン活性に影響を与えることが知られている要因に関して適切に説明できていません。またこの研究のほとんどの被験者が、抗精神病薬を服用しているか、過去に服用したことがある人たちでした（詳細については、Moncrieff, 2009, 2013）。急性期の混乱状態や苦悩の状態にある人の脳の化学的な性質に問題があること

は驚くべきことではありません。そのことが、必ずしも精神病状態や統合失調症についての具体的な何かを示しているわけではないのです。実際、どの神経伝達システムの異常を研究してみても、統合失調症の症状と関係がありそうにみえるようです（Kesby et al., 2018）。

　製薬企業や専門機関によってつくりだされた一般信念や主張にもかかわらず、精神症状の原因として最も広く受け入れられている生物学的理論でさえ、それを支持するエビデンスはほとんどありません。そういったものは事実ではなく、理論または仮説のままです。薬には生化学的作用があり、精神症状のある人に利益をもたらすように見えます。ですので、一部の精神疾患は薬によって引き起こされる状態と反対の生化学的状態によって引き起こされるのだということが今でも繰り返し主張されます。しかし、この議論は、基礎となる疾病メカニズム（の全体、またはその一部）を薬が正常に戻すという疾病中心モデルにおいて薬の作用を予想した場合にのみ成り立ちます。たとえメンタルヘルス上の問題に関連するメカニズムが特定できたとしても、精神科の薬がそのメカニズムに作用して症状を改善していると言いきることはできません。なぜならば、次節で説明しますが、薬が精神疾患の症状にどのように影響を与えるかを理解する別のモデルがあるためです。

薬の作用を理解するもう１つの方法：薬物作用モデル

　薬物作用モデル（The drug-centred model）では、精神医学的診断を受けているかどうかに関係なく、精神科の薬は誰に対しても全般的、精神的、行動的変化を引き起こすことを強調します。

　表2.1は、薬の疾病中心モデルと薬物作用モデルの主な対照的特徴を示しています。疾病中心モデルでは、薬が根本的な生物学的異常もしくは疾病を治すことで、治療効果を発揮すると考えます。対照的に、薬物作用モデルは、精神科の薬が身体と脳の通常の働きを変えることによって、症状に影響を及ぼすと考えます。精神科の薬は、血液脳関門を通過し、脳と神経系の働きを変える化学物質です。このように作用する薬を「向精神」薬、または「精神変容薬」と呼ぶことがあります。この種の薬は脳へ作用することで、人の精神状態や行動

表2.1　薬の作用に関するモデル

疾病中心モデル	薬物作用モデル
薬は異常な脳の状態を正常にする	薬は異常な脳の状態を作りだす
薬の有益な効果は、推定される疾病プロセスを標的とする薬の作用に由来する	薬が誘発する変化を通して、精神症状の発現が変化する
例：糖尿病で使われるインスリン、アスピリン、パラセタモール（アセトアミノフェン〔カロナール、タイレノール〕）、麻薬性鎮痛薬	例：社交不安に対するアルコール、麻薬性鎮痛薬

を特徴的な方法で変化させます。これらの薬は私たちの覚醒のレベルや注意力、知覚、思考プロセス、感情を変えることができます。次いで、この変化は、その薬の「影響下にある」間、私たちの行動に連鎖的な反応をもたらします。このことは、個人差はあるものの、向精神薬を服用しているすべての人に起こりますし、動物でも同様のことが観察されます。

　異なる種類の薬は、それぞれ、異なった種類の精神的および行動的変化を引き起こします。どういった変化になるかは、薬の化学構造と脳機能との相互作用によって決まります。薬で誘発される精神的変化は、身体的な変化にも反映されます。薬のほとんどが、広範囲の異なった身体システムに影響を及ぼします。たとえば、鎮静薬によって生じる眠気や疲労は、心と身体に現れ、心臓など循環器系の活動低下にも関連します。刺激薬は、心臓の活動と送り出される血液の量を増やすとともに、覚醒度を高めます。鎮静薬の多くは、身体の代謝機能を落とすため、体重を増やします。このように、精神科の薬が、精神、行動、身体のそれぞれに広範な生物学的変化を出現させることは、一般的にはよく知られています。

　私たちが向精神薬という言葉で表現しているものは、アルコールや、大麻、コカイン、ヘロインなどの違法薬物と同様に、娯楽目的（recreational purpose）でも使われています。こういった薬はすべて、思考プロセスや感情、行動に多かれ少なかれ微妙な変化を起こします。変化の性質は、その薬の化学的組成によって異なります。向精神薬を大量に体内に取り入れると、起こる変化は極端で、はっきりしたものとなります。たとえば、多量のアルコールを飲んだ人は、酔っ払ってよろめくでしょう。少ない量、もしくは、弱い薬は、も

っと微妙な影響になります。薬によって誘発される状態は「中毒」と表現されることもあります。この用語は、薬が行動を顕著に変化させる際は、身体と脳に何らかの害を及ぼしている可能性が高いという事実に拠っています。

　精神科の薬は、これらの点で精神作用性リクリエーショナルドラッグと根本的には同じと言えます。こうした薬も正常な脳機能を変化させ、薬のない状態とは異なる特徴的な思考、感情、行動を生み出します。薬の即時的な効果によって、それを楽しいと感じられる人も一部にはいるかもしれません。しかし、必ずしも誰もがその効果を楽しめるというわけではありません。薬の効果をどのように経験するか、そして、どのような効果を好むのかについては、人それぞれ異なります。精神科で使用される薬のなかには、一般的には、快適さを経験できる作用を持つものもあります。たとばジアゼパムのようなベンゾジアゼピン系の薬、アンフェタミンのような刺激薬は、精神的問題のために処方されるのと同じくらい、一部の人によって嗜好目的の薬として使われています。それらの薬には人が好む作用があるようです。

　一方、精神科で処方される薬の中には、一般的には好まれない心身の変化を生み出すものもあります。その代表的なものに、抗精神病薬や、「気分安定薬」として知られるリチウムなどの薬があります。この種のすべての薬は、精神疾患の診断を持っていない「健康な」ボランティアが内服すると、通常は、不快な感覚を経験するようです。精神疾患とうまくつきあうために抗精神病薬を服用する人たちの中には、薬の症状に対する効果の価値は認めても、薬がもたらす感覚を嫌う人も多いです（Morant et al., 2018; Thompson et al., 2019）。現実には、抗精神病薬の作用が、活力を奪うように感じて、長い間薬を服用しない人もいます。しかし、そういった人たちは、「コンプライアンス不良」または「非協力的」というようなレッテルをはられてしまうのです。

　薬物作用モデルでは、薬自体が、異常な状態や脳を変化させる状態を作り出すと考えます。薬がもたらすこの状態が、精神疾患の症状とされる感情や行動に影響を及ぼすことになります。治療への「反応」（response）[iii]とされているものは、この薬がつくりだす異常状態の影響であると考えられます。たとえば、ベンゾジアゼピン系の薬は、覚醒レベルを落とし、穏やかで身体的にリラックスした快適さを生み出すという特徴をもっています。この状態は、激しい不安

があったり動揺していたりする人にとっては、救いとして経験されるかもしれません。アルコールもそれと同じ効果を持っている可能性があります。しかし、こういった薬物を飲んでも、その人は、疾患とその症状が取り除かれた「正常な」状態に戻るわけではありません。そこでは、薬が誘発する状態が、症状に重ね合わさり、存在することになります。この状態を、好ましいと感じる人もいれば、苦痛に感じる人もいます。

　薬物作用モデルのもう1つの例は、社会恐怖症におけるアルコールの利点として認識されています。アルコールは一種の中毒状態をもたらしますが、その中毒症状が社会を避けたいという気持ちを弱めることで、社交不安を持っている人を助けるのです。しかし、だからといって、アルコールが根本的な脳内の化学的不均衡を治したり、「脳内アルコール不全」を改善するように働くなどと考える人はいません。アルコールは、アルコールが誘発する脳の状態が既存の不安の症状に重ねられることで働きます。私たちが、「やけ酒で悲しみをまぎらわす」という表現を使うとき、アルコールの中毒によって、根本的な感情を変化させていることをわかっています。この言い回しは、アルコールが引き起こす変化状態、またはアルコール中毒が、一時的に悲惨さとうつの根本感情を圧倒し、うやむやにしてくれるのだということを表現しています。

　麻薬性鎮痛薬は、モルヒネ〔MSコンチン等〕と同様に、一般医学における薬物作用モデルの治療例です。パラセタモール〔カロナール、タイレノール〕やアスピリン〔バファリンA等〕などの鎮痛薬は、もっぱら疾病中心モデルに従って、痛みを引き起こす生物学的メカニズムを標的にして作用します。その種の薬は、精神に作用する効果は持っていません。つまり、感じ方や振る舞い方はそれらの薬では変わらないのです。一方で、麻薬は向精神作用を有しています。麻薬は、部分的には、疾病中心モデルに従い、痛みが伝わるシステムに直接作用することで、痛みを軽減させますが、薬物作用モデルとして、眠気を感じさせ、感情的に無関心な状態や、解離する感覚を誘発することによっても作用します。痛みのために麻薬を服用した人は、まだ痛みはあるものの、気にならなくなると話してくれます。麻薬の痛みを和らげてくれるほうの効果を、薬物作用モデルに従った作用と呼ぶことができます。

　アルコールも、より効果的な疾患標的薬が利用可能になる前は、鎮痛薬とし

て使用されていました。アルコールは眠気をおこしたり、酔っぱらった状態にすることで、部分的に痛みを軽減してくれます。この状態は、痛みに対する意識を低下させる、薬物作用モデルのもう1つの例です。

　したがって、薬物作用モデルで考えると、精神科の薬は、他の精神活性薬と同様に、身体的および心理的変化によって特徴づけられるさまざまな状態を作り出すことがわかります。こういった変化は、さまざまな方法で精神疾患の症状と相互作用する可能性があります。時には、この相互作用が有益であることもあります。

　薬物作用モデルでは、薬を服用すると、身体の正常な生物学的状態が変化することを強調します。薬は、身体にとっては異物であるため、身体は自動的にその作用を打ち消そうとします。その働きは、常に薬の効果とは反対の方向になります。その状態は、身体に常に負荷がかかっていて、ストレス下に置かれている状態と言えます。精神科の薬を飲んでも、異常に機能しているシステムが、正常に戻るわけではありません（疾病中心モデルの考え方では戻ることが想定されますが）。実際は、精神科の薬を飲むことで、身体にとって異常で、生物学的ストレスがかかる状態へ導かれるのです。なかには有害性の強い薬もあります。私たちの身体は、適度な量のカフェインであれば、繰り返し摂取しても、影響を受けることはあまりありませんが、カフェインほど無害ではない薬もあるのです。したがって、薬物作用モデルは、長期的にある種の薬を服用することによって発生するかもしれない有害な影響を説明するために役立つと言えます。

精神科の薬のおまじない効果

　精神科医ピーター・ブレギンは、精神科の薬を含む向精神作用性物質は、正常な脳機能に「障害をもたらす」ものであると説明しています（Breggin, 2008）。向精神薬は、私たちの行動を遅くしたり、スピードアップさせたり、多かれ少なかれ微妙な変化をもたらす可能性があります。しかし、薬が正確に何をしていたとしても、薬は通常の人間の反応や行動の柔軟性と感受性を低下させています。ブレギンが示唆するように、向精神薬や、ECTや他の脳を変化させる

「治療」は、感情応答性、社会的感受性、自己覚知や自己認識、自律性、自己決定を含む高次の精神的機能を損ないます（Breggin, 2008）。

　この広汎な精神の機能不全によって、薬が自分にどのような影響を与えているかが知覚できなくなる可能性があります。そのことで、自分が実際よりも良いパフォーマンスをしているという思いにつながることもあります。ブレギンはこの作用を「おまじない効果」と呼びます。私たちは、アルコールでこの効果を見ることができます。たとえば、誰かがアルコールの影響を受けているとき、その人は、車を運転する自身の能力を誤って判断することが知られています。飲酒運転を取り締まる法があるのはこのためです。同様に、大麻を絶えず吸う人は、自分の行動が薬によってどの程度悪影響を受けるかを認識できないことがあります。精神科の薬も、自分の精神的能力、感情的感受性および行動が、薬によってどの程度変化したのかに対する気づきを低下させるかもしれません。そのため、薬の服用を中止しても、効果が完全になくなるまでは、適切にその薬の作用の評価をできなくなってしまうことがあるかもしれません。従って、このおまじない効果について考慮することが重要となってきます。

長期使用の影響

　薬を繰り返し服用すると、体が変化し、薬の効果を中和しようとします。そのため、薬物に依存する人は同じ気分を得るために、ヘロインのような薬をより高用量で服用し続けなければならなくなります。この現象を薬学的「耐性」と呼びます。身体はさまざまな方法で耐性を持つようになります。たとえば、脳の神経伝達物質活性に影響を与える薬に身体が反応して、その化学物質が結合する受容体の数を調整したり、受容体の感度を増減させたりすることがあります。こういった変化は、薬に対する身体の適応と見なすことができます。動物実験では、薬を繰り返し服用しはじめてから数日以内で、身体が適応し始めることが示されています。（Samaha et al., 2007）。このプロセスの結果として、薬の即時効果は減っていき、同じ効果を得るために、よりたくさんの量の薬が必要になるのです。もしそこで、薬が中止されたとしたら、薬に適応していた身体に対して、薬がなくなってしまうことになります。こうして、離脱症状が

引き起こされることになります。離脱症状は、身体が正常に戻るまで持続します。

　しかし、さまざまな薬の反応によって起こる身体的適応についての研究は不足しています。また、薬が中断された後に身体が以前の構造と機能を回復するためにかかる時間、および薬による変化が可逆的であるかどうかに関するデータはほとんどありません。

　たとえば、これまで、薬が中止されると、体はすぐに以前の状態に戻ると考えられていました。離脱症状は数日間か、続くとしてもせいぜい1～2週間で、その後解消すると考えられていたのです。しかし、ベンゾジアゼピン系の薬や抗うつ薬の経験から、そのことが真実ではないと示されるようになってきました。離脱症状は、薬が中止された後、数ヶ月または数年持続する可能性があり、少なくともいくつかの薬が関わっている場合、薬への繰り返し暴露の影響から身体が回復するためには、以前考えられていたよりも、はるかに時間がかかると考えられるようになってきています（第9章参照）。

　もう1つの問題は、身体による薬の効果を打ち消そうとする適応が予測不可能であるということです。いくつかのケースで、身体の変化は「度を超し」、内服で期待される効果とは逆の作用を起こすこともあります。たとえば、遅発性ジスキネジアと呼ばれる疾患は、抗精神病薬を含むドーパミン活性を低下させる薬の長期使用によって引き起こされます（第4章参照）。しかし、その症状はドーパミン神経系の過剰活性を反映しています。遅発性ジスキネジアを発症した状態は、ドーパミン遮断薬に身体が過剰に適応してしまうことで、過剰なドーパミン活性の徴候を示しているように思われるのです。

　遅発性ジスキネジアのメカニズムは、おそらくこの考えよりもさらに複雑であり、完全に解明されているとは言えません。いずれにせよ、薬に対して身体がいかに不適応な方法で、反応してしまうのかということがわかると思います。また、遅発性ジスキネジアは抗精神病薬を中止した後も持続することがあるため、薬によって引き起こされる変化が長期的もしくは、永続的である可能性も考えられます。麻薬性鎮痛薬の長期使用時にも同様の現象が起こることがあります。麻薬性鎮痛薬は短期的には、痛みを軽減する麻酔薬ですが、長期間連続して使用すると、逆に痛みに対する感度を高めてしまうことがあります。この

場合も同様に、身体の自然な鎮痛ホルモン、エンドルフィンを抑制することで、薬の痛み軽減作用を身体が過剰に補ってしまうというメカニズムが考えられます（Velayudhan et al., 2014）。

　薬は、身体や脳に直接損傷を引き起こす可能性もあります。この例として、抗精神病薬の長期使用後に起こることが判明した脳実質の減少があります（このエビデンスは第4章で詳細に紹介します）。一部の研究者は、遅発性ジスキネジアも、抗精神病薬が脳の特定の領域の神経細胞に直接損傷を引き起こした結果であると考えています（Waln & Jankovic, 2013）。薬の有害な影響の根底にある正確なメカニズムはほとんどわかっていません。しかし、私たちが経験していることは、精神科の薬が症状を引き起こし、そうした症状が、脳や身体の一部に深刻で、時には永続的となる損傷を示しているかもしれないということです。このことの他の例としては、ベンゾジアゼピン系の薬の離脱後、長期に持続する神経学的・心理的症状やSSRI中止後の持続的性機能不全（第5章で詳細に説明）があります。

薬の作用の理解の歴史

　1950年代以前、古い精神病院で使用されていた薬や、不安や落ち込んでいる人々に対してGP（かかりつけ医）が処方していた薬の作用は、薬物作用モデルに従って理解されていました。当時、精神病状態で使用されていた薬のほとんどが鎮静剤であり、基本的にそれは化学的拘束であると考えられていました。1950年代に抗精神病薬と呼ばれるクロルプロマジン〔コントミン、ウインタミン〕などの薬が導入されたとき、それらの薬は特別な種類の鎮静剤と考えられ、当時の一般的な鎮静剤（主にバルビツール酸とバルビツール酸類似薬）とは異なる質のものだということが指摘されました。しかし、この時も、依然として鎮静効果のある薬剤として考えられていました。抗精神病薬はパーキンソン病と類似した神経学的な疾病または症候群を誘発することによって機能し、このパーキンソン病のような症状がその人の根底的な精神疾患の症状に取って代わるのだと推測されたこともありました（Deniker, 1960）。しかし、1960年代、徐々に、この新薬は疾病中心モデルの考え方により、症状を標的として作用す

る治療だと見なされるようになっていきました。その薬が、全く普通ではない状態に精神を変化させるという考えは、一時は多くの関心を集めたのですが、すぐに忘れ去られてしまったのです（Moncrieff, 2008）。

　精神医学は、精神疾患を他の医学的状態と同じものとし、同じ方法で管理、治療できるという考えを強化してきました。したがって、疾病〝中心〟モデルに従って薬が作用するという考えが採用されました。しかし、その考え方は決して適切に吟味されることはありませんでした。どのように薬が働くのかについて、薬物作用モデルの説明と比較検討されることはなかったのです。適切に吟味されないまま、疾病中心モデルでは、単に疾病を標的にして効いていると仮定されるだけでした。そして、いつの間にか、薬の効果の別の理解の仕方があることは考えられなくなっていきました。この変化に伴い、精神科の薬には精神に作用する特性があるという否定しようのない事実を口にする人は、いなくなったのです。

薬の作用に関するエビデンス

　ここまで、疾病中心モデルで薬物治療の作用を説明できるような、精神疾患の根底に特定の生化学的異常があるということに関する説得力のあるエビデンスは存在しないということを見てきました。たとえそのような異常が存在したとしても、それが薬の疾病中心モデルを支持するかどうかは、薬がもたらす精神的変化の影響を差し引いてみないといけません。

　疾病中心モデルを支持することができる他のエビデンスも欠けています。活性薬（実薬）を服用することの効果を偽薬（プラセボ）を服用することの効果と比較するプラセボ対照試験は、精神薬を使うことの主な正当性を生むものです。しかし、この試験は、薬が疾病中心モデルに従って作用するのか、それとも薬物作用モデルに従って作用するのかに関しては無関心です。プラセボは通常、身体に影響を及ぼさないチョーク〔炭酸カルシウム〕などの薬理学的不活性物質で作られています。何らかの顕著な作用を生み出す薬、特に精神活性特性を有し、精神活動と行動を変える薬は、必然的に精神疾患の症状に通常と異なる何らかの影響を及ぼします。したがって、プラセボ対照試験の結果は、疾

病中心モデルに従って薬が作用することを支持する根拠とはなりません。

比較研究

　疾病中心モデルを支持する可能性のあるエビデンスとしては、特定の条件で特定の疾病〝標的〟効果があると考えられている薬が、そういった効果があるとは考えられていない薬よりも優れていることを示す比較研究が必要です。ただし、適切に実施された比較研究はほとんどないか、あったとしても、とてもまれです。この研究のいくつかについて、本書の後半でも詳しく説明しますが、簡単に要約しておきます。うつ病を持つ人の研究では、従来抗うつ薬と見なされていなかった多くの薬が、抗うつ薬と同等の効果を持つことが示されました。抗うつ薬自体はさまざまに異なる化学構造に基づき分類され、さまざまな化学的作用を持っています。そのようにさまざまに異なるものが、ある特定の生物学的状態にどのように作用するのかを理解することは困難なはずです。またリチウム〔リーマス〕などの「気分安定薬」と呼ばれる薬については、躁うつ病または双極性障害と診断された人にとって、他の種類の鎮静薬より優れているということは示されませんでした。精神病状態または統合失調症の人々に関するいくつかの研究では、短期的には他の種類の鎮静薬が抗精神病薬と同等の効果があることが示されました。

動物実験

　うつ病や精神病状態など、精神疾患の動物モデルは、薬が特定の疾病メカニズムに影響を与えることを実証する目的で使われます。しかし、実際には、この研究では特定の疾患に特定の効果を持つ薬を検出することができません。まず第1に、モデルは非常に不完全であるため、再現することになっている人間の状態と実際に関係があるのかは疑わしいものです。このことは、有力な精神薬理学研究者によってさえ認められています（Weiss & Kilts, 1998）。こういった異議に加えて、動物モデルを使用した研究では、特定の効果があると考えられている薬と、そうでない薬とを区別できないことがよくあります。たとえ

ば、すべてのうつ病動物モデルで、アンフェタミン、抗ヒスタミン薬、抗精神病薬、アトロピン、麻薬、フェノバルビタール〔フェノバール等〕、亜鉛、抗生物質など、人に対して抗うつ作用があるとは考えられていない多くの薬で肯定的な結果が得られています（Bourin et al., 2001）。このこととは対照的ですが、抗うつ薬の1つ、選択的セロトニン再取り込み阻害薬（SSRI）は、通常、一般的に使用されるうつ病動物モデルで、肯定的な結果を生み出すことができていません（Cryan et al., 2002）。

　最も一般的に使用される統合失調症、精神病状態動物モデルの1つに、刺激薬誘発常同行動モデルと呼ばれるものがあります。このモデルでは、常同行動と呼ばれる異常な動きを誘発するために、動物、普通はラットにアンフェタミンを投与します。この異常な動きは、過剰なドーパミン活性によって引き起こされると考えられていて、抗精神病薬などのドーパミン遮断薬で、効果的に軽減されます。したがって、このテストは、抗精神病作用を持つかどうかを調べるテストというわけではなく、ドーパミン活性を阻害するかどうかのテストと言えます。この試験では、ハロペリドールなどの強力なドーパミン遮断作用を持つ抗精神病薬は特定されますが、クロザピンやその他の第二世代抗精神病薬などのドーパミン遮断作用に乏しい抗精神病薬は検出されません（Costall & Naylor 1976; Pilowsky et al., 1997; Tschanz & Rebec, 1988）

　もし、疾病中心モデルを明確に支持することができないとしたら、薬物作用モデルを当面は受け入れる必要があります。向精神作用は、過去数十年、ほとんど注目されてきませんでしたが、精神科の薬が、正常な精神機能を変えることに異議を唱える人はいません。精神科の薬の影響が精神疾患の診断基準を構成している思考や行動に影響を与えないと考えてしまうのは信じがたいことです。実際、次の章で示していきますが、精神科の薬の効果に関する研究の結果は、薬物作用モデルによる薬の作用の説明と完全に一致しています（Moncrieff & Cohen, 2005）。

治療への影響

　薬の働き方を考える際、疾病中心モデルを採用するか、もしくは、薬物作用

モデルを採用するかによって、薬物治療の有用性と潜在的な危険性の見方に違いが出てきます。疾病中心モデルでは、薬が根本的な疾病や異常を治していると考えるため、薬の使用が好まれ、危険性が過小評価されてしまう可能性があります。疾病中心モデルは、あたかも、生物学上の敵と戦う現代テクノロジーの楽観的なヒーローの物語を作りだしているかのようです。こういった物語が好まれない理由はないでしょう。薬が引き起こす悪影響は完全に否定されているわけではありませんが、薬の効果への熱狂によって見過ごされてしまいます。問題なのは、この物語が正当化されていないということです。あらゆる種類の精神科の薬について、疾病を標的として作用するという説得力のあるエビデンスは、存在していないのです。

　薬物作用モデルは、疾病中心モデルとは異なり、私たちを不安にさせるような物語をつくりだします。そこでは、薬が身体の正常な機能を変える異物であることが強調されます。薬が身体の正常な機能をどう変化させるのか、その変化の短期的および長期的な結果が何であるかさえ、私たちにはまだわからないということが際立たせられます。薬物作用モデルは、薬の有害な面を私たちが認識できるように促してくれますが、場合によっては、リスクをとる価値があると私たちが判断することもあります。メンタルヘルスの分野で薬のことを考える際、薬物作用モデルの考え方を採用することによって、薬ができること、できないことが、包括的に、そして現実的に把握できるようになるのではないでしょうか。

訳注

ⅰ）日本ではアンフェタミンは覚醒剤取締法により覚醒剤に指定されている。また日本では体内でd-アンフェタミンに代謝されるビバンセが最近発売されている。

ⅱ）psychosisは「精神病」と訳されることが多いが、本書では「精神病状態」という訳語を採用している。なお日本精神神経学会では、ICD-11のpsychotic disorderを「精神症」と訳すことが提案されている（日本精神神経学会（2018）. ICD-11 新病名案）。

ⅲ）responseは「奏功」、response rateは「奏効率」と訳されることもあるが、本書では「反応」および「反応率」とした。

第3章

研究の重要性

　精神科の薬の研究の意味を理解するのは、簡単なことではありません。そもそも薬の処方の対象となっている苦しみが一体どのようなものなのかが問題になっています。精神障害とは何か、精神疾患とは一体何か、どのように研究したらよいのかについて、広く合意されていないのです。しかし、薬が身体に対して何らかの影響を与えるのであれば、それがどのように作用し、薬の作用が私たちにどう影響するのかを明らかにしなければなりません。薬が私たちの身体の機能をどのように変えてしまうのか、またどのような結果をもたらすのかについて知っておく必要があるのです。向精神薬、あるいは脳を変化させる薬の場合、精神疾患の症状としての、普通ではない、望ましくない思考や感情も含めた私たちの思考や感情をどのように変えてしまうのかを知りたいのです。その変化が日常生活にどのような影響を与えるのかについても知る必要があります。

　現在の研究をどう解釈するべきかは難しい問題で、その難しさをこの章で探っていくことになります。しかし研究が必要ないというわけではありません。適切な研究は、効果がなく有害な薬の宣伝から私たちを守るために不可欠です。そのような宣伝が医学と精神医学の歴史を通して行われてきました。医師たちは、何世紀もの間、さまざまな病気の治療法として、瀉血（しゃけつ）を薦めてきました。瀉血は効果がないだけでなく、害を与えることもあり、多くの人にとってほとんど致死的なものでさえありました。20世紀には、インスリン昏睡療法と呼ばれるものが、統合失調症に効果があると広く信じられていました。その名の通

り、この療法はインスリンを用いて患者を危険な昏睡状態に導くもので、世界中の病院で熱狂的に実施されました。この治療法がどのように作用しているのか明確な理論はありませんでした。精神科医は、ホルモンの異常を治すと考えたり、機能不全を起こしている脳組織を破壊することによって作用する「生理的ロボトミー」だと言ったりしていました（Parfitt, 1956, p. 247）。1950年代に行われたランダム化比較試験によって、インスリン昏睡療法は全身麻酔と同じ程度の効果しかないことが明らかになりましたが、最初の頃は、厳密な研究の対象となることはなく、多くの患者が死んでいったのです（Moncrieff, 2008）。

精神科の薬に関する研究をどのように解釈するべきか

　以下に続く章で、私は、さまざまな種類の精神科薬の効果に関する膨大な研究を要約していきます。こうした研究については、その限界とバイアスに目を配ることが重要です。第1に言えることは、精神科の薬の研究は、身体の疾病の治療の研究に対して適用される方法を用いているということです。ただ第1章でみたように、メンタルヘルスの問題を医学的・身体的状態であるかのように扱うことの妥当性には疑問が投げかけられています。精神疾患を医学的な障害もしくは状態とみなすということは、そうした問題を経験している個人から、問題を独立させて特定し、定量化し、測ることができるということです。肝臓がんや心臓病、関節炎などは、そのように考えられるかもしれません。そのような状態は見ることができたり、触ることができたりする物理的なものですので、そうした状態の特徴を測ることは簡単です。そのような状態は、特徴的な現れ方をしますし、特徴的な仕方で進行していきます。

　身体の疾病は、すべての人において、似たような特徴をもっています。けれども、感情的な経験や信念、振る舞いといった非物理的なものを測るということは、全く異なったことだと多くの人が主張しています（Ingleby, 1981）。そういった非物理的なものに対しては、人々が同意することが難しいという現実があります。たとえば、Xさんという人がYさんという人より悲しい（あるいはよりうつの状態にある）か否かはどうやって決めたらいいのでしょうか？ある観察者は、Xさんの振る舞いと言葉がより大きな悲しみを表現していると

感じるかもしれませんが、別の観察者は最も深いうつ状態を示しているのはY
さんであると信じるかもしれません。感情的な状態、思考、振る舞いを抽象的
なものとして理解することは困難です。そうしたものは、つねにある個人に
「属して」いるのであって、それらの意味は、その人の固有の環境に依存しま
す。嗜好や感情、振る舞いの本性を、それらを経験している個人とその状況か
ら切り離して考えようとしても無理なのです。悲しみ、幸せ、抑うつ、不安、
パラノイア（被害妄想）といったものは、それ自体の重さや大きさを測ること
ができません。悲しんでいる人、幸せな人、落ち込んだ人、不安な人、被害妄
想的な人はどこにでもいますが、そうした状態や感情を理解するには、その人
の状況を理解する必要があります。

　つまり精神疾患の表出を、あたかも身体的な疾病の症状であるかのように測
ることは、必ずしも有益ではないということです。医学的な検査で身体の状態
を知るのと同じように、個人の問題の本当の性質を知ることはできません。感
情的な状態や振る舞いは、物理的な対象や生物学的な組織を測るのと同じよう
な仕方で定量したり記述できたりするわけではないのです。測定尺度や点数が
精神医学的な研究で精神的な状態を記述するために使われるとき、それが何を
意味しているのかは明らかではありません。また、雇用状態や保健サービスの
利用状況など、その人がどのような生活を送っているかに関する具体的な指標
を使った研究は不足しています。

　第2に言えることは、第2章でも言及したように、精神科の薬に関する研究
は、薬の作用については疾病中心モデルが正しいという前提で実施され、解釈
されているということです。疾病中心モデルは1960年代に採用されて以降、ほ
とんど疑問視されてきませんでした。このモデルはあまりに広く受け入れられ
てしまって、メンタルヘルスに関わる専門家や研究者は、精神科の薬の効果に
ついて、別の考え方があるということに気づきもしないのです。そのため、ほ
とんどの研究では、精神科治療薬が一般的にどのような精神的・行動的変化を
もたらすのか、また、それらが特定の精神科診断に関連する感情や行動をどの
ように変化させるのかを説明していません。代わりに、研究では単に薬が根底
にある疾病プロセスを改善していると仮定されてしまい、その仮定された「疾
病」の「症状」が測定されるだけということになっています。抗精神病薬やベ

ンゾジアゼピン系の薬、刺激薬などの精神科の薬によってもたらされる精神的な変化や振る舞いの変化が顕著で否定できないにも関わらず（そうした場合について以下に続く章で取り上げます）、こうした薬による変化がもともとの「症状」へ及ぼす影響は無視され、根底にある疾病の状態の変化なのだと解釈されてしまうのです。薬によって誘発される変化が認められた場合でも、それらは「眠気」といった「副作用」であるとされ、症状や疾患に影響を与えるものとは見なされません。「副作用」は、偶然生じる厄介事で、薬の作用には重要な意味を持たないものだと考えられてしまいます。そうした「副作用」は、簡潔にリスト化されて、研究論文や医薬品情報リーフレットの最後に追いやられることになります。

　第3に言えることは、研究は、薬の利点を誇張することで利益を得るグループによって大きく影響を受けているということです。精神科の専門職集団と製薬業界は、薬物治療に関する研究の大部分を行い、論文を発表しています。この2つの業界は、薬の悪い作用を控えめに表現し、薬の恩恵を誇張して、薬の作用に関する疾病中心モデルを宣伝する動機があります（第11章参照）。こうしたグループによる研究への影響の仕方として知られているものに「出版バイアス」があります。出版バイアスとは、薬に効果がないことや有害な作用があることを見出した研究よりも、良い効果を見出した研究のほうが、学術誌に掲載されやすいということを指しています。研究の結果が掲載され、出版されなければ、精神科医や研究者たちは、そうした研究に気づくことはできないでしょう。

　また、研究の発表の仕方によって、データが正当化する以上に有利に薬を見せることもできます。たとえば、1987年から2004年の間に米国の規制当局である食品医薬品局（FDA）に製薬会社が提出した研究のうち、抗うつ薬がプラセボよりも効果があると示された研究は51％のみだったのにもかかわらず、同時期に学術誌に掲載された臨床試験の94％が、抗うつ薬がプラセボより効果があることを示すものだったことが判明しています（Turner et al., 2008）。つまり、抗うつ薬がプラセボと同等かプラセボより効果が低いことを示した臨床試験が出版されない傾向にあったり、あるいは、事実はそうではないにもかかわらず、抗うつ薬がプラセボより効果があるように見せかけて出版されたりした

のでした。製薬業界は、自分たちの製品の利点を誇張することに関して、明らかに利権を持っていますが、医師や研究者たち、そして学術誌の編集者たちもまた、薬の良い点を強調し、薬の悪い点を軽視する研究に光を与えることにそれなりの役割を果たしてきました。

ランダム化比較試験（RCT）の重要性

　ランダム化比較試験は、医学的もしくは心理的な問題に対する薬の効果を調べる標準的な方法です。他のほとんどの精神医学的な研究の方法と同様、ランダム化比較試験はもともと身体的な状態に対する医学的な治療の影響を評価するものとして考えられたものでした。しかし、人間の行動や経験を評価することに伴う問題がほとんど考慮されることなく、精神医学に導入されました。その方法は、薬の誘発作用の影響も無視しています。こうした制限があるものの、ランダム化比較試験は、薬が、自然の経過とは独立して、専門家が提供するケアと配慮による一般的な効果を超えて、何らかの仕方で作用することを明らかにする重要な方法です。もし私たちが薬を使って、人々の「精神疾患」と呼ばれる厄介な心の状態と振る舞いへの対処を助けようと思うなら、薬にそうした効果があるのか、実際に問題を解決したり軽くしたりするものなのかを評価する必要があります。ランダム化比較試験はこうした問いに私たちが応えることを助けてくれる場合があります。しかし、ランダム化比較試験が、薬の正確な作用や、その作用がどのようにしてもたらされるのかを私たちに教えてくれることはほとんどありません。

　ランダム化比較試験は、一般的に、強固なエビデンスと見なされ、その結果は大きな影響力を持ちます。英国国立医療技術評価機構（NICE）は、NHS（英国国民保健サービス）の精神科の薬を含む医療と健康・社会的ケアのガイドライン作成に責任をもっていますが、ランダム化比較試験と、いくつかの試験の結果を組み合わせるメタ分析を最も強いエビデンスと見なし、それに基づいた推奨を行っています。精神科医は、ガイドラインと、研究のエビデンスに関する自身の理解によって処方を決めるようになってきています。そのため、精神科の薬に関するアドバイスの価値を判断するためには、ランダム化比較試

験の実施と分析を特徴づける原則を理解することが重要なのです。

ランダム化比較試験のデザイン

　ランダム化比較試験が評価の主流になる前は、治療を開始して、人々が良く
なるかどうかを見ることによって治療の評価が行われていました。もし良くな
れば、治療が効いたのだというわけです。こうした解釈は根底にある状態がど
のように進行するのかがわかっていれば適切であるかもしれませんが、精神科
や医療における状態の多くは変動し、予測できない経過をたどります。症状が
現れたり消えたり、時には症状が重篤になったり軽快したりしますし、そのパ
ターンは人によって大きく異なります。最も重篤な精神疾患であっても、時間
が経つと自然に良くなっていきます。そのため、治療の効果をその状態が通常
たどる経過から区別する必要があります。「比較」試験が考えられたのはその
ためです。比較試験において、対象者は研究の対象となっている治療を受ける
グループと、その治療を受けないグループとに分けられます。2つのグループ
は一定期間追跡され、その結果が比較されることになります（表3.1参照）。
　ランダム化比較試験では、参加者は異なったグループにランダムに振り分け
られます。ランダム化が推奨されるのは、グループの間に結果に影響するバイ
アスを生じさせないようにするためです。ランダムに選択しなかった場合、研
究者は、たとえば自然に回復しそうな人たちに試験したい治療法を割り当て、
見通しが悪そうな人々に比較の対象となる治療法を割り当てるかもしれません。
あるいはその逆のことが生じるかもしれません。要するに、グループがランダ
ムに選ばれなければ、試験結果の差異が、治療の効果として純粋に考えること
ができなくなるということです。治療の開始前から、治療を受ける参加者と比
較の対象となる参加者の間で、その後の経過に大きな影響を与えるような違い
が生じることのないように、ランダム化が用いられるのです。
　安全装置としてのランダム化に加えて、ほとんどのランダム化比較試験は、
異なったグループが、試験の期間を通して、同じような経験をする状況を作り
だすように試みます。理想的には、対照グループと治療グループの間の差は、
試験の対象となっている治療法を受けるか、受けないかのみに限定されます。

表3.1　ランダム化比較試験のデザイン

試験の対象となる治療を受ける可能性がある人々を定義する（たとえば、うつの治療法の試験であれば、うつ病をもつ人たち）―母集団

↓

参加者を選定する（若年もしくは高齢の人、身体の病などの状態が併存している人は除外されることがある）

被験者をランダムにグループに分ける

↓

試験の対象となっている治療法をグループごとに実施する（たとえば、プラセボ比較試験では、1つのグループには薬、もう1つのグループにはプラセボが投与される）

↓

グループごとの結果を測り、比較する

　両方のグループには、ケアに関しては同様のものが提供される必要があります。たとえば、専門家や研究者と同じだけの時間を過ごし、同じだけ採血や検査を行う必要があります。薬の試験においては、比較グループは大抵プラセボを投与されます。プラセボは、ダミー（偽）の錠剤で、チョークのように体に害を与えない物質で作られています。プラセボは、薬を飲むという行為による「プラセボ」効果もしくは「非特異的」効果を生じさせるために使われます。プラセボ効果とは、医療を受けることによって多くの人が経験する、ポジティブな期待がもたらす効果です。一定の条件のもとでは、医療が助けてくれるという信念そのものが、人々を回復させるということが知られています。激しい痛みに苦しむ人が、（鎮痛剤と信じて）生理食塩水もしくは水を注射された後、痛みが和らいだという報告があります（Lasagna et al., 1954）。

　専門家たちも新薬への期待によって影響を受けることがあります。したがって、プラセボを使用する際には、患者を治療しているスタッフも、患者を評価する研究者も、誰が本当の薬を投与されていて誰がプラセボを投与されているのかを知ることができないようにします。そうでなければ、看護師や医師などの臨床スタッフの期待が意図せずに患者に伝わってしまい、そのことが患者自身の期待にも影響を与えてしまうかもしれません。研究者もまた参加者の結果

を評価する際に、そういった期待に左右されてしまうかもしれません。たとえば、実際には差が無いにもかかわらず、本当の薬を服用していることを研究者が知っている人を、そうではない人よりも良い状態にあると評価するかもしれません。プラセボをそのように使用することを「ダブル・ブラインド（二重盲検）」と言います。つまり、参加者も研究関係者も、誰が本当の薬を服用していて、誰がプラセボを服用しているのか知らないし、知ってはいけないということです。二重盲検ランダム化比較試験は、被験者の選別や期待効果などの要因による影響を最小化するために注意深くデザインされ、治療研究における「黄金基準（ゴールドスタンダード）」と呼ばれています。

　「メタアナリシス」と呼ばれる統計的なテクニックを用いて、さまざまな臨床試験の結果をまとめて１つの結果にすることもよく行われます。このテクニックを用いた研究は大きな影響力をもち、NICEガイドラインのような、専門家委員会によるガイドラインの推奨項目の基礎となることも多いです。しかし、見過ごされることが多いのですが、メタアナリシスも、それが基づいている試験とせいぜい同等のものであるにすぎません。メタアナリシスは、研究をまとめることによって、とても肯定的に見える結果を生み出すことができる強力な道具です。しかし、まずい仕方で実施された試験のメタアナリシスは、単にそれらの結果のスコアを足すだけでなく、それらの試験の不十分なところやバイアスをも合計してしまうのです。メタアナリシスの結果は元の研究よりも、より誤解を与えるものとなる可能性があるのです。

　ランダム化比較試験は、異なった介入や治療による成果を比較します。精神科の薬の試験では、うつ尺度のような、症状を評価する尺度によってその効果を測ります。２つのグループの平均値の違いが本当の違いなのか、それとも偶然によって生み出された差異なのかどうかを検討するために、統計的検定が利用されます。もし２つのグループの差が十分大きく、十分な数の参加者がいれば、その差が偶然生じたものである可能性は低くなります。その確率はp値として知られるもので、慣習的にp値が５％以下、もしくは0.05以下であれば、その結果は「統計的に有意である」とされます。それは、２つのグループの間に、実際に差異がありそうだということを意味しています。つまり、その差が実際の差である確率は、95％以上だというわけです。

しかし、5％以下の場合において、実際には差が無いにもかかわらず、偶然の結果として、差が示されてしまうということもあるわけです。多くの研究では、膨大な数の効果尺度（outcome measures）が用いられますが、この尺度はさまざまな仕方で分析されます。研究者は、集められた尺度を用いて、研究の最後の段階で値を調べることもできますし、研究の過程で変化量を調べることもできます。参加者のうち、どれくらいが閾値に達したのかを調べることもできますし、はたまた別の仕方で値を調べることもできるのです。こうして、複数のテストが実行されることになります。もし研究者が100個のテストを実施すれば、グループ間で実際には差が無かった場合でも、平均して5個のテストでは、慣習的な5％のカットオフ値（区切り点）により、偶然にも、「統計的に有意」な結果が示されることになるわけです。

精神科の薬のランダム化比較試験に関する問題

　ランダム化比較試験によって得られるエビデンスは重要なものですが、ランダム化比較試験には限界があることや、結果が歪曲されたり不正確に示されたりする可能性があることに注意しなければなりません。また、ランダム化比較試験のデザインと実施や解釈に対して、広く受け入れられている薬の作用に関する疾病中心モデルの考え方がどれほど影響を与えているのかを心に留めておく必要があります。薬物作用モデルに注意を払うならば、そうした試験の結果がいかに異なって解釈されるのかを考える必要があります。

1．評価項目

　心の状態や振る舞いを、その当人から切り離して測ることが困難であることはすでに論じました。精神科の薬の試験において使われる測定尺度は、個々の疾患の症状をかなり恣意的に並べたものです。症状ごとに、その重症度に応じた点数がつけられ、すべての項目の点数が合計されて、総合点が作り出されます。しかし、そこに含まれている症状は、必ずしも問題になっている状態に典型的なものであったり特異的なものであったりするわけではありません。たとえばさまざまな苦悩や精神疾患の状態を通じて生じる興奮や不眠といった症状

は、多くの尺度に含まれています。また、多くの尺度は、意図的に、薬や他の介入によってもたらされる差を拡大するようにデザインされています。さらに、こうした尺度によって何らかの変化が見いだされたとしても、それが治療を受ける人たちにとって重要なものであるという保証はありません。

2. 盲検になっていない

　プラセボの使用は誰が本当の薬を服用していて誰がそうでないかを知ることができないようにするためのものです。しかし、実際には、薬を服用しているのか、ダミーの錠剤を服用しているのかを識別するのはとても容易なことです。もしテストされている薬が精神に作用する性質をもっているならば、何らかの仕方で服用した人の感じを変えることになるでしょう。たとえば鎮静や意識混濁、あるいは口渇や吐き気といった身体的な作用に気づかされることになります。ダミーの錠剤を服用した人は、薬によって誘発される作用や「副作用」を経験することを予想しますが、もしそうした作用がなければ、ダミーであることに気づくかもしれません。とりわけ試験の参加者は、薬を投与されているのかプラセボを投与されているのかを見破ることができるのではないかと思います。というのも、参加者は、試験のプロセスやテストされる薬の性質、生じ得る「副作用」のリストについて詳しく説明されるからです。ランダム化比較試験の参加者は、薬を投与されているかもしれないし、プラセボを投与されているのかもしれない、ということをよくわかっていますし、どちらを投与されているのかを推測しようとすることも多いようです。参加者たちは実薬が、どのような種類の効果をもたらし得るのかを知っているのです。

　そのため、二重盲検だとされている試験の多くが、全く二重盲検になっていない可能性があります。実際、精神科薬の試験参加者は、実薬を投与されているのかプラセボを投与されているのかを、偶然よりも高い確率で正確に推測できることが示されています（Fisher & Greenberg, 1993）。実際よくあることですが、もし参加者が薬が役立つものだと信じているならば、自分は実薬を服用しているのではないかと推測できた場合、改善への期待が高まるかもしれません。逆に、もしプラセボを服用していると推測すれば、期待は低くなるかもしれません。かくして、ランダム化比較試験において、作用する薬を服用する

グループに割り振られた人は、プラセボを服用する参加者や比較グループとは異なった治療への期待をもつことになるでしょう。治療の結果における差は、薬の薬理学的な効果であるというよりも、参加者の異なった期待によるものであるかもしれないのです。

　保健サービスのスタッフや研究者もまた「盲検になっていない」可能性が示されています（Rabkin et al., 1986）。つまり、スタッフや研究者たちは、参加者の「副作用」の報告などによって、参加者が実薬を服用しているのか、プラセボを服用しているのか、わかってしまうことがあるのです。先に述べたように、このことは、研究者たちの参加者に対する態度や、アウトカム指標の認識の仕方、評価の仕方に影響を与えるかもしれません。

3. 薬の離脱作用

　もしそれが中断試験（薬をやめることの影響をテストする臨床試験）でなければ、ランダム化比較試験の参加者は、治療を初めて受ける人たちであると思うでしょう。けれども、実際にはそうでないことが多くあります。たとえば抗うつ薬の治療の試験では、すでに抗うつ薬を服用している人が参加者に含まれることは多いですし、長期にわたって服薬している人が参加することもあります。長期（あるいは「維持」）治療の試験の場合にはたいてい、試験開始前に薬を数ヶ月にわたり、また多くは数年にわたり、すでに服薬している人たちが参加者となります。こうした研究では、プラセボを投与されるグループに割り振られた参加者は、それまで受けていた治療を中止することによって、離脱作用などの悪影響を被ることになります。多くの薬の試験では、〈薬の治療を始めないこと〉と比較して〈薬の治療を始めること〉の効果を評価するものとはなっていないのです。研究の多くは、〈薬を服用し続けること〉と比較して、〈薬の服用を中止すること〉の効果を評価しているのです。

　そして、どんな種類の向精神薬の離脱でもさまざまな悪影響があることが知られています（Moncrieff, 2006）。それについては第9章で詳しく述べますが、たとえば次のようなことが生じます。

・急性離脱症状（身体的・精神的症状）

・長引く離脱（長期にわたる離脱症状）
・離脱によって引き起こされる新たな症状や疾患
・離脱によって突然生じる（根底にある状態の）再発
・心理的な影響

　薬の離脱によって生じるさまざまな複合的状況の深刻さは、薬の性質と、薬が最初に処方されることになった原因である根底にある問題の性質に左右されます。かつては、離脱症状は、たいていは軽微で短期的ものだと考えられていましたが、今では、重篤で長期にわたるケースがあることが知られています（Iacobucci, 2019）（この点については第9章で詳しく取り上げます）。軽い離脱症状であっても、再発の徴候だと誤解される可能性があるため、ランダム化比較試験の結果に影響を与えるかもしれません。たとえば興奮は、多くのタイプの薬の離脱によって生じるものですが、さまざまな精神疾患の特徴の1つでもあります。

　薬によっては、それまでになかった症状を離脱が引き起こし、それが新たな疾患と見なされるかもしれません。刺激薬中止後のうつ、抗精神病薬や類似の薬の中止によって、精神病状態や統合失調症の経験がない人に生じる可能性がある精神病状態の症状などがその例です。

　精神病状態や統合失調症、双極性障害と診断されている人たちは、薬の中断によって根底にある状態の本当の再発を経験するかもしれません。特に抗精神病薬とリチウムの中断後にはそうした影響が見られてきました。ある状況では、投薬が開始される前よりも、長期の投薬の中断によって再発が起きやすくなっているように思えます（詳しくは第6章を参照してください）。

　薬の離脱によって生物学的な複合状態が生じることに加えて、人々は、薬の服用に心理的に依存しているかもしれません。そのため、プラセボを投与される側にランダムに割り振られたと思った参加者は、薬が中止されるということに対して傷つきやすく不安になるかもしれません。こうした状況に関するエビデンスは第9章で詳しく紹介しています。ここで指摘しておきたいのは、薬を中止したばかりの人と薬を服用し続けている人を単に比較する研究では、薬物治療の開始が人々の状態を改善することに役立つことを実証できないというこ

とです。そういった研究が示すことは、薬をやめたあとにさまざまな困難が生じる可能性があるということだけなのです。その困難のうちには、離脱そのもののプロセスに関わるものであって、基礎にある問題とは何の関係もないものも含まれています。

4. 試験の分析と見せ方

　先に述べたように、薬の試験の結果をゆがめる1つの方法は、否定的な結果を示した研究の出版を控えることです。しかしまた、出版される試験の結果もさまざまな仕方で、薬の効果的な側面を誇張し、悪影響を過小評価するように操作することが可能です。ほとんどの研究は、複数の評価項目を使いますが、出版される報告は、しばしば、薬の効果を一番良く見せる評価項目を強調します（Melander et al., 2003）。こうしたことがどのように行われるのか、また、どのように誤解を与える印象をもたらすのかは、329研究として知られている抗うつ薬の試験によって明らかになっています。この試験は、抗うつ薬パロキセチン〔パキシル〕の製造者であるグラクソ・スミスクライン（GSK）によって実施・資金提供された研究で、うつ病と診断された思春期の患者〔12-18歳〕を対象に、パロキセチンと古典的抗うつ薬であるイミプラミン〔イミドール、トフラニール〕、そしてプラセボの効果を比較するものでした。

　試験の出版された報告では、パロキセチンは「全般的に忍容性が高く、思春期大うつ病に対して効果的であった」（Keller et al., 2001）と結論づけられています。しかし、この結論は企業の内部文書の内容によって疑わしくなりました。こうした内部文書は普通秘匿されるものですが、ある裁判の過程で弁護士たちに対して開示されたのです。これらの文書では、もともと「主要」評価項目として設定されていた2つの評価項目と6つの副次的評価項目のすべてにおいて、新旧2つの抗うつ薬とプラセボの間に差が見いだされなかったことが示されていました。内部文書では、この評価項目が、新薬の優位性を示す別の項目に置き換えられたこと、また、そうした項目は、「探り出し（証拠漁り）」と呼ばれることもあるテストの繰り返しを通じて選ばれたものであることを示していました。

　最初に提出された論文の草稿は、もともとの主要評価項目の結果を全く含ん

でいませんでした。査読者の指摘によって、この評価項目は論文の中に加えられることになりましたが、表の中に入れられただけで、本文では言及されず、本文は置き換えられた項目にのみ焦点を当てていました。公開された内部文書を手に入れた研究者たちは、企業が結果を操作し、否定的な研究が、肯定的な研究として見なされるように誘導したのだと指摘しました。研究者たちは「企業が資金提供した研究における不備は重大かつ見破ることが困難なものとなり得る」と結論づけています（Jureidini et al., 2008, p.79）。私たちは通常は企業の内部文書を見ることはできません。他の研究でどれほど多くのものが、出版される過程でこのような仕方で歪曲されているのかを知ることは不可能なのです。

　データを分析する方法によっても結果に影響を与えることができます。たとえば、参加者を「反応があったグループ」と「反応が無かったグループ」に分けることによって、実際に見出された結果に関して間違った印象を与えることが可能です。評価尺度による症状の差が僅かな場合に、プラセボを投与された参加者よりも実薬を投与された参加者の「反応」が大きく異なるように見せかけて報告することがよくあります（Kirsch & Moncrieff, 2007）。しかし、「反応」といったような言葉は誤解を招きます。抗うつ薬に「反応」する人と反応しない人との間に自然の境界はありません。何が反応であるのかは、研究の評価において用いられる評価尺度の点数から計算されて定められています。反応するグループと反応しないグループへの分類は、恣意的なカットオフ値を用いて行われます。つまり、一定の水準を超える値をつけられた人が反応する人として、それを下回る人が反応しない人として分類されるのです。たとえばうつ病の研究では、うつ点数が研究期間中に50％以上下がった人が〈反応する人〉として定義されることが多くあります。50％に満たない人は〈反応しない人〉として分類されますが、スコアの50％減少という結果が人々を異なったカテゴリーに分ける基準である根拠は何もありません。実薬を投与されるグループとプラセボを投与されるグループを比較したときに、評価尺度の僅かな差が、反応する人と反応しない人に分類される人の数の差という、かなり実質的な差として置き換えられることになってしまいます。こうしたことは、とくに参加者の点数がカットオフ値の周辺に固まると起こりやすいのですが、点数がカット

オフ値の周辺に集まることはよくあることなのです。

5．臨床試験からのドロップアウト

　薬の臨床試験に参加する人の多くは、研究が終わる前にドロップアウト（脱
落）します。参加者たちは、割り振られた治療を受けることをやめたり、評価
を受けることをやめたり、再発して研究から除外されたりします。このことが
問題なのは、私たちがこの人たちの最終的な結果を知ることができないことで
す。たとえば、ある人は、クライシスの時にドロップアウトしたけれども、割
り振られた治療法では悪くなって、その後改善したのかもしれません。こうし
たケースでは、試験のために集められたデータは、試験の期間全体におけるこ
の人の経過に関する適切な評価を提供することはできません。また、もし作用
のある薬に割り振られていた人たちが、プラセボに割り振られていた人たちと
は違った理由でドロップアウトしたら、そのことは、最終的なグループの結果
を不均衡なものとし、試験全体の結果に影響を与えるものとなるかもしれませ
ん。

6．薬の効果の解釈

　ランダム化比較試験は、現在では、薬の作用に関する疾病中心モデルの見方
を通してデザインされ、解釈されています。主要な評価項目は症状のリストか
らなり、症状が薬によって軽減すれば、薬が実際の状態を治したと結論づけら
れることになります。薬によって作り出された精神的・身体的変化は単に「副
作用」と見なされ、それが症状とどのように相互作用するのかは考慮されませ
ん。しかし、第2章で説明したように、こうした薬の作用は不可避的に人々の
経験と振る舞いを変えてしまいます。たとえば抗うつ薬、とくに古い三環系抗
うつ薬には鎮静的な特性を持つものがあります。それらは睡眠を助けたり、不
安や興奮を鎮めたりするかもしれませんが、単にふらふらにさせて、憂うつを
感じなくさせるのかもしれません。これらの要素はすべてうつ病の改善と解釈
されるかもしれませんが、個人の基本的な感情状態において実際に変化が生じ
ている〔うつ自体が改善した〕ということを意味するわけではありません。
　また、薬によって引き起こされる変化は、症状を和らげたり曖昧にしたりす

るかもしれませんが、人の生活の他の側面をより困難なものにしてしまうかもしれません。たとえば抗精神病薬は誰かの妄想状態の強度は弱めるかもしれませんが、抗精神病薬によって深く鎮静がかかってしまい、日常生活を続けることができなくなってしまうかもしれません。抗うつ薬は憂うつな感情を弱め、うつ評価尺度の点数を改善するかもしれませんが、幸福や愛を含んだすべての感情を鈍らせてしまうのなら、本人は以前よりも悪くなったと感じるかもしれません。薬が個人の生活に与える影響全体を考えずに症状尺度の結果のみに焦点をあてる試験は、その人のストーリー全体をカバーしてはいないのです。

薬物作用モデルによる薬の評価

　精神科の薬の作用を理解するために薬物作用モデルを採用しても、ランダム化比較試験が不要だとか、それが重要ではなくなるというわけではありません。ランダム化比較試験は、特定の薬によって引き起こされた変化が有用なものなのかどうかを決める上で極めて重要なものです。けれども、私たちは、別の種類の研究も必要としています。そういった研究は現在のところ、ほとんど行われていません。ランダム化比較試験は、薬が引き起こす変化とその精神疾患の症状への影響を考慮に入れてデザインされ、実施されるものにしていかなければなりません。薬の作用に関する薬物作用モデルは、精神科の薬の研究に関して全く新たな方向性を要求するものなのです。第1に、薬が生物学的・心理的な状態にもたらす変化の全てに関して、今よりはるかに包括的なデータを手にする必要があります。薬がどのように正常な振る舞いと主観的な経験を変化させ、薬の短期的な使用と長期的な使用がどのように身体のさまざまなシステムに影響するのか、動物実験とボランティア治験によってデータを得る必要があります。それから、こうした変化が個人における心の問題の表出とどのように相互作用し、どのように薬を服用する人の生活全般に影響を与えるのかを探求する研究が必要です。薬がもたらす変化を有効に活用するためには、今使われている薬がどのような種類の変化をもたらすのかを認識し、また、同様に、どのようなことができないのかを理解することが決定的に重要です。そして、人々が薬の使用を通じて実現しようとしていることを特定し、それが、薬によ

って得られる作用と両立可能なものなのかどうかを正確に明らかにすることも重要です。

　特に、薬を何年にもわたって飲み続けるときに（精神科の薬を服用するほとんどの人が何年にもわたって飲み続けているのですが）、何が生じるのかについて、データがもっと必要です。離脱症状などの中断に関連する悪影響はどれほど重大なものなのでしょうか？　どのようにして離脱症状を最小化することができるのでしょうか？　そして情動的な状態と振る舞いを変えてしまう薬を使うことに関する道徳的な問題も考える必要があります。

　さまざまな状況において薬が作り出す行動的・情動的変化は科学的な問いの対象になりうるものですが、薬物作用モデルは、こうした変化が望ましいものなのかどうかという道徳的な問いに光を当てます。薬によって引き起こされる変化の価値については、状況ごとに、異なったグループが、異なった見解をもっています。たとえば不穏で攻撃的な人に対する抗精神病薬による鎮静化は、病院内の病棟のスタッフには歓迎されるかもしれません。しかし、当の本人にとっては、とても不快なものとして経験されることも多いのです。急速鎮静化の経験について、回復した患者に聞いたある研究によれば、患者たちは薬よりも身体拘束にしてもらったほうがよかったと答えています（Schmeid & Ernst, 1983）。同様に、長期にわたる抗精神病薬治療による行動上の変化は、専門家やケアする人たちからは評価されるかもしれませんが、当の本人は望んでいないということもあり得ます。精神病状態の症状の望ましさに関してさえ、意見が一致しないかもしれません。精神病状態の症状の経験は、刺激的で、精神的に高めてくれるものだと言う人もいますが、ほとんどの専門家は、その経験は望ましくないものだと考えます。そのため、あらゆる状況において、薬物治療の正確な目的と、薬を服用する人を含めた関係者すべての目標を明確にすることが重要なのです。もし治療の主要な目標が、誰かの行動を危険が少ないものにしたり、他者にとって不都合ではないものにしたりすることであれば、そうしたことが正当なゴールなのかどうかを、道徳的・法的観点から注意深く検討する必要があります。

　以下に続く章では、さまざまな精神科の薬が引き起こす「全般的な作用」について、現在あるエビデンスを用いて説明しようと思います。また、薬の利点

に関する研究の概観を提供します。もちろんそうした研究のほとんどが疾病中心モデルの視点から実施され、また、先述したような限界があるということを胸に留めながら、です。主要な悪影響に関するエビデンスについても検討します。そして、さまざまな種類の薬をさまざまな状況で使用することによって得られるかもしれない利点は何か、また薬を使わない、または使うことを決定する際に考慮に入れるべきことは何かを検討します。

第4章

抗精神病薬

　抗精神病薬（神経遮断薬、あるいはメジャートランキライザー）は、主に精神病状態や統合失調症の治療に使われる薬です。「抗精神病」という用語からは、薬が精神病状態という病気を標的にして作用するように思われるかもしれません。しかし、そうではなく、その薬のもつ薬物作用にそった効き方をしているのです。そのことをこの章で明らかにします。ですから、私が「抗精神病」という用語を使っているとしても、精神病状態や統合失調症の生物学的な基盤を標的にした「抗精神病」作用という特殊な作用があると考えているわけではありません。

　抗精神病薬は「メジャートランキライザー」とも呼ばれていますが、それはベンゾジアゼピン系の薬を意味する「マイナートランキライザー」と区別するためです。「神経遮断薬」という用語もまだ使われています。これら2つの名称は、薬によって引き起こされる効果を表す用語です。「神経遮断」という用語はギリシア語に由来し、「神経システムを捕まえる」という意味を持っています。精神病状態や統合失調症に処方されるのと同じように、抗精神病薬は他の状態にも広く使われています。とりわけ、イライラしていたり攻撃的になっている人を落ち着かせ、鎮静させるために用いられます。そのために、躁状態、パーソナリティ障害、認知症、知的障害、自閉症、不安障害、うつ病等の診断を受けた人にも処方されることになるのです。最初に出たこの種の薬は、1950年代から60年代にかけて用いられるようになったので、今では時に「第一世代」「定型」あるいは単に「旧」抗精神病薬（神経遮断薬）などと呼ばれてい

ます。1990年代以降、これらの薬の新しいタイプが用いられるようになり、それらは「非定型」あるいは「第二世代」抗精神病薬と呼ばれています。

　精神科の診断用語はとても混乱しており、いつも議論になります。精神病状態という用語が表しているのは、次のような状態一般です。それは、現実との接触を失い、異常な、あるいは「妄想的」な考えをもち、そこにはないものを聞いたり見たり感じたりする幻覚があり、思考が混乱してまとまらない「思考障害」があり、そのことをうかがわせるような話し方をする状態です。このような状態が精神病状態の症状と呼ばれています。

　「統合失調症」という病名は、その前の「早発性痴呆」の概念に代わって、20世紀初期から用いられるようになりました。「早発性痴呆」は、精神病状態の症状を呈して行動が逸脱し、精神機能と日常生活機能が不可避的に低下していくものと考えられていました。公式には統合失調症は回復しうる病気であると言われていますが、「早発性痴呆」という古い概念と同じく、いまだにこの診断名には次第に悪化するというイメージがまとわりついています。

　典型的には、統合失調症と診断された人が呈する症状は、幻覚妄想などの精神病状態の症状からなる陽性症状と、意欲、活動性、社会的交流や感情的反応のような精神能力の喪失、欠乏を特徴とする陰性症状です（表4.1）。臨床的には、統合失調症という診断は、1度でも精神病状態のエピソードがあればつけられることもあれば、精神病状態のエピソードをくり返していたり慢性状態となっている重篤な状態だけに用いられることもあります。最近では、2回以上の精神病状態のエピソードがみられた時だけに統合失調症と診断する傾向にあります。

　すべての精神疾患と同じように、典型的な統合失調症という病気があるというのは神話にすぎません。統合失調症の人が2人いても、互いに共通する同じ症状がないということすらあります。症状や抱えている問題は非典型的なものであることのほうが普通です。このような症状の中に、異常な感情や、過活動のような覚醒状態、睡眠短縮、高揚感や抑うつがあれば、この状態は「統合失調感情障害」と診断されることがあります。臨床的には、この診断を受けた人でも統合失調症と診断された人と何ら変わらない治療を受けることになります。研究対象としても多くは区別されていません。

表4.1　統合失調症の陽性症状と陰性症状

陽性症状	陰性症状
幻覚	会話の減少
妄想	意欲の減少
操られているという感覚	社会的引きこもり
考えを読まれている、考えが伝播している、考えが干渉されるという感覚	鈍麻した感情
まとまりのない混乱した会話（思考障害）	

　統合失調症という病名には、どんどん悪化して慢性状態になる病気だというステレオタイプな見方がついてまわるという批判があります[i]。この用語を廃止して、代わりに精神病状態のスペクトラムがあると考えるべきだと主張している研究者もいます（Guloksuz & van Os, 2018）。このスペクトラムの中のほんのわずかの人だけが、ステレオタイプなイメージを満たすような統合失調症です。私もこの主張に賛成しています。しかし、この分野でなされている研究のほとんどが統合失調症という概念を用いているので、本書ではこの用語やもっと広い意味の「精神病状態」という用語を使っています。

抗精神病薬はどのように作用するのか

　抗精神病薬は、普通は疾病中心的な仕方で作用すると考えられています。それは、統合失調症や精神病状態の原因と考えられている化学的不均衡を治すということです。第2章でみたように、もっとも知られた「化学的不均衡」仮説は統合失調症のドーパミン仮説です。それは、統合失調症はドーパミンという脳内化学物質の過剰によって引き起こされるという仮説です。もちろん、セロトニンやグルタミンなどの他の化学物質も、さまざまな時点で原因の1つとなっているのではないかと考えられています。

ドーパミン仮説は、最初は抗精神病薬であるハロペリドール〔セレネース〕の作用についての観察から得られました。つまり、薬は疾患そのものを治療するのだという仮定がもともとあったのです。ドーパミン仮説は徐々に発展してきました。たとえばドーパミンの過剰は陽性症状、あるいは精神病状態のある期間だけのものという考えもありました（Kapur, 2003）。現在では、この仮説にさまざまなバージョンがあり、遺伝や環境からのストレス、他の神経伝達物質の異常などの別の原因仮説を取り込んだものになっています（Howes et al., 2017）。しかし、ドーパミンの機能不全が精神病状態や統合失調症の原因のひとつであるという基本的な仮定は変わっていません。そうであるにもかかわらず、第2章で述べてきたように、数十年におよぶ研究でも精神病状態や統合失調症の人たちにドーパミン異常があるという確証は得られていません（Moncrieff, 2009, 2013）。

それとはちがって、薬物作用を中心に考えるアプローチからすると、抗精神病薬は精神的・身体的活動性をさまざまな仕方で全体的に抑制しています。その抑制の結果、さまざまな精神病状態の症状が軽減するようです。抗精神病薬は各々の薬理作用もそれが引き起こす効果の正確な特徴もさまざまですが、ほとんどの薬は強い鎮静作用を持っています（アリピプラゾール〔エビリファイ〕は少し違うかもしれません）。しかし、抗精神病薬の鎮静作用は、ベンゾジアゼピン系の薬やバルビツール酸系薬、アルコールの鎮静作用とは質的に違います。このことは、1950年代に第一世代抗精神病薬を使った精神科医たちにもわかっていました。抗精神病薬は人を静かに、穏やかにし、苦痛を和らげますが、当時普通に使われていたバルビツール酸系薬ほどの眠気は引き起こしませんでした。そのために、抗精神病薬は覚醒度と活動性が持続的に高まっている躁状態の治療や攻撃的行動の制御に役立ったのです。

ほとんどの旧世代といくつかの新世代の抗精神病薬は、主にドーパミン受容体を遮断することで効果を発揮します。ドーパミンの活動が減少するとその結果、パーキンソン病によく似た粗大な神経学的症状が出現します（パーキンソン病はドーパミンを産出する黒質線条体の細胞の変性によって起こります）。ドーパミンには、大脳基底核と呼ばれる、大脳の深いところにある細胞群を刺激する作用があります。ドーパミンの作用が減少したときの主な特徴として、

運動と表情の減少、精神的活動性と自発性の減退があります。ドーパミンに拮抗する抗精神病薬も同じ結果を生みます。抗精神病薬は人間の情動も抑えます。これらの薬を飲んだ人は、感情の動きがなくなり醒めて無関心になると話しています。思考は緩慢になり、何かをしようという気が起こりにくくなるのです。2人のイスラエルの医師が実験として自分にハロペリドールの注射をしました。すると、自発的に本を読むことも電話をすることも家事をすることもできなくなったそうですが、人に指示されれば行うことができたということです（Belmaker & Wald, 1977）。同じように健康なボランティアで行った別の研究では、一定量のドロペリドール（ハロペリドールに似た抗精神病薬で現在は販売中止）〔日本では麻酔薬として販売継続〕、ジアゼパム〔セルシン、ホリゾン〕、それとプラセボを単回投薬した効果を比較しています（Healy & Farquhar, 1998）。ドロペリドールを服用したすべての参加者は不快な体験をしたと言いました。彼らはうっとうしい気分になり、イライラ、ソワソワして、自分からは何もする気にならなかったと話しています。参加者たちは簡単な課題もやり遂げることができず、後で聞くと無関心で投げやりになっていたのだと答えました。ピーター・ブレギンは、抗精神病薬のこのような心身の活動を抑制する効果をまとめて活動抑制作用と呼びました（Breggin, 1993）。

　抗精神病薬を服用したボランティアの精神的能力を測定した多くの研究が、注意力、協調運動、反応時間、学習と記憶を含む精神機能が損なわれることを報告しています（McClelland et al., 1990; Ramaekers et al., 1999）。実験動物を使った研究でも同じ結果が出ています（Gemperle et al., 2003）。また抗精神病薬は正常な性的欲望や性行為に混乱を生じさせ、さまざまなレベルの性機能障害を引き起こします（John et al., 2018）。その1例は、プロラクチンと呼ばれるホルモンに対する作用です。プロラクチンは正常ではドーパミンによって抑制されていますが、抗精神病薬によってドーパミンが抑制されることで上昇します。しかし、クロザピン〔クロザリル〕のようなドーパミン抑制機能が弱い抗精神病薬でも重大な性機能障害を起こすことがわかっていますから、性機能障害には別のメカニズムも関係しているのかもしれません。

新規抗精神病薬

リスペリドン〔リスパダール〕[ii]やアミスルピリド〔日本未発売〕のような新しい抗精神病薬は、旧世代のものと同じような作用をもち、明らかな抗ドーパミン作用があります。たとえばリスペリドンは中等量から高用量で典型的なパーキンソン症候群を引き起こします。しかし、オランザピン〔ジプレキサ〕とクロザピンは、相当の高用量で使わない限りパーキンソン症候群を引き起こさないようです。このことから、後者の薬物の抗ドーパミン作用は前者より弱く、その「治療的」効果はノルアドレナリン、セロトニン、ヒスタミンなどの他の精神伝達物質の作用と関係しているのではないかと考えられます。これらの薬は少量でも強い鎮静作用があり、幻覚妄想などの精神病状態の症状の強さを抑えることができます。また、ハロペリドールのような抗ドーパミン作用の強い薬と同じように感情的反応を鈍らせ、やる気や自発性を抑制しますが、それは抗ドーパミン作用とは違った作用によって引き起こされる効果なのでしょう。特にクロザピンを服用した人は、たいていは以前より穏やかで落ち着いたように見え、自分でも睡眠や不安が改善し、内的思考に煩わされることが少なくなったと言います（Angermeyer et al., 2001）。これらの作用は、もしかすると内分泌系の撹乱や目立った体重増加を引き起こす作用と関係しているのかもしれません。

クエチアピン〔セロクエル、ビプレッソ〕にも鎮静作用がありますが、クロザピンと同じく他の薬と比べるとドーパミン遮断作用は弱いです。しかし、クロザピンで見られるほどの体重増加や内分泌系の撹乱は引き起こしません。2002年に発売されたアリピプラゾールは、ドーパミン部分作動薬と呼ばれるものです。部分的にドーパミン受容体を刺激してドーパミン活動性を高めますが、同時に部分的にドーパミンを遮断してドーパミンの活動を減らします。しかし、それがどのように心理行動上に効果を及ぼすのかはよくわかっていません。臨床経験でもランダム比較試験でも、アリピプラゾールは他の薬に比べて激しい精神病状態の症状や異常行動を抑える効果は少ないようです（Khanna et al., 2013）。

症状への効果

　抗精神病薬について薬物作用モデルで考えてみると、精神病状態や他の精神科の疾患に対して明らかに有用な効果を及ぼすのは、精神活動や行動を抑制する作用であろうと考えられます。すべての抗精神病薬は覚醒度を低下させ、ドーパミン遮断作用をもつものは身体的活動性を抑制しています。そのために、反抗的・攻撃的な行動を制御するためにも使われます。それらはまた、普通以上の睡眠作用があるために、重篤な不眠のある人にも有用でしょう。これらの薬がもつ、いわゆる「抗精神病」作用は、おそらく、すべての精神活動を抑制する能力によって達成されているにすぎません。その抑制作用によって、幻覚や妄想のような異常な思考や体験の強度を弱めることができるのです。情動が鈍くなるために、病状の苦しさが軽減します。20世紀半ばの精神科医たちが述べていたように、初期の抗精神病薬は、症状がある程度残っていたとしても、病者は自分の精神病状態の症状に無関心になるのです（Deniker, 1960）。このようにして、抗精神病薬は急性精神病状態の症状や統合失調症の「陽性症状」の治療に有用だと考えられるようになりました。しかし、抗精神病薬が精神病状態の「症状」に対して選択的に効いているというエビデンスはありません。つまり、何らかの異常な思考や体験に対して直接に効いているというわけではないのです。薬を服用している人の報告や動物実験やボランティアが参加した研究から得られるエビデンスは、抗精神病薬はすべての精神過程に影響していて、症状とされるところだけに影響しているわけではないことを示しています（Moncrieff et al., 2009）。

　さらに、抗精神病薬は統合失調症の「陰性」症状に対してはあまり効いていないということもわかっています。また、陰性症状に分類されている状態は、抗精神病薬の長期連用によっても生じます。したがって、それが薬物によって引き起こされた「活動性減退」なのか、病気から生じている陰性症状なのかを区別することは難しいでしょう。いくつかの研究では、抗精神病薬を減らすことで陰性症状が改善したとされています（Seidman et al., 1993）。しかし、「陽性」症状、つまり精神病状態の症状をもつ人のなかには、内的な精神的体験にとらわれすぎて内的世界だけにひきこもって、社会とのコミュニケーションが

なくなり、身体的にも不活発となるために陰性症状を呈している人もいます。そのような人にとっては、抗精神病薬を服用すれば、陽性症状が抑えられて陰性症状も改善することになるでしょう。つまり、抗精神病薬による全般的な抑制効果によって精神病状態的な考えへのとらわれがなくなり、周囲の人たちと交わって活動的にふるまうことができるようになるのです。だからといって、統合失調症をもつ人にしばしばみられる比較的長期間にわたる自発性の欠如が抗精神病薬の「活動抑制作用」によって改善するとは考えられません。

　急性精神病状態のエピソードを体験している人の幻覚や妄想などの精神病状態の症状や他の症状を全体的に軽減するという点で、抗精神病薬がプラセボに比べて優れていることを示しているランダム化比較試験もあるにはあります（e.g. Johnstone et al., 1978; National Institute of Mental Health ［NIMH］, 1964）。しかしながら、この点で抗精神病薬が他の鎮静剤よりも優れているかどうかは不確かです。ベンゾジアゼピン系の薬（たとえば、ジアゼパムやロラゼパム〔ワイパックス〕）と種々の抗精神病薬を比べた研究のレビューでも確かなことはわかっていません（Wolkowitz & Pickar, 1991）。レビューされた研究のうち3つの研究では抗精神病薬が勝っていて、3つはベンゾジアゼピン系の薬のほうが優れており、1つは結論づけられていません。さらに、いくつかの研究では抗精神病薬と同じように、ベンゾジアゼピン系の薬でも精神病状態の症状は軽減しています。初期の抗精神病薬は、バルビツール酸系薬（別のタイプの鎮静剤、第2章参照）と比べると優っていました（Siafis et al., 2019）。

　薬物作用モデルからみると、抗精神病薬はそれが引き起こす特徴的な鎮静作用のために、他の種類のいくつかの鎮静剤よりすぐれていると考えてよいでしょう。きわだっているのは、抗精神病薬が引き起こす情緒的な遮断あるいは無関心という状態です。アルコール、ベンゾジアゼピン、バルビツール酸系薬のような薬は、感情を極端で変化しやすい不安定な状態にします。それゆえ、抗精神病薬のもたらす変化は他の種類の鎮静薬によってもたらされる鎮静よりも、精神病状態に特徴的な情動的苦悩と精神病状態の体験へのとらわれをうまく和らげることができるでしょう。しかし、比較研究は数十年前のものばかりなので、抗精神病薬と他の鎮静薬のどちらが優れているのかという点についてはさらなる研究が必要です。

抗精神病薬はほんとうに必要なのか

　次の疑問は、精神病状態のエピソードのあるすべての人がある程度は抗精神病薬による治療から恩恵を受けているのか、薬なしでも同じようにうまくやっていける人もいるのか、ということです。オーストラリアで行われたランダム化比較研究では、精神病状態の初回エピソード80例について、抗精神病薬とプラセボによる治療を比較しました（Francey et al., 2020）。この研究の参加者には、精神病状態の初回エピソードを発症した時に質の高いサービスが提供されました。それは、認知行動療法、家族療法、個人的支援や危機管理を含む集中的な心理社会的ケアでした。研究開始から6ヶ月時点でのフォローアップでは、両者には（主要な評価項目である）社会的機能や他の症状評価尺度などの評価項目で差はありません。1年後、2年後のフォローアップ時点でも、社会的機能に差異はありませんでした。1年後のフォローアップ時点では、抗精神病薬治療を受けた人のほうが症状面ではやや改善していましたが、2年後の時点ではその差はなくなっていました。

　抗精神病薬を使用しないか、あるいは最低限の使用にすることをめざした支援を評価した研究をレビューしたものによると、「最小限の投薬」をめざした支援は、普通通り抗精神病薬を使う標準的な治療と同じくらいうまくいっていました（Cooper et al., 2019）。有名な例は、ソテリア・プロジェクトです。そこは、可能な限り抗精神病薬を使用せずに精神病状態の障害や統合失調症のある人のケアのためにデザインされた小さな家庭的なユニットでした。プロジェクトは合衆国政府によって資金援助されたランダム化比較試験の一環として行われ、地域の病院の普通の治療を受けた人とソテリア・プロジェクトによってケアされた人の予後を比べています。結果は、ソテリアでケアされた人は、通常の治療を受けた人と同等あるいはそれ以上に良好でした（Bola & Mosher, 2003）。ソテリアグループの43％が抗精神病薬をまったく使用していませんでした（それはソテリアでの治療が適切でないと考えられた人を除外したうえでソテリアに最初から割り当てられていた人の32％になります[iii]）。

　英国で近年行われたランダム化研究（Morrison et al., 2018）では、精神病状態の初回エピソードの75人について、抗精神病薬で治療されたケースと、認

知行動療法（CBT）単独、または認知行動療法と抗精神病薬を併用して治療されたケースが比べられています。1年後には、症状や生活の質、回復や個人的社会的機能の程度に関してどのグループにも差はありませんでした。

　それゆえ、エビデンスが全体として示しているのは、精神病状態のエピソードを経験した人たちのうち、一定程度の人たちは抗精神病薬治療を受けなかったとしても、一般的な支援があれば回復するということです。

　一方で、抗精神病薬を使用しているにもかかわらず、重い精神病状態の症状が常に持続している人もたくさんいることは誰でも知っています。最近のある研究では、対象者のわずか3分の1しか「寛解」していないことがわかりました。その寛解の内容はといえば、その研究で評価される8つの主要症状がほんの少しだけ良い、あるいは前よりは良いレベルになっているという程度でした（Samara et al., 2019）。クロザピンは、無顆粒球症という生命に危機をもたらす血液疾患を引き起こしたり、心臓系の突然死が高頻度であるという健康リスクがあるにもかかわらず、他の薬に反応しなかった人にしばしば処方されています（Moncrieff, 2013; Ray et al., 2009）。クロザピンは、少なくとも短期間では、いわゆる「治療抵抗性」とされる人たちにとって、他の抗精神病薬より少しばかり優れているということがランダム化研究によって示されています。より長期間の追跡研究ではそれほど明確な差は見られませんでした（Moncrieff, 2003）。統合失調症と診断されている人でも、クロザピンを服用していながら症状や他の障害に悩まされ続けている人がいることもわかっています（Kelly et al., 2010）。

　結局のところ、ほとんどの人たちにとって抗精神病薬は急性精神病状態のエピソードにおける精神病状態の症状や他の激しい症状を和らげますが、抗精神病薬を使用しなくても回復する人もいれば、抗精神病薬を服用しても改善しない人もいるということです。また、私たちは他のタイプの鎮静薬を使用することの利益と害についてもっと知る必要がありますし、それが抗精神病薬を使うことと比べてどうなのかも知らなければなりません。

抗精神病薬の長期間使用

　精神病状態のエピソードを呈したり統合失調症と診断された人は、初回のエピソードから回復した後も再発や進行を防ぐために長期間にわたって抗精神病薬を服薬しなければならないということは、現代の精神医療ではすっかり当然なことだとされています。実際にも、ほとんどの患者が残りの生涯にわたって服薬を続けたほうがよいと言われます。しかし、第3章で述べたように、今では当然とされているこの考え方には不確かなエビデンスしかありません。これらのエビデンスでは、研究者は服薬中断自体が再発を引き起こす作用をもつことを無視しています。さらに、研究対象者を長期間追跡していませんし、もっぱら再発に焦点をしぼって評価しています。他の重要な転帰の指標、たとえば、仕事の能力、人間関係をつくる能力、身の回りのことをする能力、生活を楽しむ能力などを含む全般的機能を評価した研究はほとんどありません。

　第3章で述べたように、精神病状態や統合失調症に対する長期的な治療についてのランダム化比較試験は、たいていは長期にわたってすでに抗精神病薬を服用してきた人を対象にしていて、その半数をプラセボに切り替えるという試験を行います。このようにすると非常に多くの場合、離脱症状が起こり、抗精神病薬の中断に伴うもろもろの副作用が生じます。そのような副作用の中には、退薬関連精神病状態（または過感受性精神病状態）や退薬誘発性再発（第9章を参照）というものがあります。それなのに、抗精神病薬を中止してから起こる悪化は、たいてい長期服用が必要であるという証拠だと解釈されてしまうのです。

　数十件のランダム化比較試験を集めた分析では、抗精神病薬の投与を中止してプラセボに変えるか、薬物治療をやめた人の64％が再発をきたしました。それに対して、抗精神病薬による維持療法を続けたの人の再発は27％でした（Leucht et al., 2012）。同じく、ランダムに抗精神病薬による維持療法を割り振られた人の15％が再入院したのに対して、抗精神病薬の中断に割り振られた人の入院は26％でした。しかし、再発したとされたケースのうちのどれほどが、もとの病状に戻ったのではなく、実際には、再発と間違われた離脱症候群であったのかはわかりません。それらの研究では、再発ということがさまざまに定

義されており、ほとんどの場合、広くざっくりとしたものになっています。再発とは精神病状態の症状があるか機能や健康に重大な欠陥がみられなければならないということすら、考えていない研究が多いのです（Moncrieff et al., 2019）。さらに、完全な精神病状態の再発があったとされるケースの一部は、抗精神病薬の中断自体によってもたらされた状態のようにも思われます（第9章を参照）。

　抗精神病薬を中断した人の再発の大部分が薬物中断後の最初の数ヶ月のうちに起こっているということは、再発が抗精神病薬の離脱症状あるいは離脱によって引き起こされたエピソードであるという可能性を支持するものです。フォローアップを続けていくと、抗精神病薬を中断した人と続けている人の再発率の違いはなくなっていきます（Gilbert et al., 1995; Leucht et al., 2012）。抗精神病薬の長期使用治験の大部分は1年以内しか見ておらず、多くは6ヶ月以内であり、再発以外の転帰を見ていません。そのために、途中で薬をやめた場合と比較して、長期間の抗精神病薬の服用が全般的な健康状態や生活能力にどのように影響しているかということは、これらの研究からはさっぱりわかりません。

　いくつかのランダム化研究では10年から20年のフォローアップがなされていますが、それによると短期間のランダム化比較試験とは反対のことがわかります。米国、フィンランド、デンマーク、英国で別々になされた4つの研究では、抗精神病薬をまったく服用しないか、時に応じて服用している人に比べて、継続的に抗精神病薬を服用している人は症状や全般的な機能の点でより悪い結果になっていました（Harrow et al., 2012; Moilanen et al., 2016; Morgan et al., 2014; Wils et al., 2017）。しかし、これらの研究での薬の使用はランダムな割り当てで決められたものではありません。なので、ひょっとしたら少なくとも、転帰の違いは背景にある病状の重篤度の違いによるのかもしれません。つまり、抗精神病薬の服用を中止できた人は、受けている治療にかかわらず、症状や機能の点で比較的良好な人たちだったのかもしれません。このうち1つの研究では、予後の悪さに関連するいくつかの要因についての統計処理も行っていますが、結果はやはり抗精神病薬を服用している人よりも、抗精神病薬をずっと飲まないでいたか、時に応じて服用していない人のほうがうまくいっているとい

う結論が示されています。かといって、それでも転帰に影響するすべての要因が考慮されているとは言えません（Harrow et al., 2012)[iv]。

　治療の後、数年間の追跡をしたランダム化臨床研究が2つだけあります。これらの研究は、抗精神病薬の服用を続けるかどうかを判断するための最終的な利益と害についての堅固なエビデンスとなっています（Chen et al., 2010; Hui et al., 2018; Wunderink et al., 2007; Wunderink et al., 2013)。どちらの研究も精神病状態の初回エピソードから回復した人が対象です。臨床的な支援を受けながら抗精神病薬の中止を試みた人は、長期的には、抗精神病薬を続けた人と同じくらいか、ひょっとしたら良い結果となっていることがこれらの研究で示されています。

　このうちの1つはオランダのものです（Wunderink et al., 2007; 2013)。この研究の参加者は、精神科医の指導のもとに、通常の抗精神病薬による維持療法を受けるか、抗精神病薬を減らして、可能ならば中止するグループにランダムに割り当てられました。18ヶ月後のフォローアップでは、維持療法のグループに比べて服用中止グループでは再発が2倍でした。再発の定義は、少なくとも精神病状態の症状の1つが悪化するか、追加の治療や指導が必要となった場合とされています。入院の比率は両グループで差はありませんでした。この時点では、抗精神病薬を中止できたのは減薬グループの20％だけでした。7年後には、減薬グループの42％、維持療法グループの24％が抗精神病薬を中止もしくは非常に低用量にすることができています（Wunderink et al, 2013)。この時点で再発率には差がなくなり、精神病状態の症状の程度はどちらのグループも一緒でした。

　しかし、減薬グループに割り当てられた人の40％が社会的機能の面で完全に回復していると診断されたのに対して、維持療法グループに割り当てられた人では18％のみが完全に回復したと診断されました。この研究はランダム化比較試験なので、この差がその人の持っている問題の重さの差だと言うことはできません。それゆえ、長期間の抗精神病薬の使用は、いくらかの人にとっては有害となる可能性があるというエビデンスになります。抗精神病薬が神経系の活動を抑制するという知見に照らしてみると、これは当然のことかもしれません。サポートをした上で抗精神病薬を徐々に減量することは、短期的には症状の悪

化をきたすかもしれませんが、長期的にはよりよい機能レベルを保てるのかもしれません。

　もう1つの長期経過研究は、香港で行われたクエチアピン〔セロクエル〕のランダム化比較試験ですが、製薬企業であるアストラゼネカの資金援助を受けたものです（Chen et al., 2010）。この経過研究では、最初にクエチアピンに割り当てられた人は10年後に他よりもよい転帰を示しているとされています。ところが実際には、精神症状や機能状態の尺度を含むすべての項目においてグループ間に優位な差はありませんでした（Hui et al., 2018; あるいはこの研究結果を批判的に検討した Moncrieff & Steingard, 2019も参照）。

　結論として、長期間の抗精神病薬治療は持続している精神病状態の症状の激しさを減らし、再発を防ぐことがあるのかもしれません。しかし、抗精神病薬を長期に服用することが十分な回復の妨げになっている人がいるというエビデンスもあります。利益と害のバランスはさらに研究されなければならないでしょう。次節で述べるように、これらの薬が重篤な身体的合併症をきたすのであれば、なおさらです。精神病状態の初回エピソードや再発性の精神病状態、あるいは統合失調症と診断される人たちでは、維持療法を受けている人とサポートを得ながら徐々に抗精神病薬を中止した人を比べるいくつかのランダム化比較研究が現在進められています。これらの研究が、精神病状態や統合失調症と診断を受けた人たちが治療を選択するためのエビデンスをもっと増やしてくれるでしょう。

症状のパターン

　統合失調症あるいは精神病状態と診断された人たちは、実際にはあらゆる点で一人ひとりが大変違っています。症状は個々人でまったく違いますし、状態の経過もさまざまです。ある人は現実との接触を失って非論理的な考えを抱いて不合理な行動をとりながらも、しばらくして次第に正常に戻るという一過性の経過をとります。ずっと変わらず症状がある人もいれば、日々あるいは数日毎に症状が変化している人たちもいます。

　このような状態で長期の治療を受けているので、考慮すべきことは実に種々

様々あります。しかし、調査研究では完全に寛解した人と病状を持ち続けている人の区別すらしていません。さらに、自然に完全に回復している人と、抗精神病薬などの薬によって症状や問題が抑え込まれているだけの人を見分けることは困難です。

　完全に回復した人は、今後の再発のリスクを減らすために薬を飲みたいかどうかを決めるべきです。そもそも自分が再発するかどうかを確実に予測することはできません。これから何回再発するかもわかりません。ですから、ほとんどすべての人に対して継続的に抗精神病薬を服用するようにと勧めた場合、その勧めに従って薬を飲み続けることになる人の中には本当は再発しなかったはずの人もいるし、再発してもほんの数回だったはずの人もいるということになります。そのような人たちにとっては、服用を続けることで得られる利益よりも、抗精神病薬の副作用による不利益のほうが上回ってしまうでしょう。

　精神病状態の症状がずっとある人たちにとっては、抗精神病薬を長期にわたって飲み続けることで、症状を耐えられる程度に抑えることができるかもしれません。しかしながら、少なくとも理論上は、薬が最初にもたらしてくれるかもしれない効果は、身体がそれに順応するにつれて、動物実験で示されたように、弱まっていく可能性があります（Samaha et al., 2007）。抗精神病薬を長期間使用すると、そのこと自体が精神病状態の症状を悪化させるかもしれないと言う研究者もいます。これは「過感受性精神病状態」と呼ばれています。過感受性精神病状態は次のように説明されています。ドーパミン遮断薬の存在に対して身体が過度に反応し、少ない量のドーパミンにもかえって敏感になってしまった結果、全体としてのドーパミン活動性は低下するのではなく増加するというのです。また、あとで述べるように、これは遅発性ジスキネジアの生じるメカニズムでもあると考えられています。過感受性精神病状態は、長期に抗精神病薬を服用してきた人たちには普通に見られるのではないかと主張している研究者もいます（Chouinard et al., 2017）。しかし、過感受性精神病状態という考え方の意味は明らかにされていません。なぜならば、この状態はさまざまな研究でそれぞれ違ったものとして扱われている上に、疾患の自然経過としての病状悪化であるのか、薬物療法によって引き起こされた精神病状態の症状の悪化であるのかを区別することが難しいからです。そのために、この状態の

正確なメカニズムについてもわかっていません。過感受性精神病状態というものがあるのだとすると、それはドーパミンだけではなくもっと多くの脳のシステムを巻き込んだ変化なのかもしれません。

他の状態に対する抗精神病薬の使用

　抗精神病薬は理論的には、多動で焦燥感にとらわれて攻撃的になっているような人にも、身体的行動や覚醒レベル、情動の激しさを抑制する効果を発揮すると考えられます。攻撃的行動に対して短期間抗精神病薬を使用した効果の研究が、他の鎮静剤の効果と比較されています（Alexander et al., 2004; TREC Collaborative Group, 2003; Volz et al., 2007）。知的障害のある人と認知症のある人の攻撃的行動に対する長期的な服用試験では、わずかな有効性がみられたか、もしくは有効性がみられませんでした（Ballard & Waite, 2006; Tyrer et al., 2008）。「ボーダーライン」あるいは「感情不安定性」パーソナリティ障害の中心的な特性に対しては、抗精神病薬の効果はありませんでした（Bateman et al., 2015）。しかし、NICEガイドライン（2015）では、衝動性や攻撃性などの危機的な状態に対しては短期的に使ってみてもよいとされています。この状態に抗精神病薬が有用だとしたら、それは覚醒度や情動への影響によるものでしょう。

　不眠症に対する抗精神病薬の使用に関するエビデンスはありませんし（Thompson et al., 2016）、不安に対する使用のエビデンスも限られています。最近のメタ分析によれば、抗精神病薬であるクエチアピンはある程度の効果があるといわれています（Depping et al., 2010）。この結果は意外なものではありません。なぜなら、クエチアピンは鎮静作用が強くベンゾジアゼピン系の薬に似たところがあって、不安を和らげるとされているからです（第8章参照）。しかし、クエチアピンには他の抗精神病薬と同じように重篤な副作用があります。メタアナリシスを行った論文の著者たちは、クエチアピンを不安に対して使用することを正当化する明らかなメリットはないと結論づけています。1つひとつの研究の結果もまちまちであり、それらすべての研究が製薬会社の資金提供を受けていました。他の抗精神病薬の不安に対する効果研究では否定的な

結果が出ています。抗精神病薬がうつ病に対してプラセボよりも効果的であるという研究もいくつかあります。しかし、第5章で述べるように、何らかの目立った作用のある薬であれば、そのほとんどがいくつかの研究で「抗うつ」作用をもつとされてきたことから考えると、それらは実は活性プラセボ〔薬理作用のあるプラセボ〕効果だったのではないかと思われます。

　結論としては、特に長期にわたって抗精神病薬が使われると重大な副作用がありえますから、他の治療オプションやかかわり方があるのであれば、抗精神病薬の使用には副作用のデメリットにまさるほどのメリットがあるとは言いがたいでしょう。

よくみられる有害作用

錐体外路症状

　不随意運動や姿勢をコントロールする脳の錐体外路系に作用する薬による症状を錐体外路症状といいます。これは抗精神病薬のドーパミン遮断作用によって引き起こされます。この症状には、筋固縮、振戦のように（パーキンソン病の症状に似ているために）しばしばパーキンソン症候群と呼ばれるものがあります。さらには急性ジストニアといって、たいていは頭部や頸部の筋肉に起こる不随意的な筋の収縮緊張もあり、これらは抗精神病薬の服用後数時間以内に起こり、すぐに治療しなければ致命的となることもあります。アカシジアは、落ち着きなくずっと歩き回っていなければならなくなったり、精神的にも緊張したり不安になったりする状態です。

遅発性ジスキネジア

　この症状も錐体外路系に対する作用によって引き起こされると考えられています。これは抗精神病薬を数ヶ月から数年にわたって飲み続けたために起こる症状で、唇をピチャピチャさせたり舌が動き回ったり顔をしかめたりする特徴的な不随意運動です。これらは薬を中止して数年から数十年も続くこともありますが、中には改善することもあります（Waln & Jankovic, 2013）。いくつかの研究では、ある程度の精神機能の低下もこの症候群の一部かもしれないとさ

れています（Waddington & Youssef, 1996）。このために何人かの専門家は、遅発性ジスキネジアは薬によって引き起こされた脳のダメージであり、それが異常運動と精神機能の低下となって現れているのだと考えています（Breggin, 1990）。統計的には、1年間旧世代の抗精神病薬を服用した人の5.5%、第二世代抗精神病薬を服用した人の4%に起こると見積もられています（Correll & Schenk, 2008）。最終的には、抗精神病薬の種類や服用量によりますが、長期間にわたって抗精神病薬を服用した人の13%から30%が発症しています（Kim et al., 2014）。高齢者に、より発現しやすいようです。

脳萎縮

　抗精神病薬が脳の委縮を引き起こすことは、今では疑いの余地はありません。2つの動物実験（マカク属と齧歯類）では、数週間から数ヶ月抗精神病薬を投与された動物は、プラセボを投与された動物よりもより強い脳の萎縮が起こっていました（Dorph-Petersen et al., 2005; Vernon et al., 2011）。サルの研究では、薬物投与を受けたサルの脳は、投与後18ヶ月で、プラセボを投与されたサルの脳よりも10～11%の萎縮がみられました（Dorph-Petersen et al., 2005）。

　臨床研究では、抗精神病薬の内服量によって脳萎縮の程度が予測できることが確認されています（Ho et al., 2011）。精神病状態を伴ううつ病の治療で、オランザピンとプラセボを比べたランダム化比較試験でも、オランザピンのほうが大脳皮質（人間の脳の最大かつ最も重要な部分）の組織をより薄くしていることが示されました（Voineskos et al., 2020）。これまで長年の間、統合失調症の人はもともと脳が小さいとか、統合失調症自体が脳損傷を引き起こすという主張がなされてきましたが、このような研究の根拠は乏しくなっています。なぜなら、これらの研究ではすでに抗精神病薬を服用している人を対象としていたからです。

代謝異常

　前にも述べましたが、すべての抗精神病薬は体重増加を引き起こします（Bak et al., 2014）。オランザピンとクロザピンは他の薬より顕著で、いくつかの研究では1ヶ月に1kgの増加が見られました（Lieberman et al., 2005;

McGlashan et al., 2006)。子どもが服用すれば、1週間で1kgもの増加がみられます（Pringsheim et al., 2011）。抗精神病薬は糖尿病を発症させます。体重増加はその一因となりますが、インシュリンの活動を含む身体の正常な代謝過程に直接作用することも原因となります（Holt, 2019）。さらに、抗精神病薬は脂質代謝機能に作用して高コレステロール血症をもたらします（Albaugh et al., 2011）。このような代謝機能の変調は、致命的な心臓発作や心筋梗塞を含む心血管系疾患のリスクを高める可能性があります（Osborn et al., 2007）。

心臓への作用

すべての抗精神病薬は心筋の電気伝導機能の障害をもたらします。特に、これらの薬は心刺激伝導系の一部（QT間隔）の延長を引き起こしたり、心拍や脈の不整をきたしたりすることもあります。時として、このことで突然死が起こります。稀なことではありますが、「心突然死」（心機能不全による突然死）はすべての種類の抗精神病薬で起こりえることです（Ray et al., 2009）。

内分泌系の異常

ドーパミンはプロラクチンというホルモンの生産を抑えています。ドーパミン遮断薬はプロラクチンの濃度を上げるので、男性では乳房肥大を、女性では乳汁分泌を引き起こします。また、不妊、インポテンツ、性欲減退、骨粗鬆症にも関係しています。この作用は、特にリスペリドン、スルピリド〔ドグマチール〕、アミスルピリドといった一部の薬で目立ちます。アリピプラゾール、クロザピン、クエチアピンなどの薬ではプロラクチン濃度は上がらないと言われています。しかし、これらの薬も含めて、すべての抗精神病薬で性的な機能不全は普通にみられる副作用です。

死亡の増加

統合失調症や他の重篤な精神疾患と診断された人は、一般人口に比べて早期に死亡するということが知られています。喫煙率の高さや運動不足などのライフスタイルがその要因の一部になっています。これらのライフスタイルの要因を考慮に入れた上でも、いくつかの研究で抗精神病薬が死亡の増加に関与して

いることが示唆されています（Joukamaa et al., 2006; Murray-Thomas et al., 2013; Waddington et al., 1998）。2種類以上の抗精神病薬の服用が、とくに早期死亡のリスクを高めるようです（Joukamaa et al., 2006）。

　別の研究では、長期にわたって抗精神病薬を服用した統合失調症と診断された人では、服用しなかったグループに比べて死亡率が下がったと報告されています（Tiihonen et al., 2009, 2018）。しかし、これらの研究は、方法論的に欠陥があるだけではなく、論文の著者が抗精神病薬を製造している製薬会社とさまざまな関係を持っているなどの理由で批判されてきました（De Hert et al., 2010; Moncrieff & Steingard, 2018; Whitaker, 2020）。

抗精神病薬処方の潮流

　これまでにみたような重大な副作用があるにもかかわらず、抗精神病薬は広く処方されており、近年ではますます処方が増え続けています（Ilyas & Moncrieff, 2012）。一般的なメンタルヘルスの問題の多くに対して抗精神病薬が処方されることや、双極性障害の診断が拡張される流れがこの背景にあります。そして、これは製薬会社によるマーケティングと宣伝に煽られたものでもあります（第6章参照）。精神病状態あるいは統合失調症と診断される人たちに対する薬物療法は以前よりもずっと当たり前のことになってきています。大量療法が流行った1980年代に比べると処方用量は少なくなっていますが、2007年に行われた英国政府による調査では、精神科の患者の3人に1人は必要以上の量の薬を服用していると見積もられました（Healthcare Commission, 2007）。80年代、90年代の英国では、急性精神病状態のエピソードで入院となった人には、入院してから2、3週間のあいだは抗精神病薬を控えることが一般の臨床のやり方でした。それは、その時間をとって診断をはっきりさせ、薬物療法を行わなくても症状が治まるかどうかを観察するためでした。今では、精神保健サービス機関はできるだけ早く薬物療法を始めようとしています。こうして、精神病状態の症状のために援助を求めてくるほとんどの人が、抗精神病薬を処方されているのです。

　精神病状態に対する早期介入の利点についてひっきりなしに論文がでてきて、

このような状況がどんどん加速しています。このために、早期に薬物治療を始めると統合失調症の重症化を防ぐことができると多くの人が信じるようになり、「未治療期間」の短縮が至上命令となっているようです。しかし、このような見方は、これまでの知見を誤って解釈したものです。この数十年に確立している見方は、徐々に発現した精神病状態は、急激に精神症状を呈する人よりも重篤で消耗した状態に陥りやすく、完全な回復が難しいということです。徐々に発症する人は、病状が進行してしまった後にようやく治療を受けるという傾向もあります。ですから、「未治療期間」が長いということは、発症がゆっくりであったということを示しているに過ぎません。さらに、早期に薬物療法を始めたからといって、それが良い転帰をもたらすというエビデンスはありません。早期介入サービスに関する2つの研究では、集中的な支援を受けている期間の状態はよいのですが、支援が終了してから後の長い期間についてみると、早期介入の効果はありませんでした（Bertelsen et al., 2008; Craig et al., 2004）。

　「早期介入」の理屈は、抗精神病薬によって精神病状態の発症をそもそも防ぐことができるかもしれない、というものでした。精神病状態を発症する「リスクが高い」とされた若者についてのランダム化研究がいくつかなされましたが、最近の研究ではまったく効果がみられていません（McGlashan et al., 2006; McGorry et al., 2013）。この研究の提唱者は、今では抗精神病薬を発病の予防として用いることは、恩恵よりも害のほうが大きいことを認めています（Carey, 2006）。

　過剰治療のもう1つの理由は、精神病状態の急性エピソードは簡単に治療できるし、数週間しか続かないものだと考えられていることです。そのために、症状が数週間以内に治まらなければ、抗精神病薬を増量するか薬を変えてみるか、クロザピンを使い始めるかすべきだというのです。しかし、精神病状態のエピソードはもっと長く続くこともありますし、それでも自然に治癒に向かうこともあります。19世紀から20世紀にかけて、このことを物語っている歴史的事実があります。中でもよく知られた例は、ジョン・トーマス・パーシバルです。彼は、19世紀の首相スペンサー・パーシバルの息子で、軍の士官でした。27歳の時に統合失調症の典型的な症状で発病し、3年間にわたって2つの私立精神科病院に「治療」のために収容されました。そして、そこで完全に治癒し、

結婚して子どもをもうけています。そして、精神科病院の環境を改善するように求めて「狂人とされた人の友の会（Alleged Lunatics' Friend Society）」を設立します（Perceval, 1961）。そういう実例もあるのに、現代の精神科治療では、時間をかけて自然な回復をめざすという選択は許されなくなっています。

　抗精神病薬をずっと続けることが、精神病状態のエピソードがあったほとんどの人、少なくとも再発があった人すべてにとって、もっともよい治療だと考えられるようになりました。しかし、先述したようにこのような考え方のエビデンスは疑わしいものでしかありません。さらには、長期にわたる抗精神病薬による治療には多くの有害な副作用があります。ところが、いったん長期の抗精神病薬治療を始めてしまうと、それをやめようものならすぐに再発してしまうのではないかと心配されます。そのために、メリットのないかもしれない薬物治療が続けられてしまうのです。

いつ抗精神病薬を使うのか

　抗精神病薬は非常に強力な薬です。これらの薬は、身体の動きや心的な働き、情動の反応をゆるやかで限られたものにします。このような効果は、幻覚妄想のような異常な精神的体験を弱めたり、破壊的な行動をコントロールしたりするのには役に立つでしょう。しかし、このような有益な作用を生み出すために、同時に精神的活動や感情の正常な範囲を狭めてしまうという代償がついてきます。

　抗精神病薬を服用するかどうか、あるいは1度始めた薬の服用をやめるかどうかを決めるには、多くの要因のあいだの微妙なバランスを考えなくてはなりません。幻聴によって苦しめられたり、奇妙なこだわりにとらわれ続けたりしている人にとっては、抗精神病薬は驚くほどの有効性を発揮することもあります。薬を服用している多くの人が、この薬は自分の異常な思考や体験を抑えてくれるし、再び現実の世界に連れ戻してくれると証言しています。

　抗精神病薬を継続的に服用すると、精神病状態のエピソードが再発する危険を減らすことができるかもしれません。もちろん、服薬を中止したときに起こるとされている離脱作用（過感受性精神病状態の発症など）がありますから、

はっきりしたことは言えません。しかし、服薬継続が有効であるというエビデンスが不十分であったとしても、精神病状態のエピソードが人生に破壊的な結果をもたらすのであれば、多くの人は再発リスクを少しでも減らそうと服薬を続けることを考えるでしょう。ずっと精神病状態の症状に悩まされている人にとっては、抗精神病薬が症状を和らげ、それを扱いやすくする助けとなることもあります。

　一方で、抗精神病薬を服用するのは非常に不快な体験だと言う人も多いのです。自分の思考や身体の動きが緩慢になったり、感情が平板になったりすることは好ましいことではありません。アカシジアもまた不快な状態です。薬によって引き起こされる体重増加や性機能障害も当然嫌なことです。薬が体に悪いのではないかという心配があるのも当然のことでしょう。統合失調症と診断されて抗精神病薬を飲んだある男性は次のように振り返っています。

　　「今の私は窒息させられたみたいです。服薬する前は時々狂ってしまうような発
　　作がありましたが、それでもその頃のほうが生き生きとしていて、ずっとまし
　　でした。今は、頭が痺れたようでまったく働きません……狂気をなくすには魂
　　を売らなければならなかったのです。」

　精神病状態や統合失調症と診断される状態も含めて、すべての場合で抗精神病薬治療を行うための理にかなった原則は、必要な時にのみ薬を使い、その場合は可能な限り短い期間とすべきだということです。つまり、薬物治療を行う時は、永久にそれを続けなければならないとするのではなく、いつでもそれを中止する機会が与えられねばなりません。しかし、そのためには、調子が悪くなったときにすぐに必要な支援が受けられる精神保健サービスが整っていて、化学的抑制である薬物療法に頼らなくてもよい環境が必要です。

　薬を飲み続けることを拒んだり服用をやめたりしようとする人は、たいていコンプライアンスの悪い「やっかいな」患者だと言われます。しかし、そのような人は薬物療法で嫌な経験をしたことに対するまったく理にかなった決断をしているのでしょう。第9章で述べるように、長期間続けた薬物療法をやめるには大変な道のりがあります。困難だからといってその選択を無視するのでは

なく、薬をやめたいと考えている人たちに対しては、それに伴う困難や苦痛を最小限にするための支援が行われてしかるべきです。

訳注

ⅰ）「統合失調症」はschizophreniaの訳語。以前は「精神分裂病」という訳語が使われていた。この旧来の訳語は「精神がバラバラになった人」という差別的な印象が強く不適切であり変更すべきであると精神障害者家族会連合会（当時）が日本精神神経学会に申し入れたことをきっかけに、2002年に現在の訳語に変更された。用語を変えたことで病気に対する差別やステレオタイプな見方がなくなったわけではないが、当事者や家族が自分たちの病気について公にも語りやすくなり、一般の人たちの理解も広がったと言われている。

ⅱ）日本では、小児（幼児含む）に対する、リスペリドン、アリピプラゾールの処方がここ5年ほどで急激に増加している。両薬剤共に、2016年、「小児（リスペリドン5歳以上、アリピプラゾール6歳以上）の自閉スペクトラム症の易刺激性」に対して適応が拡大された（米国では日本に先立って両薬剤の自閉症の易刺激性への使用が認可されている）。一方、英国では、アリピプラゾールは、「小児の自閉スペクトラム症の易刺激性」には適用されていない。リスペリドンは、「最長6週間」という限度付きで、「心理社会的および教育的介入を含む、より包括的な治療プログラム」の一部として、小児（行動障害など）に適用されている（2022年現在）。※英国の処方薬については以下を参照。https://www.medicines.org.uk/emc/

ⅲ）Bola, J. R., & Mosher, L. R.（2002）. At issue: Predicting drug-free treatment response in acute psychosis from the Soteria project. Schizophrenia Bulletin, 28（4）, 559-575. 参照（ただし、この論文では、ソテリアグループと「新たなサンプル」の双方に適用可能な「薬なしで治療可能な人」（drug-free responders）の割合をベイズ分析を用いて推定した結果が、32%（31.8%）とされている）。

ⅳ）ハロウたちは、その後も「抗精神病薬の服用を中止できた人々は、受けている治療に関わらず、症状や機能の点で比較的良好な人たちだったのかもしれない」という問いを考察するためにデータ分析を続け、本書の原著が出版された後の2021年2月、以下の結論を導く論文を出版している。「抗精神病薬を服用していない参加者は、診断時の状態、予後指数、人種、性別、年齢、教育、その他の要因に関係なく、投薬中の参加者よりも約6倍回復する可能性が高かった」。（Harrow, M et al. Twenty-year effects of antipsychotics in schizophrenia and affective psychotic disorders. *Psychol Med*, 1-11, 2021.）

第5章

抗うつ薬

　20世紀半ばまで、「うつ病」（depression）という概念は一般的な医学的疾患としては存在していませんでした。精神科病院に入院した人は、「憂うつ症（メランコリア）」や「躁うつ病」と言われることはありましたが、今で言う「うつ病」は、人生の困難な状況に対する理解可能な反応だと考えられていました。悩みを抱えてGP（かかりつけ医）に相談する人は、多くが不安や「神経症」——精神病状態にない精神疾患の総称——だとされていました。その後、1950年代以降に抗精神病薬が統合失調症や精神病状態に特化した治療薬として再パッケージされたのと同様に、ある種の薬が「抗うつ薬」と呼ばれるようになりました。その1つのグループが、三環系抗うつ薬と呼ばれるものです。これらは、初期の抗精神病薬に似た構造を持っています。もう1つのグループは、モノアミン酸化酵素阻害薬（MAO阻害薬[i]）と呼ばれるものでした。この2つのグループは、1980年代後半まで主に使用されていた抗うつ薬です。1988年に発売されたプロザック〔一般名フルオキセチン、日本未発売〕は、その後数年間にわたって市場に投入された「選択的セロトニン再取り込み阻害薬」（SSRI）と呼ばれる一連の新しい抗うつ薬の最初のものでした。その後2000年以降には、ベンラファキシン〔イフェクサー〕、デュロキセチン〔サインバルタ〕、ミルタザピン〔リフレックス、レメロン〕、モクロベミド〔日本未発売〕など、抗うつ薬として分類されるさまざまな種類の薬が発売されました。

　20世紀半ば、抗うつ薬は、「うつ病は薬で治療可能な、ありふれた病気である」というキャンペーンと共に登場しました（Healy, 1997）。1988年に発売さ

れたプロザックを皮切りに、「うつ病は脳内の化学物質の不均衡により発症する」という考えを広めるため、医療関係者が精力的に広告キャンペーンや広報資料を作成しました。うつ病に関連する特異的な生物学的異常が存在する、という説得力のある根拠がないにもかかわらず、この考えは医療関係者や一般の人々に事実として広く受け入れられてしまいました。このキャンペーンで、より多くの人々が自分は「うつ病」であり、抗うつ薬が必要であると考えるようにもなりました。2016年、イングランドでは抗うつ薬の処方箋が6,500万枚以上発行され、前年比6％増、1992年に対しては500％以上の増加となっています（NHS Digital, 2016）。2018年には、イングランドの成人人口の16.6％が抗うつ薬を処方されていました（Taylor et al., 2019）。米国では、2011年から2014年の間に12歳以上の人口の12％が抗うつ薬を処方されています（Pratt et al., 2017）。かつては精神科の薬を服用することにかなりの心理的抵抗があったものですが、今日では抗うつ薬を服用することはごく普通のこととみなされています。

抗うつ薬にはどのような効果があるのか

　薬物の作用に関する疾病中心モデルに基づく従来の抗うつ薬の理論では、抗うつ薬はうつ病に存在すると推定される化学物質の不均衡を是正するとされています。すなわち、抗うつ薬は、うつ病患者に不足していると考えられている特定の神経伝達物質、特にセロトニンとノルアドレナリン（ノルエピネフリンとしても知られています）の有効性と活性を高めると言われているのです。たとえば、英国王立精神科医協会は「ほとんどの抗うつ薬の主な作用機序は、モノアミン神経伝達物質の機能を標的とし、セロトニンまたはノルアドレナリン、あるいはその両方を、少なくとも最初は増加させることである」と述べています（Royal College of Psychiatrists, 2019）。三環系抗うつ薬やMAO阻害薬のような古い薬は、主にノルアドレナリンへの作用によって効果を発揮すると考えられていました。SSRIは、セロトニンの不足を補うことで、うつ病を改善すると考えられています。

　しかし、第2章で説明したように、ノルアドレナリンやセロトニンに関する

研究では、これらの神経伝達物質の異常によってうつ病が引き起こされること
は証明されていません。研究結果は矛盾しています。うつ病と診断された人で
セロトニンやノルアドレナリンの活性が低下していることを示唆する研究もあ
れば、増加していることを示唆する研究もあり、多くの研究ではうつ病と診断
されていない人との違いは確認されていません（Moncrieff, 2014）。仮にその
ような異常を示す説得力のある証拠があったとしても、それがうつ病の原因な
のか、結果なのか、それとも単なる偶然の発見なのかを言い当てることはでき
ません。うつ病の生物学的見解の主要な支持者も、うつ病には神経化学的な根
拠があるという理論は実証されていないことを認めています（Cowen &
Browning, 2015, p.158）。

　また、抗うつ薬によってどのような精神的・行動的変化が生じるのかを明ら
かにする努力はほとんど行われていません。抗うつ薬としてさまざまな種類の
化学物質が使用されており、そのためさまざまな効果が生じうることを理解す
ることが重要です。三環系抗うつ薬は、神経細胞による脳内化学物質の再取り
込みや不活化を阻害することで、ノルアドレナリンやセロトニンの活性を高め
るとされています。しかし現実には、ノルアドレナリンやセロトニンの活性を
高めるという証拠はほとんどありません。実際、これらの薬の作用の仕方は、
ノルアドレナリンの活性低下と整合的です。これらの薬は強い鎮静作用を持ち
ますが、ノルアドレナリンは覚醒とも関係しています。

　三環系抗うつ薬、特にアミトリプチリン〔トリプタノール〕とクロミプラミ
ン〔アナフラニール〕は、古くからある鎮静作用の強い抗精神病薬、特にクロ
ルプロマジン〔コントミン、ウインタミン〕と性質が似ています。動物実験で
は、抗精神病薬と同じようにドーパミン活性を遮断する能力があることが示唆
されています（Delini-Stula & Vassout, 1979）。しかし、ハロペリドール〔セ
レネース〕のような抗精神病薬よりも有効域が広く、低用量で処方されるため、
その影響は顕著ではありません。三環系抗うつ薬を初めて服用したときに気づ
く作用は、睡眠の増加や日中の眠気など、主に鎮静作用です。三環系抗うつ薬
では「ハイ」にはなりません。「健康」なボランティアを対象とした研究では、
三環系抗うつ薬は（抗精神病薬と同様に）神経反応を鈍くし、注意力や記憶力
などの知的能力を低下させることがわかっています。三環系抗うつ薬を服用し

たボランティアは、たいてい、不快な経験だったと報告しています（Dumont et al., 1978）。

　SSRIは、神経細胞によるセロトニンの再取り込みや不活化を阻害することで、セロトニンの活性を高めると言われています。しかし、セロトニンやその活性を直接測定することができないこともあり、実際にSSRIがどのようにセロトニンの活性に影響を与えるかは実証されていません。SSRIは、一般的に抗精神病薬など他の精神科領域の薬に比べて、精神作用が非常に穏やかです。ボランティアが1〜2回服用しただけでは、胃腸症状が出る以外にはほとんど目立った影響はありません。体内のセロトニンのほとんどが腸内に存在し、脳にはごくわずかしか存在しないことを考えれば、これは驚くことではありません。

　SSRIは一般的には吐き気を引き起こし、時には下痢や嘔吐をも引き起こします。中には軽い眠気を催すものもありますが、三環系抗うつ薬とは異なり、睡眠を増やすというよりは、むしろ不眠を引き起こす可能性が高いことが報告されています。ボランティアによる治験の結果によると、服用後に何の変化も感じなかったか、特に高用量を投与された場合において不快な症状が生じたとしています（Dumont et al., 2005）。しかし、ボランティアによる研究はせいぜい数日間であり、SSRIによって生じる変化の一部は、継続的な使用でしかわからないことがあります。さらに、ボランティアによる治験は通常、安全性を検証するために設定されており、精神的能力や感情に対する微妙な影響を評価することはほとんどありません。

　さまざまな精神的問題のためにSSRIを服用した患者は、感情が鈍くなり、意欲が減退し無気力になるという感覚を一貫して報告しています。アルコールを含むすべての向精神薬は、薬による意識が変化した状態を作り出し、周囲の世界に対する感受性を低下させる可能性があります。したがってすべての向精神薬は、私たちの通常の感情経験をある程度歪めていると言えます。しかしSSRIを服用している患者は、感情が制限されたり、「日常から遠ざかっている」と感じたりする独特の状態を報告しています（Goldsmith & Moncrieff, 2011, p.117）。たとえば、泣いたり喜んだりすることが困難になり、以前は気にしていたことが気にならなくなったと言います。また、無気力になったり、

やる気を失ったりすることもあります。薬によって性格が変わり、「らしくない」行動をとるようになったと感じる人もいます（Price et al., 2009, p.214）。また、SSRIは性機能に悪影響を及ぼすことがよく知られています。SSRIは性欲を減退させ、性器の感度を低下させ、勃起不全を引き起こしたりオーガズムの経験を困難にしたりします。SSRIの感情への作用と性への作用は関連しているようです（Goldsmith & Moncrieff, 2011; Opbroek et al., 2002）。つまり、SSRIは感情と性的感受性を、おそらく同じメカニズムで抑制しているようです。あるユーザーは、SSRIの効果を「性的衝動が完全に喪失して…何に対しても注目することができない」と表現しています（Goldsmith & Moncrieff, 2011, p.117）。これらの作用は、抗精神病薬による感情抑制に似ているようにみえますが、実際はSSRIの鎮静作用ははるかに弱く、一般的にぼんやりする度合いも低いため、異なります。

　患者を対象とした研究では、SSRIを服用している患者の何割かが、焦燥感や落ち着きのなさなどの不快な状態を経験しています（Beasley et al., 1991）。これらの状態は、抗精神病薬によって引き起こされるアカシジアに似ており、衝動性や、極端な場合には自殺行為や攻撃性を伴うこともあります（Healy et al., 2006）。こうした作用は、子どもや若い服用者に起こりやすいようです（Safer & Zito, 2006）。

　抗うつ薬には他にも多数の種類があり、化学構造や薬理作用もさまざまです。トラゾドン〔レスリン、デジレル〕とミアンセリン〔テトラミド〕は古い薬で、強い鎮静作用があります。ベンラファキシンとデュロキセチンはSSRIに似た新しい薬ですが、セロトニンだけでなくノルアドレナリンの再取り込みも阻害する作用があるとされているため、セロトニン・ノルアドレナリン再取り込み阻害薬（SNRI）と呼ばれています。SNRIは、SSRIよりも明らかな精神的変化をもたらし、より強くぼんやりとした感覚を引き起こすようです（Goldsmith & Moncrieff, 2011）。ミルタザピンもまた鎮静作用があり、体重増加を伴います。ミルタザピンには、ノルアドレナリンとセロトニンの活性化作用があると主張されることがありますが、その鎮静効果はノルアドレナリンの活性化とは矛盾しており、最も強い効果は抗ヒスタミン薬としての作用です。モクロベミドはMAO阻害薬系の薬であり、旧来のMAO阻害薬に関連する危険な相互作

用、特に「チーズ効果」（後述します）を回避できると主張されています。抗うつ薬の中には、正真正銘の中枢刺激作用、言い換えると、覚醒度を高める作用を持つものがあります。旧来のMAO阻害薬の１つであるトラニルシプロミン〔日本未発売〕には覚醒作用があり、最近発売されたレボキセチン〔日本未発売〕にも弱い覚醒作用があるようです（Taylor et al., 2005）。

抗うつ薬の短期的効果

うつ病と診断された人を対象として、さまざまな抗うつ薬とプラセボを比較した試験が何百もあります。試験終了時に、抗うつ薬を服用している人は、プラセボを服用している人に比べて、うつ病評価尺度の点数が低いと報告している研究もあれば、差がないとしている研究もあります。抗うつ薬を支持する研究は、差がないとする研究やプラセボを支持する研究よりも発表される可能性が高くなっています（Turner et al., 2008）。

公表されているものも未公表のものも含め、入手可能なすべての臨床試験のデータを組み合わせると、抗うつ薬はプラセボよりも効果があることがわかりますが、効果の差はわずかです。最近の抗うつ薬試験に関するメタアナリシスの結果によると、標準化平均差では、0.3となっています（標準化平均差とは、異なる尺度を使って得られたものを標準化して比較した、２つのグループの間の平均点数の差を指します）（Cipriani et al., 2018; Fournier et al., 2010; Kirsch et al., 2002; Turner et al., 2008）。0.3の標準化平均差というのは、ハミルトンうつ病評価尺度（最も一般的に使用されているうつ病の評価尺度）にすると２点の点数差にほぼ相当します（Kirsch et al., 2002）。しかし、ハミルトンうつ病評価尺度の最高得点は54点で、２点の差が現実の差を示しているとは思えません。ハミルトンうつ病評価尺度の得点と、臨床全般印象度（CGI）と呼ばれる一般的な病状改善評価の得点を比較すると、ハミルトンうつ病評価尺度での３点以下の変化は、CGI尺度では、変化がないことと等しくなります。CGI尺度で「軽度の改善」を示していると評価するには、ハミルトンうつ病評価尺度で８点以上の変化が必要なのです（Moncrieff & Kirsch, 2015）。

英国国立医療技術評価機構（NICE）による抗うつ薬の最初のエビデンス評

価では、抗うつ薬にランダムに割り振られた人とプラセボにランダムに割り振られた人との間のうつ病評価点数の差は非常に小さいことが明らかになりました。同機構による報告書の表現を使えば、「臨床的意義があるとは考えにくい」ということです（NICE, 2004）。

　うつ病評価尺度はプラセボ対照試験において用いられる主要な評価項目ですが、研究結果は抗うつ薬に「反応」を示した人の割合と、プラセボに「反応」した人の割合の比較として示されることが多いです。たとえば、2018年に発表された最大規模の抗うつ薬のメタアナリシスでは、反応率が主要な評価項目として提示されました。この解析では、解析対象となったすべての試験の結果を平均すると、抗うつ薬を服用している人の方が、プラセボを服用している人よりも「反応」を示す可能性が高いと報告されました（Cipriani et al., 2018）。しかし、「反応」に関する客観的な指標はありません。「反応」は、単に恣意的に、うつ病評価尺度の点数の一定以上の減少と定義されます。しかし、このような仕方で点数が区切られてしまうと、グループ間の差が膨らんでしまう可能性があります。点数の小さな絶対差が、反応率という大きな差になってしまうのです（Kirsch & Moncrieff, 2007）。とはいえ、うつ病評価尺度は試験実施時に参加者から実際に収集されるデータです。そのため、限界はあるものの、その点数は最も信頼性の高い評価項目であると言えます。2018年のメタアナリシスでは、抗うつ薬とプラセボの間の反応率の差は、統計的に有意であることが報告されました。しかし、抗うつ薬とプラセボの間のうつ評価点数の差は、他のメタアナリシスで認められているのと同じように、臨床的には意味のないわずかな差（標準化平均差約0.3）でした。

抗うつ薬の短期的効果に関するエビデンスの問題点

　抗うつ薬とプラセボの間の差が〔実際には〕わずかで、抗うつ薬がうつに対して特異的で狙った効果を持っていないと考えられることについては、いくつもの説明ができます。第1に、出版バイアスや統計上の処理によって、ランダム化比較試験やメタアナリシスにおける、抗うつ薬とプラセボの差が大きくみせられているのかもしれません（Moncrieff, 2018）。第2に、うつ病では睡眠

障害や不安、時には興奮を伴うことが多く、鎮静作用のある薬でさえあれば、この点を改善することができます。ハミルトンうつ病評価尺度には睡眠関係だけで3つの項目があり、この項目だけで最大6点もの点数を得ることができます。そのため、薬とプラセボとの差は、一般的に使用されている抗うつ薬の鎮静作用のみを反映しているのかもしれません。第3に、意識を変化させる薬を使っている時には、抑うつ感情がわかりにくくなったり、感じられなくなったりしていることもあるでしょう。つまり、薬漬けの状態で憂うつをまぎらわしているということかもしれないのです。さらに、多くの抗うつ薬には特に感情を鈍くさせる性質があります。SSRIは感情の反応性を低下させ、三環系抗うつ薬は抗精神病薬との類似性から見て感情をある程度平坦にすると考えられます。大きな精神活性作用を有するすべての薬は、一時的に憂うつな感情を曖昧にすることができますし、一部の抗うつ薬は独特な精神変容状態を引き起こして、正常な感情反応を起こりにくくさせることができるのです。

　第4に、抗うつ薬とプラセボを比較する試験では、「非盲検化」になってしまう可能性が高くなります。抗うつ薬がもたらす薬物誘発作用により、試験の参加者は自分が抗うつ薬とプラセボのどちらを服用することになったかを見分けることができるようになるのです。たとえば、三環系抗うつ薬を服用している人にはすぐに眠気や鎮静作用が現れ、SSRIを服用している人には、眠気、性機能の問題、吐き気などが現れます。「通常の」プラセボ効果（第3章参照）として知られているものによって、人が薬理的に不活性なプラセボやダミーの錠剤を飲むことによって症状を改善することができるならば、顕著な副作用を持つ薬を服用している人は、より強い、あるいは「増幅された」プラセボ反応、つまり症状の改善を示す可能性があります。逆にプラセボを服用している人は、試験開始時に期待していた「副作用」が全く現れないため、自分が偽の錠剤を飲むグループであったことに気づくかもしれません。中には、プラセボを飲んでいることに失望して、そうでない場合よりも悪い結果になってしまう人もいるかもしれません。つまり、臨床試験で検出される抗うつ薬とプラセボの差は、盲検化されていないためにプラセボ効果が増幅された結果である可能性があります。

　もしこれが正しければ、臨床試験において顕著な薬効を有する薬であれば何

であれ、プラセボよりも優れた結果を示す可能性があります。これまでに試験され、うつ病に「効果がある」とされたさまざまな薬がこのことを裏付けています。刺激薬、ベンゾジアゼピン系薬、オピオイド系薬（opiates）、抗精神病薬、その他精神活性作用のある薬は、うつ病のある人を対象としたいくつかのランダム化比較試験において、プラセボよりも優れていたか、あるいは標準的な抗うつ薬と同等の効果がありました。一方、葉酸〔フォリアミン〕やアプレピタント〔イメンド〕と呼ばれる薬のように目立った作用がほとんどない薬は、うつ病の人を対象に行われた大規模なランダム化比較試験においてプラセボとの差が認められていません（Bedson et al., 2014; Keller et al., 2006）。

　第5に、報告されることが少ないためにあまり知られていないのですが、抗うつ薬の短期的効果に関する試験の参加者の多くは、試験に参加した時点ですでに抗うつ薬を服用しています。そのため、プラセボにランダムに割り振られた人は、それまでの治療が中止されることになります。一部の試験では、ランダム化される前に参加候補者全員に対してプラセボを投与する「プラセボウォッシュアウト期間」と呼ばれる期間が設けられています。これは、プラセボに反応する人を特定して除外するためのもので、そのような人を含めると薬の見かけの効果が低下する可能性があるからです。一方、この期間は、離脱症状が出る人を特定するためのものではありません。なぜなら、離脱症状は最近まで重大な問題として広く認識されていなかったからです。ウォッシュアウトの期間が十分に長ければ、前の治療の中止によって引き起こされた離脱症状が解消されるかもしれません。しかし、プラセボのウォッシュアウトは1週間程度しか行われないため、その後プラセボのグループにランダムに割り振られた人には離脱症状が残る可能性があります。

　試験開始前の治療状況が報告されている試験の結果によると、試験に参加する前に抗うつ薬を使用したことがある人は、以前に抗うつ薬を処方されたことがない人よりも、プラセボにランダムに割り振られたときの成績が悪くなりました（Hunter et al., 2015）。これまでに抗うつ薬を服用したことがない参加者は、うつ病の点数が61％減少しましたが、過去に服用したことがある参加者では27％しか減少しませんでした。この試験では、抗うつ薬を服用したことがない人については、抗うつ薬とプラセボの間に差がなかったのですが、過去に抗

うつ薬を服用したことがある人では、抗うつ薬にランダムに割り振られた人の
ほうが、プラセボにランダムに割り振られた人よりも良い結果となりました。
これは、期待効果の表われであると考えられます。過去に抗うつ薬を服用した
ことがある人は、自分が有効成分とプラセボのどちらに割り振られたかを推測
するのが得意であると考えられます。そのため、治療の効果に関する期待に影
響される可能性が高くなります。また、試験参加時点で抗うつ薬を服用してい
た人については、離脱の影響の可能性もあります。抗うつ薬のグループにラン
ダムに割り振られた人では、それまで服用していた薬が試験で使用される抗う
つ薬に置き換えられたのに対し、プラセボのグループにランダムに割り振られ
た人では、それまで服用していた薬が中止され、置き換えられなかったため、
離脱症状を経験した人がいると考えられます。その結果、気分が抑うつ的にな
り、プラセボグループのうつ病評価尺度の平均点数が上昇する可能性がありま
す。

　したがって、抗うつ薬がプラセボよりもうつ病の改善効果が少しあるように
見えるという事実は、抗うつ薬に疾患を標的とする効果があることを示すもの
ではありません。また、抗うつ薬がうつ病の根底にあると仮定される生物学的
欠陥を治すことを示すものでもありません。薬が引き起こす身体的・心理的作
用や離脱症状を考慮することによって、これまでの研究結果を十分に説明する
ことができます。いずれにしても、これらのことは、「本物」の抗うつ薬と、
プラセボやダミーの薬との間には、ごくわずかな違いしかないことを示してい
ます。

抗うつ薬の長期使用

　いくつかの研究では、抗うつ薬の服用を中止してプラセボの服用に移行した
人は、服用を継続した人に比べてうつ病が再発しやすいことが示されています。
これらの研究に基づいて、うつ病を1回だけ発症した人は、少なくとも6ヶ月
間、抗うつ薬の服用を継続することが推奨されています。うつ病を再発した人
は、より長く抗うつ薬を服用することが推奨され、実際に多くの人が何年も抗
うつ薬を服用しています。

しかし、長期的な抗うつ薬治療の試験には、長期的な抗精神病薬の試験と同じ欠陥があります。薬を中止した人は離脱作用を経験しやすいのです。そして、抗うつ薬の離脱作用には、もともとの問題の再発と勘違いされやすい不安や気分の変化が含まれます（Fava et al., 2015）。また離脱作用を経験した人は、自分の薬がプラセボにすり替わったことに気付き、不安になってネガティブな気持ちになってしまうことがあります。その結果、プラセボを服用している人は、うつ病を再発しやすくなる可能性があります。このような状況に陥りやすいのは、長期治療の臨床試験の参加者が、抗うつ薬治療の初めの経験が良好だったため、薬の継続を希望している人たちの中から選ばれているためです（そうでない人たちはとっくに薬をやめているでしょう）（Deshauer et al., 2008）。そのような人たちは、薬物治療によって自分が良くなったと信じていて、治療が中止されるかもしれないことにとくに神経質になっていると思われます。

　ランダム化されていない自然主義的な追跡研究では、抗うつ薬がうつ病の長期転帰を改善するという証拠はありません。実際にいくつかの研究では、抗うつ薬の長期的使用は、抗うつ薬を使用しない場合と比較して、再発率の増加（Bockting et al., 2008）や長期転帰の悪化（Goldberg et al., 1998; Ronalds et al., 1997）と関連していることが示されてもいます。第4章で述べた抗精神病薬の長期使用に関する研究と同様に、これらの研究は抗うつ薬を服用する人が服用しないことを決めた人よりも深刻な問題を抱えている可能性を反映しているのかもしれません。したがって、これらの研究の結果は、必ずしも抗うつ薬自体が人々を悪化させることを示すものではありません。しかし、統計分析によって最初の発症時の重症度を考慮した研究でも、やはり抗うつ薬を服用している人のほうが悪い結果となっています（Hengartner et al., 2018）。

　抗うつ薬による治療効果の低さはSTAR-D研究の結果によっても示されています。4,041人が参加したSTAR-D試験は、米国政府が資金を提供したもので、これまでに実施された抗うつ薬の試験の中で、圧倒的に規模が大きく、最も費用のかかったものでした（Kirsch et al., 2018）。この研究の目的は、質の高いケアと組み合わせた抗うつ薬治療が、通常の医療サービスの条件下でどのように機能するのかを確認することでした。そのためプラセボの投与や比較治療は一切行われませんでした。すべての治療は参加率を最大限にするため、研

究期間中無料で提供されました。

　奇妙なことに、この画期的な試験の主要な結果が発表されたのは、試験が終了してから14年後でした。それも当初の研究者が発表したのではなく、別の研究者グループがデータを要求して初めて発表されたのでした。あまりにも結果が悪かったために隠匿されていたのではないかと考えられています。

　STAR-D試験の実施計画では、12週間の治療後のハミルトンうつ病評価尺度の点数変化が主要評価項目として指定されていました。その点数変化は平均6.6点の改善だったことが、〔14年経って〕ようやく発表されたのでした。また、「反応（元の実施計画で定義されているように、ハミルトンうつ病評価尺度の50％減少という恣意的ですが一般的に使用される定義）」と判定された人の割合は32.5％で、「寛解（元の実施計画で定義されているように、ハミルトンうつ病評価尺度が7点以下）」と判定された人の割合は25.6％でした。しかし、これらの数字は、プラセボ対照試験でプラセボを投与された人々の成績を上回るものではなかったのです。プラセボ対照試験のいくつかのメタアナリシスでは、プラセボ治療を受けた人は、ハミルトンうつ病評価尺度が6.7〜9.3点低下することがわかっています（Gibbons et al., 2012; Kirsch et al., 2002; Sugarman et al., 2014）。あるメタアナリシスでは、プラセボにランダムに割り振られ、「反応」を示したとされた人の割合は39.9％（Gibbons et al., 2012）、別のメタアナリシスでは34.7％（Rutherford et al., 2009）でした。STAR-D試験の長期成績についても良好なものではありませんでした。当初の試験参加基準を満たした3,110人のうち、参加を継続し、その後治癒し、さらに1年間の追跡調査で再発しなかったのは108人（3.5％）に過ぎませんでした（Pigott et al., 2010）。

　プラセボ対照試験では、〔抗うつ薬のグループに割り振られて〕抗うつ薬で治療を受けていた人であっても、抗うつ薬同士を比較する試験に比べて、全体的な改善度は低くなります。これは、プラセボ対照試験ではダミーの錠剤が投与される可能性があると言われているのに対し、比較薬剤試験では、何らかの有効な薬が投与されることがわかっているためと考えられます。比較薬剤試験についての大規模なメタアナリシスでは、ハミルトンうつ病評価尺度の平均改善度は14.8点、反応率は65.2％、寛解率は48.4％となっています（Rutherford et al., 2009)。したがってSTAR-Dの結果は、通常の比較薬剤試験で得られた結果の約半分です。このことから、通常の臨床薬理試験は抗うつ薬の効果を大きく見せるように設計されているのではないかと疑われます。〔こうした試験での〕抗うつ薬の効果というものは、症状の見通しが良い人が選択されていることや、製薬会社が実施する典型的な試験では試験参加者が注意深く見てもらえることに起因するのではないかと考えられます。現実の治療環境を再現した試験では、STAR-D試験のような最適で無料のケアが提供される試験であってさえ、通常の臨床試験の結果は再現されません。

重度のうつにおける抗うつ薬

　抗うつ薬は、重症のうつに効果があるとよく言われます。これは1960年代に、抗うつ薬が当時「内因性」と呼ばれていた重度のうつの人に対して最も強力な効果を示す、と言われたことに由来しています（「内因性」という言葉は「反応性」と呼ばれ、外的な出来事が原因であると考えられていた、それほど重度ではないうつ病から「内的」な原因があると考えられていた重度のうつ病を区別するために使われていました）。しかし、この考えは研究によって裏付けられていません。つまり、抗うつ薬の効果は軽度のうつに比べて内因性うつに対して大きいということが研究によって証明されてはいないのです（Joyce & Paykel, 1989）。さらにいくつかのランダム化比較試験では、地域で治療を受けている患者を対象とした試験よりも、通常であれば最も重度のうつを患っているはずの入院している患者を対象とした試験のほうが、抗うつ薬とプラセボの〔効果の〕差が小さいことも示されています（Moncrieff, 2003）。

　最近のエビデンスも、いくつかの矛盾はあるものの、全体的には、抗うつ薬がより重度のうつにおいて臨床的に意味のある効果を持つという考えを支持していません。2004年に発表されたNICEのうつ病治療に関するガイダンスでは、抗うつ薬は重度のうつ病患者に最も顕著な効果をもたらすとされていました。しかし、NICEが独自に行った抗うつ薬の臨床試験のレビューでは、プラセボと比較して最も効果が高かったのは、最も重度のうつ病患者ではなく、中程度のうつ病患者でした。主に外来患者を対象とした研究に基づいた他のいくつか

のレビューでは、うつの重症度と抗うつ薬とプラセボとの〔効果の〕差の大きさとの関連が報告されています（Angst et al., 1993; Fournier et al.,2010; Khan et al.,2002; Kirsch et al.,2008）。しかし、別のレビューでは、重症度と抗うつ薬効果の関連は検出されていません（Furukawa et al., 2018; Gibbons et al., 2012; Walsh et al., 2002）。より重度のうつ病の人でより大きな効果があるとしたレビューでも、抗うつ薬とプラセボの差はハミルトンうつ病評価尺度で4点程度にすぎませんでした（Kirsch et al., 2008）。4点の差はごくわずかであり、鎮静作用や他の薬物誘発効果、プラセボ効果の増幅などによるものとも考えられます。

不安障害、強迫性障害に対する抗うつ薬の使用について

　不安の治療に関する研究の最近のメタアナリシスでは、SSRIおよびSNRI系の抗うつ薬は、不安評価尺度の点数を下げることにおいてプラセボよりも優れていることが示されました。しかしうつ病と同様に、その効果はわずかなものでした。薬を服用している人とプラセボを服用している人の間の症状改善の差は、56点満点のハミルトン不安評価尺度で2〜3点です（Slee et al., 2019）。SSRIであるパロキセチンを対象とした12件の試験のメタアナリシスでは、パロキセチンを割り振られて服用した人は、プラセボを割り振られて服用した人よりも平均して2.3点〔評価尺度が〕改善したことが示されました（Sugarman et al., 2014）。不安症状に対するSSRI系抗うつ薬とベンゾジアゼピン系薬を比較した研究では、ベンゾジアゼピン系薬のほうがより大きな効果をもつことが示されました（Gomez et al., 2018）。

　SSRIやその他の抗うつ薬、とくに古くからある三環系抗うつ薬の1つであるクロミプラミンは、強迫性障害（OCD）と診断された人にもよく処方されます。これらの薬はプラセボと比較して、40点満点のOCD評価尺度で約3.2点の症状改善効果があります（Soomro et al., 2008）。行動療法は薬物療法よりも大きな効果がありますが、ほとんどの研究は、処方薬も服用している人を対象としています（Skapinakis et al., 2016）。

　不安や強迫性障害の治療を目的とした抗うつ薬の臨床試験には、うつ病の臨

床試験と同じような問題や解釈上の課題があります。増幅されたプラセボ効果、出版バイアス、以前の薬を中止したことによる離脱作用は、すべて薬とプラセボの効果の差を大きくしてしまう可能性があります。また、うつ病と同様に、抗うつ薬とプラセボの間の不安評価点数のわずかな差が、実際の状況と関連しているかどうか疑わしく思われます。一方、薬物作用を中心に考える視点から見ると、三環系抗うつ薬のような薬の鎮静作用や、SSRIやその他の抗うつ薬の感情を鈍くする作用は、不安を幾分か軽減し、強迫性障害の特徴である反芻（はんすう）を抑制するのに役立つかもしれません。

よくみられる有害作用

SSRI及びSNRI系抗うつ薬

SSRIとSNRIの作用は、全く同じではありませんが似ています。どちらの薬も腸の活動に影響を与え、吐き気、嘔吐、消化不良、下痢、便秘などを引き起こします。また、めまい、口渇、多量の発汗などもよく起きます。どちらも体重増加と関連しています（Gafoor et al., 2018）。SSRIおよびSNRIは、オーガズムの遅延、性欲減退、勃起性インポテンツなどの性機能障害を引き起こします。性機能障害は、薬を中止した後も時には数ヶ月または数年にわたって続くことがあるという事例報告が増えています（Bala et al., 2018）。

SSRIとSNRIはどちらも無気力や眠気を引き起こす可能性がありますが、SNRIのほうが作用は強く、精神的によどんだ状態となり、全体的にグロッキーな気分になります。どちらも感情の麻痺や離人感を引き起こし、それが不快なものとして体験されることがあります（Goldsmith & Moncrieff, 2011; Read & Williams, 2018）。特に若年層で時折生じる焦燥感も極めて不快なものであり、そうした焦燥感は自殺衝動の増大の前兆である可能性があります（Safer & Zito, 2006）。

SSRIの一部、とくにパロキセチンは、出生異常との関連が指摘されており（Myles et al., 2013）、SSRI全体において、血液を薄め、出血性障害を引き起こす可能性があります（Taylor et al., 2015）。またSNRIは血圧を上昇させ、SSRIの中には高用量で心臓の電気信号の伝導を遅らせ、抗精神病薬と同様に

心電図（ECG）のQT間隔を延長させるものがあります。

　SSRIやSNRI抗うつ薬を服用している人は、セロトニン症候群と呼ばれる重篤な合併症を発症する危険性もあります。セロトニン症候群は、セロトニンの活性を高める薬を複数服用した場合に起こります。セロトニン系の過活動が原因と考えられていますが、正確なメカニズムは不明で、他の神経伝達系が役割を果たしている可能性もあります（Volpi-Abadie et al., 2013）。セロトニン系に影響を与える薬は他にも数多くあります。たとえばペチジンやトラマドール〔トラマール、ワントラム〕などの処方オピオイド、MAOI系抗うつ薬、アンフェタミン、コカインやエクスタシーなどの違法薬物などです。その症状としては、高熱、興奮、混乱、震え、筋硬直、反射の亢進、血圧・心拍数の上昇、発汗、下痢などが挙げられます。症状の強さはさまざまで、重篤な場合は死に至ることもあります。

三環系抗うつ薬

　三環系抗うつ薬は、心臓の機能に深刻な影響を及ぼす可能性があります。抗精神病薬や高用量のSSRIの一部と同様に、電気信号の伝導を阻害します。大量に服用すると、不整脈として知られる心拍の不規則性を引き起こす可能性があり、過剰摂取は危険で、致命的となることも多くあります。通常量であっても、ごくまれに心臓の機能不全による突然死を引き起こすことがあります（Taylor et al., 2015）。また起立性低血圧（立ち上がったときに血圧が下がる）を引き起こし、めまいや失神を起こすこともあります。これは転倒につながるため、高齢者にとってとくに危険です。

　抗精神病薬と同様に、三環系抗うつ薬はてんかん発作の閾値を下げ、発作を引き起こす可能性があります。また、強い抗コリン作用（アセチルコリンという脳内化学物質に拮抗することで起こる作用）があり、口渇、便秘、排尿困難、目のかすみなどが生じます。高用量では錯乱を起こすこともあります。また、SSRIに比べて頻度は低いものの、体重増加や性機能障害（インポテンツと性欲減退）を引き起こすことがあります。

MAO阻害薬系

　この系統の薬はもはや一般的には使用されていません。モノアミン酸化酵素によって不活性化される薬や物質と併用すると、危険な血圧上昇を引き起こす可能性があることがその主な理由です。そのような物質の1つが、チーズを含む多くの種類の食品に含まれるチラミンという化学物質です。チラミンは血圧や心拍数の上昇を引き起こし、〔併用すると〕時には命に関わることもあります。エフェドリンやアンフェタミンなどの薬物もこの作用を引き起こす可能性があり、MAO阻害薬はオピオイド薬や三環系抗うつ薬など他の種類の精神作用を持つ薬とも危険な相互作用を起こす可能性があります。

ミルタザピン

　ミルタザピンは強い鎮静作用があり、体重増加、便秘、口渇を引き起こします。体重増加は他のどの抗うつ薬よりもよく起きます。いくつかのデータによると、治療開始後6週間で平均2kgの体重増加が見られ、これはオランザピンやクロザピンで見られた体重増加よりも多いものでした（Gorman, 1999）。

離脱症状

　離脱症状については、第9章で詳しく説明します。現在では抗うつ薬を長期的に服用している人の多くが、服用をやめたときに特徴的な離脱反応を経験することがよく知られています。離脱症状の性質は、抗うつ薬の種類によって異なります。離脱症状の強さは、薬が体内からどれだけ早く排出されるかにも依存します。パロキセチンやベンラファキシンのように急速に排出される薬は、体が薬がなくなったことに再適応する時間がほとんどないため、より深刻な離脱症状を引き起こします。最近、一部の抗うつ薬では、薬を中止した後の離脱症状が重く、長引くものであることが明らかになっています。離脱症状は、薬をやめてから数週間から数ヶ月間、時にはそれ以上続くこともあります。抗うつ薬からの離脱は非常に困難であり、非常にゆっくりと慎重に行う必要があると報告する人が増えています。

抗うつ薬と自殺

抗うつ薬、とくにSSRIは、それまでになかった自殺願望を人に抱かせる可能性があると指摘されており、場合によっては自殺未遂に追い込むこともあると考えられています。英国および米国の規制当局は、SSRIと自殺行動との関係の可能性について警告を発していますが、この問題については依然として議論の余地があります。また、SSRIと攻撃性や暴力との関連も指摘されています。

SSRIと自殺行動との関連を示す最初のエビデンスは、1990年代初頭に明らかになりました。プロザック〔一般名：フルオキセチン、日本未発売〕を服用中に自殺した患者についての症例報告がいくつか発表されたのです（Teicher et al., 1990）。また、メタアナリシスを用いて異なるランダム化比較試験の結果を組み合わせることで得られたエビデンスもあります。

子ども、青少年、若者を対象とした試験のいくつかのメタアナリシスでは、プラセボと比較してSSRI系抗うつ薬服用者の自殺行動の割合が増加していることが示されています（Dubicka et al., 2006; Whittington et al., 2004; Wohlfarth et al., 2006）。成人を対象としたデータの分析では、SSRIの使用に関連して自殺企図または自傷行為がわずかに増加することを示すものもありますが（Fergusson et al., 2005; Gunnell et al., 2005）、そうでないものもあります（Beasley et al., 1991; Khan et al., 2003）。SSRIと他の種類の抗うつ薬を比較した研究では、抗うつ薬の種類による自殺念慮や行動の違いは認められていません（Fergusson et al., 2005; Hengartner & Ploderl, 2019）。また、オリジナルの試験報告書（公式発表よりも透明性の高いデータが提供される）のデータに基づいた最近のメタアナリシスでは、抗うつ薬を服用している子どもや青少年の自殺念慮や行動の割合が、プラセボを服用している人に比べて増加していることがわかりました（Sharma et al., 2016）。しかし、成人では差がありませんでした。この分析では、抗うつ薬を服用している子どもや青年の間で、攻撃的な行動の報告が増加していることもわかりました。これは、最近、抗うつ薬を服用し始めた人が起こした暴力事件の事例報告から得られた証拠を裏付けるものです（Healy et al., 2006）。これらの行動は、SSRIやその関連抗うつ薬

が時折引き起こす興奮状態に関連していると考えられます。理由はよくわかりませんが、若年層に多いようです（Safer & Zito, 2006）。

　抗うつ薬と自殺行動や暴力との関係については、そうした状況がまれであるために、相反するエビデンスや主張を評価することは困難です。全体をみると、ほとんどのエビデンスは、抗うつ薬が子どもや若者の自殺念慮や衝動、そしておそらく暴力的な行動を増加させることを示唆しています。成人におけるエビデンスはあまり決定的ではありません。

　抗うつ薬が一部の人に自殺行動を誘発するという指摘とは対照的に、精神医学界の権威の中には、抗うつ薬が自殺のリスクを減少させると主張する人もいます。こういった主張は通常、抗うつ薬がうつ病の治療に有効なのだという仮定に基づいています。だから、抗うつ薬が自殺率を低下させるという仮説が立てられると言うのです。幸いなことに自殺が成功することは非常にまれですので、ランダム化比較試験によって自殺の増減を検出するには十分な数の自殺のケースはありません。近年の抗うつ薬の使用量の増加により、自殺率が減少したと主張される論文もあります。しかしこれらの論文は、SSRI導入後に起こった抗うつ薬処方の急増以前から、多くの国で長期にわたって自殺率が低下していたことが考慮できていません。さらに、この文献が批判的に検討された結果、抗うつ薬の処方パターンの結果として自殺率が低下したというエビデンスはなかったことが結論づけられています（Safer & Zito, 2007）。また、米国の自殺率は、他の多くの国とは対照的に過去20年間で33％も増加しています（Weir, 2019）。この自殺者数の増加は、同国における抗うつ薬使用の継続的な拡大と並行しているのです。

持続的な有害作用

　薬を中止した後に長引く離脱症候群や、性機能の副作用の持続は、抗うつ薬が正常な脳機能を永久的または半永久的に変化させることを強く示唆しています。精神科医のディヴィッド・ヒーリー氏は、こうした影響を「置き土産効果」と呼びます（Healy, 2019）。ただし精神科治療薬だけが犯人ではありません。ニキビに使用されるレチノイド系の薬や、フィナステリドなどの脱毛治療

に使用される一部の薬を中止すると、持続的な性機能不全が起こることが報告されています。こういった影響は、薬が脳や脳以外の身体の部分に及ぼす影響について、まだ多くのことがわかっていないことを示しています。これまで、薬は飲んでいる間だけ効果を発揮し、飲むのをやめればすぐに身体は元通りになると思われがちでした。しかし、1960年代に遅発性ジスキネジアが発見されて以来、薬によっては永続的なダメージを引き起こすものがあることがわかっています。それにもかかわらず、新薬は長期的な影響を適切に検証することなく発売され続けています。

抗うつ薬は有用か

　抗うつ薬がうつに有用なのかどうかを考えるには、まず「うつ（depression）」という用語が何を指しているのかを考えないといけません。医師がこの人は「うつ」であると言うときには、その人があるしっかりと定義された状態を持っていることを意味しています。うつの人は、他の気分が落ち込んでいるすべての人と同じ〔何らかの〕「もの」を持っていて、その「もの」は、それを持っている人の状況に関係なく、独自の用語で説明できるということです。しかし、これは私たちの感情や精神状態について誤解を招く考え方であるということは、多くの哲学者によって指摘されています（Hacker, 2017）。うつや不安を含む感情は、「もの」ではありません。うつや不安その他の精神状態に対応する脳の状態や脳活動の特徴があるというわけではありません。実際には「うつ」という言葉は、一般の記述名詞として使われているか診断名として使われているかにかかわらず、よく知られている行動パターンや話し方などを指しているに過ぎず、私たちはそうした行動パターンや話し方などについて、ある文脈のもとでは、精神状態を示すものとして理解しているのです。

　うつ状態にあると思われる人は、たとえば、床に伏せてしまい日常生活を送ることができなくなるかもしれません。すぐに泣いてしまい、明らかな苦痛の徴候を示すかもしれません。否定的で悲観的な世界観にとらわれてしまうかもしれません。周りの人に自分の困難を訴える人や、専門家に助けを求める人もいます。これらの行動は、うつという何らかの「内面」の状態が外に現れたも

のではありません。私たちが「精神疾患の診断・統計マニュアル（DSM）」
（APA, 2013）のような公式の診断システムにあてはめて誰かを「うつ状態に
ある」というときでさえ、その人の神経系や精神構造の本当のありようを言い
当てているわけではありません。私たちは、その人が表現しているふるまいに
ついて話しているわけですし、そうしたふるまいがどのようにその人の思考、
感情、意図を反映しているのかについて、私たちの一般的な理解を話している
のです。

　感情に関する私たちの理解の根底には、感情とは、その人に起こったこと、
起こっていること、または起こるかもしれないことに対する反応であるという
考えがあります。空腹や痛みといった純粋な身体的状態とは異なり、感情や気
分には意味があるということです。したがって、うつや不安を理解するには、
独自の状況に苦しんでいるその人を理解する必要があります。疑似医学的診断
で人々をラベリングしてしまうと、その人の特定のストーリーを不明瞭にして
しまいます。

　本章の残りで述べるように、抗うつ薬が疾病中心的な仕方で作用するという
見解を支持するエビデンスはありません。まだ立証されてはおらず、存在が想
定されているだけの根本的な生物学的異常を抗うつ薬が治している、またはタ
ーゲットにしているというエビデンスはないのです。薬物作用を中心に考える
モデルでは、臨床試験のいくつかで抗うつ薬がプラセボに対してわずかな優位
性を示していることを説明することができます。抗うつ薬が繊細ではあるもの
の明らかな精神的・身体的変化をもたらすという事実によって、うつ病の症状
評価尺度で測定される作用を説明することができるのです。

　抗うつ薬の作用に関する薬物作用中心の説明は、うつにおける薬物治療の役
割にどのような影響を及ぼすのでしょうか。薬物作用を中心に考える理論では、
薬はある状態を誘発し作り出すものであり、根底にある疾病を治すものではあ
りません。では、うつに有効な薬物誘発状態はあるのでしょうか。アルコール、
オピオイド系薬、大麻、ベンゾジアゼピン系薬などには、多幸感をもたらすも
のがあることがわかっています。お酒を飲んだときのような、一時的な快感を
経験することで、悩みから解放されるかもしれません。しかし、長期的にはあ
まり役に立たないことはわかっています。毎日「やけ酒で悲しみを紛らわして

いる」状態では、根本的な問題に対処したり、ストレスや逆境に対処する別の方法を身につけることはできないでしょう。一般的に、精神に作用する物質の影響下に長期間置かれることが、不幸や絶望の時期を乗り越える助けになるとは考えにくいです。

　理論的には、鎮静作用のある薬は、不眠の人にとって役に立つかもしれませんし、うつといわれる人の不安や焦燥感を抑えるのに役立つかもしれません。三環系抗うつ薬には強い鎮静作用があり、GP（かかりつけ医）はその鎮静作用を期待して低用量で処方することが多いです。ベンゾジアゼピン系の薬のような他の鎮静薬も、同じ理由で一時的に有用な場合がありますが、身体が耐性を持つようになると急速に効果が失われ、離脱が困難になることを念頭に置いておく必要があります。

　SSRIや他の抗うつ薬の感情鈍化作用により、抑うつ的な感情や不安が軽減されることがあります。これが役に立つ人もいるでしょう。また一方で、不快で回復の妨げになると感じる人もいます。私たちは皆、抗うつ薬によって気分が良くなった、あるいは「命を救ってくれた」と強く信じている人がいることを知っています。問題は、抗うつ薬を服用していなかったらどうなっていたかを知ることができないということです。だからこそ、プラセボ対照試験の結果が重要なのです。そのプラセボ対照試験の結果は、抗うつ薬の薬理作用による利益は、（プラセボ効果とは対照的に）小さく、おそらく重要ではないことを示唆しています。

　ここ数十年、製薬会社の宣伝や専門機関の広報により、多くの人が「感情は脳内化学物質の自然発生的な変動に支配されている」と考えています。このような状況では、抗うつ薬の服用を選択することは理にかなっています。しかし、そこには誤解があります。本書で述べたように、うつが脳の機能不全によって引き起こされる病いであるという考えを裏付けるエビデンスはありません。抗うつ薬を使用するかどうか、十分な情報を得た上で決定するためには、この点について明確に説明する必要があります。また、抗うつ薬が、他の精神作用薬と同様に正常な脳のプロセスを変化させ、私たちが十分に理解していないメカニズムで精神的・身体的な変化をもたらすことについても知っておく必要があります。抗うつ薬を使用した場合の影響については、まだ十分な研究が行われ

ていないことも知ってもらう必要があります。薬物作用中心の見方から抗うつ薬をありのままに説明するならば、この薬を服用すると気だるくやる気がなくなり、感情や性欲が抑えられてしまうかもしれないことも話していくことになります。そうしているうちに、一時的に悩みを忘れる人もいるでしょう。このような情報があれば、ほとんどの人が自分の困難を乗り切るために他の方法を見つけようと思うのではないでしょうか。

訳注
ⅰ）MAO阻害薬は日本では抗うつ薬としてはほとんど使用されず、発売中止になっています。

第6章

躁うつ病や双極性障害に使用されるリチウムなどの薬

　躁うつ病（最近では「双極性障害」と呼ばれることもあります）は、何世紀
も前から知られてきた状態です。躁期では極度の覚醒、多動、高揚感がみられ、
常にではないものの、しばしばその後にうつ期間があります。

　本章では、「躁うつ病」という用語をときどき使用していますが、これは双
極性障害という用語よりも本来の状態をはっきりと表しているからです。さら
に、以下に説明するように、双極性障害という用語は、適用範囲が拡大されて
しまったために、何を指すのか必ずしも明確ではなくなってきているからです。

　古典的な躁うつ病はまれなものです。年間100万人あたり約10人が罹患する
とされています（Healy, 2008）。しかし、ここ数十年の間に、古典的なものほ
ど重症ではない双極性障害があると考えられるようになり、この概念はますま
す不明確になってきています。1970年代には、双極性障害がさらに「双極Ⅰ
型」と「双極Ⅱ型」に分類されるようになりました。双極Ⅰ型は、従来躁うつ
病とされていた状態にほぼ相当します。数週間、時には数ヶ月に及ぶ躁状態が
続き、夜も眠れず、エネルギーに満ち溢れ、しばしば多額の出費をし、結果と
して入院することになるという特徴があります。双極Ⅱ型は、躁状態の軽度な
期間を伴う再発性のうつ状態を表現するために使用されます。これらの区別は
米国で生まれたもので、英国では一般的には使われていません。しかし、この
区別は双極性障害という概念の理解の仕方に影響してきていて、世界中で使わ
れるようになっています。(Moncrieff, 2014)。

　その後、1990年代には「双極性パーソナリティ」という考えが生まれました。

これもまた米国の精神科医による発案です。精神医学の研究者の中には、人口の最大20％が何らかの「双極性スペクトラム」障害に苦しんでいる可能性があると主張している人もいます（Angst et al., 2003）。

　双極性パーソナリティという考え方は医学界で広く受け入れられているわけではありません。しかし双極性障害は、現在では通常の性格的特徴と日常的な気分の変動性と連続的なものとされることが多くなってきました。そうした状態は、典型的な躁うつ病や双極Ⅰ型障害に見られる過度の覚醒や長く続く深いうつ状態とは全く異なっています。その結果、今日、特に米国だけでなく他の地域でも、以前は他の疾患（たとえば、うつ病、「パーソナリティ障害」、物質乱用など）と診断されていたか、あるいは全く診断されていなかったかもしれない人々が、双極性障害と診断されるようになっているのです（Chan & Sireling, 2010）。私はこれを「『浮き沈み』の医療化」と呼んでいます（Moncrieff, 2014）。医薬品のマーケティングが双極性障害という概念の拡大に寄与したことは確かです。この成長市場を対象として薬物治療の範囲が拡大しているのです（Healy, 2006; Moncrieff, 2014）。

　躁うつ病／双極性障害の治療薬は、現在では「気分安定薬」と呼ばれています。気分安定薬という概念は1990年代に登場したものです。それとほぼ時を同じくして製薬会社アボット・ラボラトリーズは、既存の抗てんかん薬であるバルプロ酸ナトリウムを双極性障害の治療薬として販売し始めたのです[i]。(Harris et al., 2003)。特定の薬が「気分安定薬」として作用するという考えによって、以前よりも多くの精神科の患者に薬を処方できるようになりました。そして、双極性障害の診断は拡大されていきました。そもそもメンタルヘルス上の問題を抱えている人が感情的な混乱を示すことがあるというのは当然でしょう。気分安定薬という概念が発明されて以来、このような感情の兆候は病的な気分の不安定さであると解釈され、次々に出る「気分安定薬」の１つを処方する正当な理由となりました。そのため、今では精神保健サービスのケアを受けている患者のかなりの割合が、これらの薬の１つを処方されています。

　しかし、気分安定薬という言葉の意味合いに反して、これらの薬や他の薬が感情反応を正常化したり、気分を安定させたりするのに役立つというエビデンスはありません。薬物作用中心の視点から見ると、現在「気分安定薬」と呼ば

れている薬はすべて鎮静作用を持っています。そのため、これらの薬は覚醒度
や活動性を低下させますし、その多くが感情反応全般を抑制したり穏やかにし
たりします。しかし、これらの薬の使用を支持する研究は、気分の変動を軽減
するかどうかとは何の関係もありません。それは、古典的な躁うつ病や双極Ⅰ
型障害と診断された人々の躁状態の徴候を抑制し、再発を防ぐかどうかを探る
研究だったのです。これらの薬が健康なボランティアの気分の変動にどのよう
に影響するかを探った唯一の試験として、リチウム〔リーマス〕を用いたもの
がありますが、気分の変動を減少させないことがわかっています（Barton et
al., 1993; Calil et al.,1990）

リチウムの歴史

　躁うつ病に特異的な治療薬とされたのは、リチウムが最初でした。リチウム
が精神科治療薬として確立された経緯は、精神薬理学の歴史の中でも最も奇妙
なエピソードの1つです。リチウムは、ナトリウムやカリウムと同類の有毒な
アルカリ金属です。19世紀から20世紀にかけて、痛風の治療薬として使用され
ていましたが、痛風の治療薬としては効果がないことがわかっていました。オ
ーストラリアの精神科医ジョン・ケイドは、1940年代後半にリチウムの実験を
始めました。彼はモルモットにリチウムを注射し、モルモットが鎮静状態にな
るのを観察しました。この観察から、リチウムは躁状態に有用であると推論し、
彼が「慢性躁状態」と診断した10人の患者と、統合失調症をもつ患者何人かを
対象に実験を行いました。彼はこの実験の結果を1949年に発表し、リチウムは
特に躁状態の患者に顕著な効果をもたらしたと主張しました。彼の主張は、ヨ
ーロッパの少数の研究者グループによって取り上げられ、彼らがリチウムの使
用を支持し続けたために、リチウムは標準的な精神医学的治療法として受け入
れられました。

　しかし、もしリチウムが当時すでに医療用医薬品として使用されていなかっ
たならば、これは実現しなかったかもしれません。リチウムは、痛風や関節炎、
腎結石などの不定愁訴の治療法として確立されていたことから、医療用医薬品
として使用される前例がありました。したがって、この有毒金属を精神疾患の

治療薬として使用することは異常なこととは見なされませんでした。さらに、病院の薬局にはリチウムの供給があり、すぐに投与できるようになっていました。ジョン・ケイドは、精神疾患の治療のために、セシウムやストロンチウムなど他の有毒元素も実験していましたが、（ありがたいことに）これらは採用されませんでした。

また、ケイドがリチウムの研究結果を「捏造」していたことも判明しています。歴史家のニール・ジョンソンは、ケイドが研究中に作成したメモを見て、発表された論文に示された結果とは対照的に、リチウムの中毒作用と「治療」効果の区別が難しく、多くの中毒の事例が報告されていないことを明らかにしました（Johnson, 1984）。

リチウムおよび他の「気分安定薬」が誘発する効果

リチウムはアルカリ金属で、比較的低用量でも神経系に強い毒性を示します。毒性の軽度の症状には、振戦や嗜眠などの神経症状が含まれ、毒性が強まるにつれて下痢や嘔吐、失禁、眠気、見当識障害、異常な痙攣運動、平衡感覚の喪失（運動失調）、不明瞭な発話（構音障害）へと進行し、最終的には痙攣、昏睡、死に至ります。いわゆる治療効果は、中毒症状と連続的なものです。本格的な中毒の徴候が始まる前に、リチウムは神経伝導を抑制し、鎮静と精神機能の障害を引き起こします。

これらの影響は、1970年代および1980年代に実施されたボランティア研究で明確に示されています（Calile et al.,1990; Judd et al.,1977; Muller-Oerlinghausen et al., 1979）。リチウムを2〜3週間服用した後、ボランティアは、新しい情報を学習する能力の低下、反応時間の延長、記憶力の低下、興味の喪失、自発的活動の低下を示しました。したがって、躁状態や他の形態の過剰覚醒状態の人がリチウムを投与されると鎮静されるのは驚くべきことではありません。しかし、有用な鎮静効果を得るために必要な用量は、危険な中毒状態を引き起こす用量でもあります。このため、リチウムを服用している患者は、定期的に血中リチウム濃度をモニターしなければなりません。

現在「気分安定薬」と呼ばれている他の薬はすべて、さまざまな方法で神経

活動を抑制する鎮静薬です。これらの薬はすべて、通常の治療用量で眠気を引き起こします。これらの薬のいくつかは、最初は抗けいれん薬、つまりてんかんの治療に使われる薬として始まりました。たとえば、デパコート〔日本未承認〕は、現在では一般的に気分安定薬と呼ばれていますが、抗てんかん薬であるバルプロ酸ナトリウムの新しい製剤です。カルバマゼピン〔テグレトール〕とラモトリギン〔ラミクタール〕は、もともとは抗けいれん薬として使用されていましたが、現在では双極性障害と診断された人に処方されています。現在では、いくつかの抗精神病薬が「気分安定薬」としても販売されています。特にオランザピン〔ジプレキサ〕、クエチアピン〔セロクエル、ビプレッソ〕、アリピプラゾール〔エビリファイ〕などの新しい抗精神病薬がそうです。実際、ハロペリドール〔セレネース〕のような古いものも含め、抗精神病薬は頻繁に躁うつ病や双極性障害の治療に用いられてきました。

リチウムの特異性

　今でもリチウムは急性躁状態の治療に推奨されていますが、実際にはこの目的のために単独で使用されることはほとんどありません。これは、リチウムの毒性により十分な鎮静効果が得られないためです。そのため、抗精神病薬、ベンゾジアゼピン系の薬、バルプロ酸ナトリウムなどが治療の主役となっています。統合失調症のドーパミン仮説に相当するような、リチウムの作用を疾病中心に考えることを合理化する生化学的理論はありません。しかしリチウムは単に鎮静剤とみなされているわけではありません。もし単に鎮静薬でしかなければ、リチウムの毒性作用の危険性は正当化されないでしょう。むしろ、リチウムは双極性障害の生物学的基盤と推定されるものに特異的な作用があると考えられており、時にはより一般的に気分の変動を標的にした効果があると主張されています（Malhi & Outhred, 2016）。

　しかし、双極性障害の治療においてリチウムが他の種類の鎮静薬よりも優れているというエビデンスはほとんどありません。実際、急性躁状態患者に対する薬物治療に関する2つの研究では、リチウムは重度の興奮状態にある患者に対して抗精神病薬よりも劣ることが明らかになっていますが、これはおそらく

リチウムの毒性がもたらす制限によるものです（Braden et al.1982; Prien et al.,1972）。これらの研究のうちの1つの著者は、リチウムにランダムに割り振られた患者を研究に参加させるために、鍵のかかった部屋に隔離しなければならなかったと述べています（Prien et al.,1972）。対照的に、日本の研究では、リチウムが抗精神病薬クロルプロマジンよりも優れていることが明らかになりました。しかし、リチウムの投与量はクロルプロマジンよりもはるかに多く、また患者の重症度が低かったため、おそらく他の研究の患者と同じレベルの鎮静を必要としなかったのでしょう（Takahashi et al.,1975）。

　2つの研究では、躁状態の診断を受けた人が、躁状態ではないと考えられる急性の精神病状態のエピソードを有する人よりも、抗精神病薬と比較してリチウム投与のほうが効果が高いかどうかが検討されました。これらの研究のうちの1つの論文の著者たちは、薬が症状に対して及ぼす効果に差があると主張していますが、実際にはその主張は説得力がなく、どちらの研究でも診断によっては治療に対する反応を予測することができませんでした。いずれの研究でも、躁状態の患者はリチウムと同様に抗精神病薬にもよく反応し、非躁状態で精神病状態の患者は躁状態患者と同様にリチウムにもよく反応したことが示されました（Braden et al.,1982；Johnstone et al.,1988）。

　ベンゾジアゼピン系の薬が広く使用されているにもかかわらず、躁状態におけるベンゾジアゼピン系の薬の効果についての研究はほとんど行われていません。ベンゾジアゼピン系の薬は鎮静薬であり、躁状態は覚醒度が高まる状態であるため、ベンゾジアゼピン系の薬は論理的には考えうる介入でしょう。ベンゾジアゼピン系の薬のクロナゼパム〔リボトリール、ランドセン〕とリチウムを比較した小規模の研究では、クロナゼパムのほうが優れていたと報告されましたが、追跡調査されることはありませんでした（Chouinard, 1988; Chouinard et al., 1983）。この理由は、結果が当初の期待に応えられなかったためなのか、試験を行った製薬会社がこの薬で別の市場に狙いを変えたためなのかはわかりません。この研究が行われた頃が双極性障害の薬の市場がまだ小さな1980年代だったことからすれば、後者の理由ではないでしょうか。

　双極性障害の治療薬として使用される他の薬の特異性を確立しようとした研究はありません。現在、多くの非定型抗精神病薬が躁状態の治療に用いられて

います。一般的に使用されているすべての薬が、プラセボと比較して同等の効果を示したということは、予想されるように、鎮静作用を有するすべての薬が躁状態のような覚醒と過活動の高まりを特徴とする状態に対して、治療効果を発揮する可能性が高いということを示すさらなるエビデンスです（Perlis et al., 2006）。

リチウムの長期効果に関するエビデンス

　リチウムや他の「気分安定薬」が最も広く使用されているのは、双極性障害と診断された人々の長期的な治療においてです。ガイドラインでは、躁状態やうつ病エピソードの再発リスクを減らすために、薬物を長期的に処方することが推奨されています。これはプラセボ対照試験に基づいていますが、そのほとんどすべてが古典的躁うつ病または双極Ⅰ型と診断された患者のみを対象に実施されたものです。これらの試験のいくつかは、リチウムまたは別の気分安定薬を服用している人の再発頻度がプラセボを服用している人よりも低いことを示しました。

　しかし、この試験はほとんどが中断試験〔薬の中断の影響をみる試験〕であるため、長期の抗精神病薬や抗うつ薬治療の試験と同じ問題に悩まされています。つまり、すでに薬を服用している人は、薬を服用し続けるか、プラセボのグループに切り替えられるか、ランダムに割り振られるのです。したがって、プラセボのグループにランダムに割り振られた人は、それまで服用していた薬を中止することになります。リチウムを中止することで、躁うつ病や双極Ⅰ型障害の人に再発（特に躁状態の再発）を誘発する可能性があるという強いエビデンスがあります。さらに、いくつかの研究では、リチウムを中止した後は、リチウムを開始する前よりも早く再発してしまうことが示されています（Baldessarini et al., 1999；Cundall et al., 1972；Suppes et al., 1991）。1970年代に実施されたリチウムに関する初期の研究では、研究の前にリチウムを服用していた人々が対象で、ほとんどの場合、長期間にわたってリチウムを服用していました。リチウムから離脱させることは、そもそもリチウムを服用していないこととは同じではありません。したがって、これらの研究は、長期的なリ

チウム服用の価値を立証するものではなく、いったんリチウム服薬を開始した後にそれをやめるとどのような結果になるかということだけを証明するものです。

　1990年以降、さらにいくつかのプラセボ対照試験が実施されています。1件を除くすべての試験は、特に双極Ⅰ型の患者を対象としています。これらのうち2件の試験では、再発予防効果の点でリチウムとプラセボの間にほとんど差がないか、あるいは全く差がないことが示されました（Bowden et al., 2000；Calabrese et al.,2003）。2件の研究では、リチウムを支持するより実質的な差が報告されましたが、プラセボのグループの再発の大部分はランダム化（および以前の治療の中止）後すぐに発生したため、いずれの研究も中断作用についてのエビデンスを示しています（Bowden et al., 2003；Weisler et.al., 2011）。これらの試験の中の1つである、抗精神病薬クエチアピン、リチウム、プラセボの比較試験は、アストラゼネカ（クエチアピンのメーカー）の資金提供を受けて行われたものですが、中断作用をはっきりと示しています（Weisler et al., 2011）。

　この試験の参加者は全員、ランダム化される前にクエチアピンで「安定」していました。プラセボにランダムに割り振られた参加者のほぼ半数（48%）は、わずか4ヶ月の平均追跡期間中に再発したとみなされました。再発が直線的に起こるとすれば、100%近くが8ヶ月以内に再発するということになってしまいます。この再発率は、リチウムやその他の近代的な薬物治療法が導入される前の20世紀初頭に記録された患者の再発率よりもはるかに高いものです。その時代の2つの研究では、2～3年で約50%の再発率が報告されており、これはせいぜい1年で25%もしくは6ヶ月で12.5%に相当します（Harris et al., 2005; Winokur, 1975）。なお過去の研究では、再発は入院と定義されていましたが、アストラゼネカの研究では、症状尺度を用いて測定された症状の増加と定義されました。それにもかかわらず、プラセボのグループでの再発がこれほどまでに多く、かつ早期に発生したという事実は、この結果がそれまでその人が受けていた治療の離脱の結果を反映しているように思われます。

　双極Ⅱ型障害患者を対象とした数少ない研究の1つでは、リチウム、フルオキセチン、プラセボの間で、全体的な再発率に差は認められませんでした。フ

ルオキセチンで治療された患者では、再発が起こるまでに時間がかかりました
が、リチウムとプラセボの間に差はありませんでした（Amsterdam & Shults,
2010)。

　このように結果が混在しているにもかかわらず、リチウムは双極性障害患者
の「第一選択の」治療法として推奨され続けています（Nolen, 2015)。しかし、
長期治療をみるすべての研究は、プラセボにランダムに割り振られた人々がリ
チウムや他の薬を中止するという事実によって複雑になっており、中止するこ
と自体が再発や悪化を促進している可能性があります。そもそもリチウムを開
始することで、将来のエピソードの可能性が減るかどうかについては、まだ確
立された研究結果はありません。

他の「気分安定薬」の長期効果に関するエビデンス

　他のいわゆる気分安定薬の効果に関しては、リチウムより悪くはないにして
も、同じ程度に乏しいエビデンスしかありません。デパコートとプラセボとリ
チウムを比較した唯一の長期研究では、主要なアウトカム指標のいずれにおい
ても、デパコートとリチウム、プラセボの間に差は認められませんでした
（Bowden et al., 2000)。このため、デパコートは双極性障害患者への長期使用
を認可されていませんが、通常の診療では長期に使用されています。ラモトリ
ギンは、製薬企業がスポンサーとなった2つの試験で抑うつエピソードの予防
効果がプラセボよりも高いことが示されました（Calabrese et al., 2003；
Bowden et al., 2003)。躁状態に対しては効果は示されておらず、また、ラモ
トリギンは顕著な鎮静効果を持つ薬であるため、うつ病が主な問題となってい
る人にはかなりの「増幅されたプラセボ効果」があると考えられます。双極Ⅰ
型障害の予防を目的としたオランザピンのプラセボ対照試験は1件あります
（Tohen et al., 2006)。この試験でも、プラセボのグループの再発の大部分は試
験開始から3週間で起こり、3ヶ月後にはすべての再発が起きていたことから、
プラセボのグループには中断作用がある可能性が高いことが示されています。
再発は、ランダム化前に参加者全員が服用していたオランザピンの中止によっ
て誘発されたか、またはプラセボのグループでは離脱症状が再発と勘違いされ

ていたことが強く示唆されます。クエチアピンは、先述の大規模な製薬会社による研究ではリチウムと同等であり、プラセボよりも優れていましたが、すでに説明したように、〔プラセボを割り振られた参加者には〕中断作用がある可能性が高いです（Weisler et al., 2011）。

リチウムと自殺

　精神科医の中には、リチウムには特別な「抗自殺作用」があると主張する人もいます。しかし、このエビデンスは弱く、しばしば誤った説明がなされてきました。この主張は当初、リチウム専門クリニック[ii]に通院している人は、同じ診断を受け、リチウムを服用していない人よりも自殺率が低いという観察結果に基づいていました（Coppen et al., 1991）。しかし、リチウムクリニックでは特別な注意が払われています。また予約通りに来院して治療に従う人は、たとえその治療がプラセボであったとしても、予約通りに来院して治療に従わない人と比べると一般的に健康で、死亡する可能性が低いことがわかっています（Curtis et al., 2011）。リチウムによる治療計画に注意深く従い、リチウムクリニックに通院している人は、一般的に言って、混乱したり、衝動的になったり、自暴自棄になって、自ら命を絶つようなことになりづらいということではないでしょうか。

　ランダム化比較試験のデータはこういった問題を回避していますが、ほとんどの試験は特に自殺や自殺行動を評価するようには設定されていないため、関連するすべての事象を記録しているかどうかを確認することはできません。自殺の完遂は報告される可能性が高いですが、自殺未遂のエピソードは報告されない可能性があります。2つのメタアナリシスは、ランダム化比較試験のデータを組み合わせて自殺と自殺行動を調べています。1つは、リチウムを含む双極性障害に使用される異なる薬の4つの研究のデータを組み合わせ、プラセボにランダムに割り振られた人と何らかの薬を服用している人の自殺率を比較しました（Storosum et al., 2005）。これらの試験では、試験期間中に2件の自殺があり、追跡調査終了した3週間後にも1件の自殺がありましたが、いずれも有効な薬を服用している患者でした。自殺未遂は10件で、有効な薬を服用して

いる患者では８件、プラセボを服用している患者では２件でした。

　２番目のメタアナリシスはリチウムのみに焦点を当てたもので、リチウムの自殺防止効果を証明するものとして広く引用されています（Cipriani et al., 2013）。しかし、この分析は根本的に欠陥があります。なぜなら著者たちは自殺者が出なかったいくつかの試験を除外しているからです。彼らが対象とした４件の研究では６人の自殺者がありましたが、そのすべてがプラセボのグループに割り当てられた241人の参加者の中にありました。したがって、プラセボのグループの自殺の割合は2.5％と示されていますが、〔彼らが除外した〕自殺者が出なかった試験でプラセボを投与された928人を加えると、プラセボのグループの自殺の割合は0.6％にすぎません。

　プラセボを服用していた６人の自殺者のうち、３人が１つの研究で発生しました。この研究は、リチウムの自殺および自殺企図〔自殺未遂〕に対する効果を検証した２つの試験のうちの１つであり、興味深いものです（Lauterbach et al., 2008）。この研究では、自殺企図をしたばかりの167人が対象となりました。対象者はさまざまな診断を受けていましたが、診断で最も多かったものは、うつ病、パーソナリティ障害、物質乱用でした。研究終了時の主要評価項目である、研究期間中に自殺を企図したか自殺を完遂した人の数については、リチウムを投与したグループとプラセボを投与したグループの間に差はありませんでした。自殺を完遂した３人はプラセボのグループでしたが、プラセボのグループのほうがリチウムのグループよりもモニタリングの強度が弱かったのです。

　うつ病患者を対象とした試験では、専門家とより頻繁に連絡をとることで転帰が改善されるというエビデンスがあるため、この点は重要です（Posternak & Zimmerman, 2007）。また、研究者たちはそもそも試験の参加者を募集することが困難であり、リチウムの服用を説得することも困難であったと報告しています。イタリアで実施された同様の研究では、被験者の募集がうまくいかなかったため、早期に中止されました。この試験を終了した56人の参加者のうち、ランダムにリチウムに割り振られた人とプラセボに割り振られた人の間では、自殺や自殺企図に関して差は見られませんでした（Girlanda et al., 2014）。

　薬物作用中心の視点から見れば、薬を投与されて無気力になったために自殺すらしようと思えなくなったわけでもない限り、リチウムが自殺を予防すると

いう主張は馬鹿げています。いずれにしても、少数の研究から得られた少数の自殺者に基づいているため、エビデンスは不十分です。特に自殺行動に対するリチウムの効果を調査するために設定された試験では、ほとんどの人が全く薬を飲みたがらなかったのです。それはおそらく、リチウムを飲むと活力がなくなるうえに、〔医療者による〕モニタリングも厄介だからでしょう。

有害作用

現在、「気分安定薬」は、異なる薬理作用を持つ多様な薬のグループから構成されています。そのため、有害作用もさまざまです。前述したように、リチウムは非常に毒性の強い薬物です。中毒状態では、リチウムをすぐにやめないと急速に死に至ります。リチウムの毒性は、過剰摂取した場合に生じますが、脱水や他の薬との相互作用により血中濃度が上昇した場合にも生じます。通常は安全と考えられるリチウムの血中濃度値でも中毒状態が生じることがあります（Bell et al., 1993）。長期治療を受けている人の約5％が重度の腎不全を発症します（Aiff et al., 2015）。リチウムの神経系への影響については、手の震えだけでなく、反応速度の低下、思考速度の低下、創造性の低下などの報告があります（Kocsis et al., 1993）。またリチウムは甲状腺の働きを抑制することが多く、長期治療中の女性の最大50％が甲状腺ホルモンによる治療を必要とします（Kibirige et al., 2013）。通常、甲状腺機能はリチウムを中止すれば元に戻ります。リチウムはカルシウム値と骨の健康を司る副甲状腺に影響を及ぼすこともあります。そして一般的に、体重増加を引き起こします。

バルプロ酸ナトリウム（デパコートの「姉妹薬」）は、てんかんの治療に使用されてきました。まれに、肝不全、膵炎、血液障害を含む重篤な合併症を引き起こします。より一般的な副作用としては、吐き気、嗜眠・鎮静、脱毛、体重増加や多嚢胞性卵巣という生殖能力の低下に関連する症状があります。また、妊娠初期に服用すると高い確率で胎児に異常が生じることが知られています。このため、バルプロ酸ナトリウムやデパコートは、出産可能な年齢の女性は服用を避けるべきです。

カルバマゼピンもまた、気分安定薬として時折使用される抗てんかん薬です

が、発疹〔薬疹〕、吐き気、鎮静、および平衡感覚の喪失（運動失調症）やものが二重に見える複視症などの神経毒性の徴候を引き起こします。また、重篤な血液疾患を引き起こすこともあります。非常にまれに、「〔薬剤性〕過敏症症候群」（多臓器不全につながる可能性のある状態）や中毒性表皮壊死症〔TEN〕として知られる皮膚症状などの危険な反応を引き起こすことがあります。

　ラモトリギンは比較的新しい抗てんかん薬ですが、運動失調症や複視症などの神経症状を引き起こすことがあります。発疹〔薬疹〕や嘔吐を引き起こす可能性もあり、肝機能を損なうこともあります。まれな合併症としては、血液疾患やギラン・バレー症候群と呼ばれる神経症状があります。

躁うつ病や双極Ⅰ型障害における薬物治療の長所と短所

　どのような種類の鎮静薬でも、急性躁状態の症状を抑えることには役立つようです。躁状態は「自然回復的」であること、つまり最終的には治まるということが知られていますが、それが続く間は壊滅的な状態になることがあります。そのため、根本的な障害が進行している間は、鎮静薬の使用が有効です。公式ガイドラインでは、治療の最初のラインとしてさまざまな抗精神病薬を推奨しており、抗精神病薬だけでは不十分な場合にリチウムやバルプロ酸ナトリウムを追加することも推奨しています（NICE, 2014）。前述したように、ベンゾジアゼピン系の薬もこれらすべてと併用して多く使用されています。ベンゾジアゼピン系の薬は推奨されている治療法よりも不快感が少なく、おそらく有害性も低いので、躁状態の治療にベンゾジアゼピン系の薬を使用することの是非について、より多くの研究が望まれます。ベンゾジアゼピン系の薬が単独で使用できるかどうかの研究は特に有用でしょう。ベンゾジアゼピン系の薬の使用の主な問題は、その効果に対する耐性が起きて高用量の服用が必要になり、必要なくなったときの離脱が困難になることでしょう。

　これまでに出されたエビデンスによれば、典型的な躁うつ病や双極Ⅰ型障害と診断された人がさらなるエピソードを起こすリスクを軽減するということに対しては、どの薬も、本当に効果があるとは言い切れません。現在、こういっ

た目的で使用されている薬はすべて長期的に使用した場合、精神能力、社会的機能、モチベーションに有害な影響を及ぼす可能性が高いと考えられます。薬物作用を中心にとらえる視点からは、躁状態は覚醒度が高まった状態であるため、鎮静薬が症状を抑制すると考えることはもっともなことです。しかし、薬の長期使用に対する身体の適応が、当初の鎮静作用を打ち消してしまうこともあるでしょう。リチウム、抗精神病薬、抗てんかん薬のような鎮静薬の使用が、うつ病の発症を防げるということは考えにくいことです。薬物作用を中心に考えると、実際にはこれらの薬はうつ症状を誘発したり、悪化させたりする可能性が高いということがわかります。

　こういった深刻で独特な症状を持つ人々にとって、再発の可能性を低くするために、一般に提供されるさまざまな薬の、不快で時に危険な作用に耐えるかどうかが問題となります。躁状態は、家庭や仕事を破壊し、破産しかねない借金やその他の問題を抱えさせてしまうこともある恐ろしい経験です。躁状態の後には、長期にわたるうつ状態が続くこともあります。この障害を持つ人の自殺率は高いことが知られています。再発の可能性を最小限に抑えるために可能な限りの措置を講じたいと考える人もいるでしょう。長期的な薬物治療がほんのわずかの有用性しかないとしても、ある人にとっては、薬の不快で有害な影響を我慢しても利用する価値があります。しかし、別の人は、自分の状態をコントロールするために他の方法を見つけるほうがよいと思うかもしれません。たとえば、躁状態の初期の注意サインに気づくことができる人もいます。睡眠の減少もその１つであり、その場合は一時的に睡眠薬を服用することで、差し迫った躁状態のエピソードをうまく回避することができるかもしれません。躁状態のエピソードは、ストレスの多い状況によって引き起こされることもあります。そのような状況に対処したり、回避したりして、ライフスタイルを調整してストレスの発生を最小限に抑えることで、再発の可能性を減らすことができるかもしれません。人によっては単に再発のリスクを背負って生きることを選び、必要に応じて治療や支援を求めればよいと思うかもしれません。長期的な治療に関するエビデンスが不十分であることを考えると、医師や臨床家は、長期的な薬物治療を行わずに病状を管理することがその人の希望であるならば、それをサポートするべきです。

他の〔Ⅰ型以外の〕双極性障害の薬物治療

　現在のところ、双極Ⅱ型や他の「双極性スペクトラム」障害と診断される可能性のある人々を対象とした〔薬物の効果に関する〕研究はほとんど行われていません。気分を正常化したり、スムーズにしたりする薬はありません。「気分安定薬」として処方される薬はすべて、ある種の鎮静剤です。これらの薬物は精神的・身体的活動を抑制し、少なくとも抗精神病薬を含むいくつかの薬物は、環境に対する人々の感情的反応を低下させます。繰り返しになりますが、人によっては、このような効果が情緒の不安定さや情緒的危機を乗り越えるのに役立つと判断することもあります。しかし、これらの薬は脳の異常な状態を修正するのではなく、精神的な抑制という異常な状態を作り出すものであることを知っておく必要があります。双極性障害の診断を受けていても、問題が躁うつ病や双極Ⅰ型障害の診断がつくような古典的なパターンに当てはまらない人にとって、薬のもたらすこのような状態が有益かどうかについては、ほとんど研究がなされていません。また、さまざまな薬の有害作用についても適切な情報提供がなされる必要があります。

訳注

ⅰ）当時、アボットはバルプロ酸ナトリウムのナトリウム部分をわずかに減らしてデパコートとして発売した。デパコートは日本では未承認だが、日本ではバルプロ酸ナトリウム（デパケン）が気分安定薬として使われている。

ⅱ）専門家によってリチウム治療が監督される場。リチウム血中濃度が定期的にモニターされ、甲状腺や腎機能など、他のさまざまな検査や患者への教育が行われる。リチウム治療における患者からの訴訟が多いイギリスでは重要視されている（https://www.nursingtimes.net/archive/the-role-of-lithium-clinics-in-the-treatment-of-bipolar-disorder-06-07-2004/）。

第7章

刺激薬〔とくに子どもに関わる人たちへ〕

　刺激薬〔中枢神経刺激薬〕は、（例外的に）未だに、処方の対象となる症状ではなく、薬によって起こる効果によって名づけられている薬のグループです。刺激薬は規制薬物であり、アンフェタミンやコカインなどの一部は一般に薬によってもたらされる気晴らしや娯楽のためにも用いられています。実際のところ、刺激薬に分類される薬はすべて乱用される可能性があります。刺激薬は、かつて多動性障害と呼ばれ、現在は注意欠如・多動症（ADHD）と呼ばれている子どもの一連の行動上の問題に対して処方されています。なかでも、リタリンという商品名で知られているメチルフェニデートが最もよく処方されます[i]。また、さまざまな種類のアンフェタミンも使用されています[ii]。2002年には、刺激薬ではありませんが同様の作用を持つアトモキセチン〔ストラテラ〕が登場しました。また、成人でもADHDと診断され治療されるようになってきていて、刺激薬やアトモキセチンが治療の中心として用いられています。

刺激薬はどのような効果があるのか

　ADHDに関する一般向けの文献では、刺激薬は〔脳内〕化学物質の不均衡を是正することで効果を発揮するとされています。しかし、他の疾患と同様に、注意欠如・多動症の人の脳で特定の化学物質が不均衡になっているということや、刺激薬が不均衡を治すことで作用するというエビデンスはありません。ドイツ政府の資金提供を受けて大規模に実施された研究（Endres et al., 2015）

では、ADHDと診断された人の脳と、診断を受けていないボランティアの人の脳との間に違いは認められませんでした。著者たちは、何らかの違いがあるとしていたこれまでの調査結果は、被験者数が少ないこと、他の問題を抱えている人や、脳の化学的性質に強く影響する刺激薬をもともと使用している人が含まれていることによる可能性が高いと結論づけています（Endres et al., 2015）。

　刺激薬の作用について、疾病中心の説明をする必要はありません。薬物作用モデルで、ADHDにおける刺激薬の作用を簡単に説明することができます。かつては、刺激薬はADHDの人に「逆説的」な作用—ADHDではない人に見られる作用とは逆の作用—をもたらすと言われていましたが、実際にはそうではありません。低用量の刺激薬によって生じる変容状態には、活動性や集中力に対する特徴的な作用が含まれており、この作用は、ADHDと診断されているかどうかにかかわらず、すべての子どもと大人に生じることが示されています（Arnsten, 2006; Rapoport et al., 1980）。

　刺激薬の主な生理作用は、覚醒度を高めることです。この効果によって、大量に摂取すると活動的になり、多幸感や自信を感じることができるため、刺激薬は娯楽目的で使用されます。長年にわたってドラッグユーザーコミュニティでは、刺激薬を高用量で繰り返し服用すると、強迫観念による行動や、チックやしかめっ面などの異常な動きが生じることが認識されてきました。低用量であれば、より穏やかな覚醒亢進が生じ、動物や人の活動性を低下させ、集中力が向上したり落ち着きのある感覚が現れたりします（Arnsten, 2006）。このことは、喫煙者にはおなじみのことです。ニコチンは穏やかな刺激薬なのです。したがって、刺激薬が比較的低用量で処方された場合に注意力を向上させ、多動性を抑えるのは驚くべきことではありません。

　刺激薬の作用に関するこの薬物作用モデルの考え方は、刺激薬の効果が、ADHDと診断された人と診断を受けていない人との間で同じであることを示唆しています。実際、ADHDと診断された人でもそうでない人でも、刺激薬によって同じように運動量が減少し、精神集中力やパフォーマンスが向上することが研究で確認されています（Rapoport et al.,1980）。また、ある研究では、メチルフェニデート（リタリン）によって、健康なボランティアとADHDと

診断された人の両方で、同じように集中力や注意力が向上し、脳内ドーパミンが増加することが示されました（del Campo et al., 2013）。

　しかし、刺激薬の効果はそれだけではありません。動物実験によると、刺激薬は自発的な探索行動を抑制し、環境への関心を低下させ、仲間との社会的交流を減少させます。このような正常な相互作用行動の代わりに、動物は、歩き回る、引っ掻く、過剰なグルーミングをする、齧る、小さなものを見つめるなど、反復的で過剰な集中力を要する無意味な行動を示します。また、チックなどの異常な不随意運動を起こすこともあります（Breggin, 2001）。したがって、刺激薬は、動物の周囲の環境との相互作用を減少させることによって、注意と行動の焦点を制限していると考えられます。

　子どもの場合も、刺激薬は興味、自発性、感情的反応を抑制することが知られています。この効果は、「ゾンビのような」状態と呼ばれることもあります。ほとんどの精神医学の文献では、これらの効果は治療の精神的な「副作用」として報告されていますが、意図した効果との関係は明らかです。これらの効果は、リタリンの初期の対照試験の報告書（Rie et al., 1976; Breggin, 2001で引用）によく記載されています。

> 子どもたちは、感情面で明らかに素っ気なく、「平板」になり、年齢相応の感情表現の多様性と頻度を欠くようになった。反応が鈍く、自発性がほとんどなく、興味や嫌悪感をほとんど示さず、好奇心や驚き、喜びもほとんど示さず、ユーモアがないように見えた。冗談のようなコメントやユーモアのある状況にも気づかない。つまり、積極的な薬物治療を受けている間、子どもたちは相対的にではあるが、明らかに感情がなく、ユーモアがなく、無気力だったのである。（p.84）

　このような効果が、静かにすることや、じっとしていること、従順であることが求められる教室環境において、子どもたちをより扱いやすくすることは明らかです。研究室での実験によると、刺激薬は低用量では短期的に単純な精神的作業の成績を向上させますが、高用量では能力を低下させることが示されています（Rapoport et al.,1980）。このような用量の〔違いによる〕パターンは、

動物においても見られ、短期的な記憶を伴う単純作業のパフォーマンスは、低用量の刺激薬では向上しますが、高用量では悪化しました（Arnsten & Dudley, 2005）。刺激薬を投与された子どもでは、特定の課題を与えられるとわずかに生産性の向上がみられましたが（Kortekaas-Rijlaarsdam et al., 2019）、学業成績の持続的な向上は実証されませんでした（Langberg & Becker, 2012）。

成人では刺激薬の効果を楽しむ人も多いのですが、子どもはそうではありません。子どもたちは、疲れや不調を感じ、薬を飲み始める前のようになりたいと報告しています（Rapoport et al., 1980; Eichlseder, 1985）。子どもたちの意見を調査したある研究では、子どもたちが医師に薬のことを訴えることはほとんどなかったものの、「多動性障害の子どもたちの間では、刺激薬を服用することに対する嫌悪感が広がっている」ことがわかりました。子どもたちのコメントには、刺激薬を服用したときの体験について、次のようなものがありました。「何も感じなくなる」「悲しくなる」「笑顔が消えた」「自分を支配する」「自分らしくない」などです（Sleator et al., 1982）。

ADHDの刺激薬による治療

子どもと大人を対象とした研究では、さまざまな評価尺度で測定した結果、刺激薬はプラセボよりもADHDの症状を軽減することがわかっています（Cortese et al., 2018）。これは、ADHDの診断を受けているかどうかにかかわらず、薬が人間や動物に引き起こすことが知られている変化を考えると、驚くべきことではありません。

刺激薬の効果は、一般的に大人よりも子どものほうが大きいです（Cortese et al., 2018）。子どもを対象としたメチルフェニデート（リタリン）のランダム化試験のレビューとメタアナリシスでは、ADHDの症状と行動に関する教師の評価と親のQOL（生活の質）の指標において、同薬がプラセボよりも効果的であることがわかりました（Storeb et al., 2015）。メチルフェニデートで治療した子どもとプラセボで治療した子どもの点数の差は、72点のADHD評価尺度で平均9.6点でした。他の研究では、6.6点の差が、治療後に臨床全般印象度での「変化なし」（点数＝0）と「少し良くなった」（点数＝1）の差に相

当するとされています（Zhang et al., 2005）。メタアナリシス（Storebo et al., 2015）の結果は、この閾値をわずかに上回っており、刺激薬は症状の軽減という点でわずかな利益をもたらすことが示唆されます。しかし、メタアナリシスに含まれる試験は、ほとんど質が悪く、期間も短いものでした。

　成人では、メチルフェニデートとプラセボのランダム化比較試験の結果において、54点または56点までのADHD症状評価尺度で3～6点の差が生じています（Medori et al., 2008; Rosier et al., 2009）。しかし、この程度の差（3～6点）が日常生活に実際に影響を与えるかどうかについての研究はありません。

　刺激薬による治療の長期的な成果に関するデータを提供している研究はほとんどなく、対照試験では、子どもの学業成績や、成人の雇用やその他一般的な機能に有益な効果があるという証拠は示されていません。このような種類の効果を調べた数少ない試験の１つである、ADHDと診断された成人を対象としたアトモキセチンのプラセボ対照試験では、ランダムに実薬に割り振られた人とプラセボを割り振られた人の間で、仕事の生産性（この試験の主な評価項目）に差はなく、運転行動にも差がありませんでした（Adler et al., 2008）。子どもや大人を対象とした研究の多くは、ハーバード大学の研究者グループによって行われていますが、この研究者グループは、製薬企業からコンサルティング料やその他の支払いで数百万ドルを受け取っていたことが明らかになっています（Harris & Carey, 2008）。このグループが行った研究では、他の研究よりも一貫して大きな効果が得られています（Koesters et al., 2009）。

　ADHDに対する心理療法と比較して、あるいは心理療法に加えて刺激薬の治療を行った場合の長期的な転帰を検討した大規模なランダム化比較試験が２件、実施されました。１つは子ども、もう１つは成人を対象としたものです。子どもを対象とした研究は、Multimodal Treatment of Attention（MTA）deficit hyperactivity disorder（注意欠如・多動症の多面的治療）研究として知られています。この研究は1990年代にアメリカで行われました（MTA Cooperative Group, 1999）。この研究では、579人の子どもたちが、４種類の治療法に振り分けられました。集中的な行動療法、頻繁に医学的なレビューを行う集中的な「投薬管理」体制による治療、行動療法と「投薬管理」の組み合わせ、そして日常的な地域ケアの４種類です。日常的な地域ケアのグループで

は、治療に関する決定は参加者のかかりつけの医師に委ねられ、67%が薬を処方されました。

　最初の結果は、研究開始から14ヶ月間のデータに基づくもので、すべてのグループで症状の重さが大幅に減少していることがわかりました。「投薬管理」グループは、両親と教師が評価した不注意と、両親のみが評価した多動性という中核的な症状について、行動療法を行ったグループよりも良好な結果を示しました。社会的スキル、親子関係、学業成績、攻撃性など、その他の評価項目については、両グループ間に差はありませんでした。また、唯一の盲検評価者（子どもたちがどの治療を受けているかを知らない唯一の評価者）である教室観察者による評価では、注意力、多動性、その他の項目で各治療グループの間に差は見られませんでした。日常的な地域ケアグループでは約60%で刺激薬も処方されていましたが、このグループは行動療法にランダムに割り振られた子どもたちと同じ結果になりました。つまり、薬物治療とは独立に、あるいは薬物治療に加えて、症状を改善したものは、集中的な「投薬管理」プログラムに含まれるつながりの濃密さだったのかもしれないのです。

　3年後の追跡調査では、どの評価項目においてもグループの間に差はありませんでした（Jensen et al., 2007）この研究は、ADHDの子どもたちを1年以上追跡調査した唯一のランダム化研究であるため、重要です。その結果は解釈が難しく、決定的なものではありませんでした。この研究では、刺激薬と積極的なモニタリングを組み合わせることで、初めは注意力と活動レベルに何らかの効果があることが示唆されていますが、その評価は一貫していませんでした。また、長期的な効果は確立されていません。

　成人を対象とした試験（Philipsen et al., 2015）はドイツで実施されました。参加者は「日常的なケアと一緒にメチルフェニデートを服用する」「認知行動の集団心理療法プログラムと一緒にメチルフェニデートを服用する」「日常的なケアと一緒にプラセボを服用する」「集団心理療法プログラムと一緒にプラセボを服用する」という4つの治療条件のいずれかにランダムに割り振られました。初回の追跡調査は3ヶ月後に行われ、その後、試験開始から6ヶ月後、1年後、2年半後に追跡調査が行われました。メチルフェニデートは、ADHDの症状の測定において、すべての追跡調査時点でプラセボより良好な

結果を示しましたが、その差はわずかでした。3ヶ月後の症状スコアの差は36点満点で1.7点、1年後は2.2点、2年半後の追跡調査では1.4点でした（Lam et al., 2019）。この特定の尺度におけるどのような差が、ADHDにとって意味のある、あるいは観察可能な改善につながるのかを確立した研究はありません。今回の知見の臨床的意義を確信することはできませんし、検出された差はわずかでした。なおこの研究では、集団心理療法にランダムに割り振られた人と通常のケアを受けた人の間では、どの追跡時点でも症状の点数に差はありませんでした。

したがって、ランダム化試験から得られたエビデンスによると、予想通りではありますが、精神的・身体的に大きな変化をもたらす刺激薬は、プラセボとは異なる〔効果をもたらす〕ということです。はたして、これらの研究は、刺激薬が有用であることを証明しているのでしょうか？ その効果が最も大きい子どもの場合、影響は主に行動に現れるようです。刺激薬は、教師や親の観点から見て、子どもの行動をより管理しやすくする可能性があります。成人の場合、刺激薬には好ましい作用がありますが、ADHDに関連した特定の問題に対して具体的な効果があるのか、それとも単に自信と効果を感じさせるだけなのかを判断することは困難です。

刺激薬の有害性

刺激薬は非常に安全な薬だと言われることが多く、何十年も前から使用されています。しかし、刺激薬にはいくつかの弊害があります。その中には、よく知られているものもあれば、あまり知られていないものもあります。

子どもについてとくに心配されるのは、刺激薬が成長を抑制することです。MTA研究の3年間の追跡調査（Swanson et al., 2007）では、刺激薬を継続的に服用していた子どもは、ADHDではない比較グループに比べて2.3cm、刺激薬を服用していなかった研究対象の子どもと比べると4.2cm背が低くなっていました。他の多くの研究では、刺激薬を服用している子どもの成長率が低く、治療開始後3年間は1年あたり平均約1cmの成長が損なわれることが報告されています（Poulton, 2005）。刺激薬が成長を抑制する正確なメカニズムはま

だわかっていません。食欲が減退することと関係があるかもしれませんが、成長ホルモン、プロラクチン、甲状腺ホルモンなど、成長に関わるいくつかのホルモンに影響を与えることも知られています。刺激薬の服用をやめると、子どもたちは失われた成長を取り戻すと主張されることがありますが、研究によって異なる結果が得られています。成長の遅れを取り戻すことを示唆している研究もあれば、子どもたちの身長が低いままであるとする研究もあります。大規模なMTA研究から得られた最新のデータは、研究が開始されてから約20年後に発表されましたが、刺激薬治療を受けた子どもは受けなかった子どもに比べて、平均で2.6cm身長が低くなるという結果でした（Swanson et al., 2017）。

　成長に関わるホルモンは、性成熟にも関わっています。成長抑制とともに、刺激薬の投薬が男児の思春期を遅らせる可能性があるというエビデンスもあります（Poulton et al., 2013）

　刺激薬は、心臓の活動に影響を与え、心拍数を増加させ、血圧を上昇させます（Philipsen et al., 2015）。これらの作用が、心臓発作や脳卒中のリスクを高めたり、不整脈と呼ばれる心臓のリズムの乱れを引き起こしたりして、死に至るような深刻な結果をもたらすかどうかについては、かなりの議論があります。状況によっては、刺激薬治療で観察される心拍数や血圧の変化は、より深刻な影響をもたらすことが示されています（Sinha et al, 2016）。ADHDのために刺激薬を処方されている成人を対象とした研究では、不整脈や一過性脳虚血発作（「ミニ・ストローク」と呼ばれることもあります）、突然死の発生率が高まることが示されていますが（Holick et al., 2009; Scherleman et al., 2012）、心臓や血管（血液）系への有害な影響がないことを示した研究もあります（Babel et al., 2011）。最近のメタアナリシスでは、ADHDに処方されるすべての薬で、心拍不整による突然死の発生率が増加していましたが、心臓発作、脳卒中、その他の原因による死亡のリスクは増加していませんでした（Liu et al., 2018）。

　全体として、処方される刺激薬は、心臓に関連する重篤な事象、特に不整脈や突然死のリスクをわずかに高めると考えられます。刺激薬の娯楽目的の使用は、心臓の合併症を引き起こす場合があることはよく知られていますが、そういった目的で摂取される量は通常、処方される量よりもかなり多いです（Ghuran &Nolan, 2000）。

最近の研究では、ADHDのために刺激薬を処方された成人は、ADHDの診断を受けていない同様の人と比べて、パーキンソン病や同様の脳疾患を発症する可能性がほぼ7倍であることがわかりました。刺激薬による治療を受けていないADHDと診断された人と比べると、これらの脳疾患のいずれかを発症する可能性は3倍の高さでした（Curtin et al., 2018）。刺激薬の服用とパーキンソン病との関連性は、刺激薬を娯楽目的で服用している人々の間で確立されています（Curtin et al., 2015）この関連性は、そういった目的で刺激薬を使用している人に見られるように、刺激薬が脳のドーパミン系を枯渇させることで説明できると考えられます（Ashok et al, 2017）。パーキンソン病とその関連疾患は、脳のドーパミン産生能力の低下が原因の1つです。

　刺激薬は、大量に長期間服用すると精神病状態を引き起こすことがよく知られています。なかには影響を受けやすい人もいますので、リタリンなどの刺激薬を処方された子どもには、時折このような症状が現れることがあります。以上のように、刺激薬の使用は、精神的にも微妙な悪影響を及ぼす可能性があります。刺激薬を使用すると、無気力、引きこもり、感情の反応鈍化など、うつ病に似た症状が出る場合があります。また、焦燥感や不安感を引き起こす場合もあります。不眠症もよく見られます。けいれんやチックなどの異常な動きもよく見られ、刺激薬治療を受けた子どもの8〜9％がこれらの症状を発症しています（Lipkin et al., 1994; Varley et al., 2001）。

離脱と「リバウンド」について

　刺激薬を娯楽目的[iii]に使用する人は、多くの場合、期待通りの効果や興奮を得るために服用量を増やさなければならなくなります。これは、刺激薬が他の精神作用性薬物と同様に「耐性」を引き起こすことを示しています。つまり、身体は刺激薬の効果を打ち消すように適応し、効果を維持するためには服用量を増やす必要があるのです。ADHDに処方された刺激薬に対する耐性は、動物で証明されており（Askenasy et al., 2007）、子どもでも記録されていますが（Ross et al., 2002）、この作用がどの程度一般的で意味があるかについては、ほとんど情報がありません。しかし、理論的には、耐性があると、刺激薬治療

初期の有益な効果が消えてしまい、最初にみられた効果を得るためには、それまで以上の投与量が必要になる可能性があります。

　刺激薬は、アルコールやヘロインなどの薬物に見られるような、重篤で時には危険な離脱症候群を引き起こすことはありませんが、現在では、刺激薬の服用を中止すると、疲労感や抑うつ感などの離脱症候群を経験することが認識されています（第9章参照）。離脱症状の性質に関するデータのほとんどは、娯楽目的の使用者から得られたものですが、処方された刺激薬の使用者にも同様の症状が生じることが報告されています。

　刺激薬を処方された子どもたちは、「リバウンド」と呼ばれる現象を起こすことがあります。リバウンド現象とは、刺激薬を服用した後、通常は夕方になるとその効果が切れることを言います。この現象が起こると、子どもは薬によって抑制されていたすべての行動を取り始めますが、多くの場合、以前よりもさらに激しくなり、時には以前には見られなかった新しい症状を伴うこともあります。そのため、子どもは非常に興奮しやすく、落ち着きがなく、注意力が散漫になります。また、涙もろくなったり、イライラしたり、通常のADHDでは見られないような気分の落ち込みが見られることもあります。薬の効果が切れたときに感情が変化することは、刺激薬が臨床現場で使用されている用量でも、感情反応を制限したり抑制したりすることを裏付けています。

　反動的な注意力散漫は、成人の運転能力にも現れることがわかっています。ある研究では、思春期の男性に刺激薬を投与したところ、薬がなくなって数時間後には、プラセボを投与した場合よりも運転能力が低下していたという結果が出ています（Cox et al., 2008）

　リバウンドは、急性の離脱状態と理解できます。言い換えれば、薬の効果がなくなったことに対する体の反応です。これは、ニコチンの急性離脱によって生じる不安感や落ち着きのなさに例えられます。残念ながら、この作用は、根本的な症状が再び現れたと解釈されてしまい、治療の継続が必要であることを裏付けるものとして受け取られることが多いのです。

処方される刺激薬と薬物乱用

　子どもに刺激薬を処方することで、その後の人生で物質乱用の問題を起こす可能性が高くなるのではないかという議論があります。処方される刺激薬は、リタリンを含めてすべて乱用されることが知られており、青少年の中には、処方された薬を娯楽使用目的で他人に売る者もいます。また、ADHDと診断された子どもは、精神科の診断を受けていない子どもと比べて、その後の物質乱用率が高いことが知られています（Wilens et al., 2003）。刺激薬を服用しても、このリスクをさらに高めることはないというのが従来の考え方です。製薬業界の応援団であるハーバード大学のグループは、刺激薬を服用することで、ADHDの人が後に物質乱用の問題を起こす可能性が低くなるのではないかと言います（Biederman et al., 1999）。最近行われた15件の異なる研究のメタ分析では、刺激薬の服用は、後年の薬物乱用率の増加や減少とは関連しないと結論づけられました（Humphreys et al., 2013）。しかし、研究の結果はさまざまです。ハーバード大学のグループによる研究では、過去に刺激薬を処方されたことによって乱用から保護されるという効果が示されましたが、別の研究には、処方された刺激薬の使用がその後の薬物乱用のリスクを高める可能性を示唆するものもありました。

　こうした分析で最大かつ最長の研究の1つは、174人の子どもを対象に、子ども時代から平均年齢26歳までを追跡調査したものです。この研究では、他の予測因子（社会階級や他のメンタルヘルス上の問題を抱えていることなど）の影響を考慮した上で、幼少期に刺激薬を処方されると、常習的な喫煙者になる可能性や、後にコカインやアンフェタミンなどの刺激薬に依存する可能性が高まるという結果が示されました（Molina et al., 2007）。一方、大規模なMTA研究では、あらゆる精神作用物質の使用と処方された刺激薬の使用歴との間に関連性は認められませんでした（Molina et al., 2013）。

刺激薬を使用するかどうかの判断

ADHDの概念について

第1章で述べたように、精神の病いの概念はどれも議論にさらされていますが、ADHDは特に議論の多い診断です。ADHDの子どもの治療に向精神薬が広く使われていることが議論になっている理由の1つです。ADHDは脳の病気である、あるいは少なくとも特定の生物学的起源を持つ精神疾患であるという見解が主流ですが、ADHDの症状は正常な行動の多様さの1つであるとする意見もあり、それを裏付けるエビデンスもあります。世界中で、学年の中で1番年少の子どもは、同じ学年の年長の子どもよりも、ADHDと診断される可能性が高いとされています（Whitely et al., 2019）。ADHDは、子どもたちがまだ成長していない、あるいはコントロールすることを学んでいない「未熟な」行動に対するラベルではないかと考えられます。大人のADHDという概念は、さらに微妙です（Moncrieff & Timimi, 2011）。

大人のADHDの症状は、小児期のADHDの症状とは一致しません。大人のADHDでは、気分の落ち込み、怒り、危険を冒すなどの症状がありますが、これらは小児期の症候群には含まれません。また、多動性は、小児期のADHDの中心的な症状であるにもかかわらず、成人のADHDの重要な特徴とはみなされていません。また、大人のADHDは女性で診断されることが多くなっていますが、子どものADHDは男児で診断されることが多いのです。いくつかの国では、女性が男性よりも多く診断されています（Castle et al., 2007）。症状と性別の分布が異なり、小児期ADHDにも成人期ADHDにも生物学的マーカーが見つかっていないため、この2つの疾患が互いに関係していると考える理由はありません。成人ADHDと診断された成人の大部分は、パーソナリティ障害、うつ病、不安症、物質使用障害など、他の精神疾患とも診断されています。大人のADHDを構成しているとされる症状が、これらの他の問題とは異なるというエビデンスはありません。

これらのことは、必ずしも刺激薬が特定の問題に役立つことを否定するものではありません。しかし、刺激薬は、根本的な疾病や症候群を対象とした特定の治療法としてではなく、薬物作用を中心としたモデルで理解する必要があり

ます。

小児における刺激薬の使用

　ADHDが有用な概念であるかどうかに関わらず、刺激薬の服用が子どもや
大人に大きな影響を及ぼすことは間違いありません。子どもの場合、薬は短期
的には多動を抑え、注意力を向上させることができるかもしれません。これら
の効果は、破壊的行動をする子どもをコントロールするのが難しいと感じてい
る親や教師に安心感を与えるでしょう。子どもが苦痛や退屈から学業に支障を
きたしている場合、薬によって、与えられた課題により強く注意を向けること
ができるようになるかもしれません。家族が子どもの行動に他の方法では対処
できないと感じている場合、刺激薬の治療の期間が休息と良い機会をもたらす
かもしれません。しかし、刺激薬の治療だけでは、子どもや家族に長期的な利
益をもたらすことを示唆するエビデンスがないことをきちんと知っておかなけ
ればなりません。

　刺激薬を使用しない、あるいは使用を短期間に限る理由は、成長抑制などの
身体的影響だけに限られるわけではありません。子どもに対して「日常の行動
を変える薬を飲みなさい」ということは、子どもが自分の行動をコントロール
できず、「良い子」になるためには、あるいは大人の承認を得るためには、薬
が必要なのだという、強いメッセージを伝えてしまうことになります。
ADHDと診断された子どもたちの調査によると、子どもたちは医師から言わ
れたことを受け入れています。つまり、自分の行動は脳の欠陥が原因であり、
それを修正するために薬が必要であるということを受け入れているのです。そ
こから、子どもたちは、自分では自分をコントロールできないという結論を導
き出します。このことにより、ADHDのせいにしたり、薬を飲まなかったせ
いにしたりして、「悪い」行動の責任を取ることを避けることができます。し
かし、それは同時に、自分の良い行動や成功に対して、自分が評価されるべき
ではないと考えることを意味します。子どもたちは薬をやめることを恐れ、薬
がなくてもうまくやっていける、あるいは納得のいく行動をとれるという自信
がない場合が多いのです（Thorley, 1988）。自分の行動をコントロールできな
いと思っている子どもたちは、自分自身を否定的にとらえ、やる気を失ってい

るように感じてしまいます。ADHDの長期治療を受けている子どもたちの追跡調査によると、自尊心の低さに苦しんでいる子どもたちが多いことが示唆されています（Thorley, 1988）。もちろん、少なくとも部分的には、最初にADHDと診断されるに至ったもともとの問題が原因であるとも考えられます。しかし、子どもたちが薬物治療を経験することで、すでに傷ついている自分の価値の感覚がさらに低下するおそれもあります。

　親や教師が、悪い行動は病気の結果であり、良い行動は薬の効果であるというADHDにまつわるプロパガンダを受け入れてしまうと、このような見方を助長してしまうかもしれません。もちろん、人々は、こうした見方を善意で受け入れています。科学的に証明されていると信じさせられたり、ADHDにまつわる偏見をなくすようにと言われたりするのです。しかし、このような状況に置かれた子どもたちは自分の行動を把握し適切に成長するために必要な、褒められたり叱られたりする機会が奪われてしまいます（Valentine, 1988）。

　刺激薬は、本書で紹介されている他の薬と同様、強力な精神作用を持つ薬です。低用量であれば、多動性のある行動を抑制し、覚醒度を穏やかに高め、注意力を高めます。軽度の覚醒状態にある人は、1つのタスクに集中して取り組むことができます。進化論的には、脅威から逃げたり、敵を攻撃したりするときに覚醒状態は役に立ちます。また、周囲に気をとられる傾向を遮断することも必要です。兵士や猟師が美しい花に気を取られていてはいけません。刺激薬によって焦点を絞ることや注意力を増やすことは、周囲にある諸々と関わり合いたいという生命的欲求を抑制することで達成されます。しかし、より広い環境への好奇心は、探索、遊び、創造性の基礎となるものです。これらの活動は、子ども時代の本質を成すものであり、子どもが幸せになったり、学び、成長するための活動なのです。

　子どもへの投薬は最後の手段でなければなりません。薬を処方する前に、行動を改善するためのあらゆる可能な代替手段を検討することが重要です。学校、保護者、精神保健サービスは、刺激薬への依存を減らし、別のアプローチを促進するために協力する必要があります。刺激薬が処方された場合は、できるだけ短い期間で使用し、その使用はそれ自体で解決するのではなく、他の手段を導入するための機会と考えるべきです。成長抑制や心臓への影響などの副作用

も否定できなくなりました。また、子どもの行動を変えるために薬を飲ませることによる心理的な影響も考慮する必要があります。

成人における刺激薬の使用

　成人における刺激薬の効果は、子どもの場合よりもさらに不確実です。ほとんどの成人は、刺激薬の効果を実感し、薬の影響下にある間、より自信と手ごたえを感じます。そのため、刺激薬が生活に有益な影響を与えているのか、それとも単に気分が良くなるだけなのかを知ることは困難です。刺激薬については、以前にも同じようなことがありました。刺激薬は、20世紀半ばに成人に広く処方されるようになりました。処方のピーク時である1970年頃には、アメリカの人口の5％が刺激薬を処方されていました（Rasmussen, 2008）。この時期、刺激薬を処方されていた人の中で最も多かった人々は、中年女性でした。彼女たちは歴史的にみても、不幸や不満に対して提供されるあらゆる薬の主な消費者となっていたのです。また、現在の成人ADHD治療薬のマーケティングの多くが女性を対象としていることにも目を向ける必要があります。このことは、大人のADHDが、人生に対する不満や欲求を解消するために女性に提供されている最新の枠組みの1つに過ぎないことをうかがわせるものです（Winter et al., 2015）。

　1970年代、各国政府は刺激薬の製造と流通に規制をかけました。これは、処方薬がドラッグ使用の蔓延を助長するという懸念からでした（Rasmussen, 2008）。同じ時期、医師は、刺激薬の処方に消極的になっていきました。刺激薬が新たに勃興してきたドラッグカルチャーと繋がっていたからです。刺激薬の処方率が再び上昇し、世界各地で成人ADHDクリニックが設立されていることからすると、また元に戻ってしまうのかもしれません。どうなるかはわかりませんが、もしそうなら、大人のADHDを治療しようとする現在の熱狂は、嗜好使用目的でのドラッグの取引の合法化の隠れ蓑と見なされることになるのかもしれません。

訳注

ⅰ）日本ではリタリンはナルコレプシーのみに適応をもつ。メチルフェニデートを徐放化し

た製剤がコンサータという名前でADHD治療薬として発売されている。イギリスではリタリンもコンサータも両方ADHD治療薬として使われている。

ⅱ）日本では、アンフェタミンは覚醒剤取締法で覚醒剤に指定されていて医薬品としては販売されていない。体内で代謝されてアンフェタミンとなる、リスデキサンフェタミン（L−リシン−D−アンフェタミン）が、2019年から商品名ビバンセとして発売されている。なおリスデキサンフェタミンは覚せい剤原料の指定を受けている。

ⅲ）日本では、こういった目的で使用される刺激薬を覚せい剤、アッパー系ドラッグ等という名称で呼ぶことが多い。

第8章

ベンゾジアゼピン系の薬

　ベンゾジアゼピン系の薬は、1960年代に発見された薬のグループです。個々の薬の多くは、商品名で親しまれています。最もよく使われるベンゾジアゼピン系の薬の１つはジアゼパムで、その商品名はバリウム〔セルシンもしくはホリゾン〕です。他には、クロルジアゼポキシド〔コントール、バランス〕、ニトラゼパム〔ベンザリン、ネルボン〕、ロラゼパム〔ワイパックス〕、テマゼパム〔日本未承認〕などがあります[i]。

　ベンゾジアゼピン系の薬は、鎮静作用を持つ薬で、アルコールに似ています。それは、快感や多幸感のほか、リラックスや鎮静をもたらします。ベンゾジアゼピン系の薬は、特に鎮静薬や「ダウナー系」の薬を好むレクリエーショナルドラッグのユーザーにも用いられれています。

　精神科領域では、ベンゾジアゼピン系の薬は幅広い用途で使われています。1960年代以降、ベンゾジアゼピン系の薬は、不眠、不安、そしてかつて「神経症」と言われていた状態に広く処方されていました。女性に処方されることが多く、長期に渡って服用されることが多い薬でした。1980年代に入ると、ベンゾジアゼピン系の薬を継続的に服用している人の多くが身体的に依存し、服用をやめると離脱症状が現れることが明らかになりました。1988年、英国政府の医薬品安全性委員会（CSM）は、ベンゾジアゼピン系の薬はせいぜい数週間程度の処方にとどめるべきであると勧告しました。以来、この勧告はさまざまな政府機関によって繰り返しアナウンスされています。NICEは現在、ベンゾジアゼピン系の薬はクライシスの際の短期的な手段としてのみ使用すべきであ

ると推奨しています（NICE, 2019）。しかし、英国精神薬理学会が作成した別のガイドラインでは、他のアプローチや他の薬でうまくいかなかった人に対して、短期的、時には長期的なベンゾジアゼピン系の薬の使用を検討すべきだとしています（Baldwin et al., 2014）

　ベンゾジアゼピン系の薬の処方が減少するにつれ、類似した特性を持つ新しい薬が市場に投入され、その地位を取って代わりました。1980年代後半からは、Z薬（一般名：ゾピクロン〔アモバン〕、ゾルピデム〔マイスリー〕、ザレプロン〔日本未承認〕）が登場しました。これらはベンゾジアゼピン系の薬とは化学的に異なりますが、類似した作用を持つため、現在では不眠症の治療薬として広く処方されています。また、プレガバリン〔リリカ〕、ガバペンチン〔ガバペン〕もベンゾジアゼピン系の薬と薬理作用が類似しています。これらの薬は、不安症に処方されるほか、てんかんや痛み、特に神経疾患に起因すると思われる痛みにも使用されます[ii]。Z薬、プレガバリン、ガバペンチンの服用を中止すると、ベンゾジアゼピン系の薬の離脱症状に類似した症状が現れることが報告されています。

　1960年代に登場したベンゾジアゼピン系の薬は、大量に出回っていたバルビツール酸系の薬に代わる安全な薬として販売されました。バルビツール酸系薬は毒性が強く、過剰摂取すると死に至ることも多いですが、それに比べるとベンゾジアゼピン系の薬の過剰摂取は危険性が低いためです。ベンゾジアゼピン系の薬の使用量は着実に増加し、1970年代後半には、世界で最も多く処方される薬となりました（Ashton, 2005）。1980年代には、英国で発行された全処方箋の15％がベンゾジアゼピン系の薬を処方したものでした（Lader, 1991）。過去数十年にわたり、依存性への懸念が高まってきたため、英国を含む多くの国でベンゾジアゼピン系薬の処方率は低下しました。しかし、ベンゾジアゼピン系の薬とZ薬は、精神疾患に対して処方される薬の中で、抗うつ薬に次いで2番目に多い薬です（Ilyas & Moncrieff, 2012）。

　通常のベンゾジアゼピン系の薬の処方が減少する中、Z薬やベンゾジアゼピン系類似薬であるガバペンチンやプレガバリンの使用が急増しています。特にプレガバリンの使用量は急増しており、2012年までの5年間で350％も増加しています（Spence, 2013）[iii]。米国においては、近年、ベンゾジアゼピン系の

薬の使用量が増加しています。調査データによると、2015年と2016年に米国の成人の10％がベンゾジアゼピン系の薬を処方されていました（Maust et al.）。ベンゾジアゼピン系薬の過剰摂取も米国で増加しており、その多くは他の鎮静薬（主にオピオイド）も服用している人たちです（Bachhuber et al., 2016）。

　ベンゾジアゼピン系の薬はさまざまな目的で使用され、危険をはらんだ状況においても有効な治療法となります。たとえば、てんかんの治療やアルコール離脱症状の短期的な対処に使用され、てんかん発作が長引いている場合には命を救うこともあります。また、不安症への使用は公式には推奨されていませんが、今でも有効な治療法と考えられています。精神科の現場では、攻撃的な行動に対しての「急速な鎮静」によく使われる薬の１つです。また、不眠、焦燥感、不安、苦痛、「挑戦的な行動」などの問題に対処するために、診断に関係なくほとんどの精神科の入院患者に処方されています。

作用機序

　ベンゾジアゼピン系の薬は、GABAとして知られる脳内化学物質γ-アミノ酪酸の活動に影響を与えることで作用します。GABAは脳のあらゆる部分に存在する、主な抑制性神経伝達物質です。つまり、脳の活動を抑える働きがあり、ベンゾジアゼピン系の薬はこの抑制効果を高めます。このようにして、低用量では鎮静と弛緩をもたらし、睡眠にいたらせ、高用量では昏睡と死をもたらします。しかし、アルコール、バルビツール酸系、オピオイド、抗精神病薬など、脳や神経系の活動を抑制する他の薬に比べれば、比較的安全です。通常では、非常に高用量の場合にのみ、危険なレベルの鎮静を引き起こします。Ｚ薬も、GABAシステムを刺激することによって作用します。

　ベンゾジアゼピン系の薬は、覚醒レベルを低下させ、精神的・身体的にリラックスした感覚をもたらします。筋弛緩剤としても知られています。アルコールと同様に、ベンゾジアゼピン系の薬を使用すると、抑制の効かない行動や攻撃的な行動をとることがあるようです（Albrecht et al., 2014）。ベンゾジアゼピン系の薬がもたらす変化は、通常、快感として体験されます。ベンゾジアゼピン系の薬は依存性が高く、数日以上使用すると耐性が生じ、使用を中止する

と離脱症状が出現します。ベンゾジアゼピン依存症は、薬物依存症治療の現場ではよく見られる問題です。

　ほとんどの場合、ベンゾジアゼピン系の薬は、根本的な疾病や異常を治すのではなく、人工的な鎮静状態を作り出すことで、薬物作用モデルに従って作用すると考えられています。ベンゾジアゼピン系の薬は、動物にも、精神疾患の有無によらずすべての人にも、同様の鎮静作用をもたらすことはよく知られています。攻撃性や挑戦的な行動の対処に有用であると考えられているのは、この薬によって生じる神経系の活動の全般的な抑制のためです。しかし、不安に対してベンゾジアゼピン系の薬が使用される際は、疾病中心モデルによって説明されることがあります。すなわち精神医学の専門家の中には、不安症はGABA活性の異常によって引き起こされ、ベンゾジアゼピン系の薬がGABA系に作用することで特異的にそれを治すことができると指摘する人もいるのです。しかし、そうした専門家でさえ、この点に関するエビデンスがほとんどないことは認めています（Nutt & Maliza, 2001）。

不安・不眠への使用に関するエビデンス

　ベンゾジアゼピン系の薬は、短期的に不安の症状を軽減するのに有効です。プラセボよりも優れており、ほとんどの分析では、不安の治療においてSSRIおよびSNRI抗うつ薬よりも効果的であることが示唆されています（Gomez et al., 2018）。プレガバリンは、ベンゾジアゼピン系の薬と同等の効果があることがわかっています（Lydiard et al., 2010）

　しかし、この初めの効果がどのくらい持続するかはわかっていません。不安症に対するベンゾジアゼピン系の薬およびその他の薬物治療のランダム化試験の大部分は12週間以下となっています。あるレビューでは、56の研究のうち3つだけが12週間を超えて検討されていました。この3つの試験は約6ヶ月間続きましたが、より短い期間の試験の結果と同程度の薬による不安の軽減が認められました（Gomez et al., 2018）。また、6ヶ月前後続いた他の試験でも、不安に対する持続的な効果が示されています（Rickel et al., 1983）。しかし、効果がより長期間にわたって持続するかどうかは、依然としてわかっていません。

不眠症に対するベンゾジアゼピン系の薬のランダム化比較試験では、睡眠時間を平均1時間程度延長しますが、睡眠に入るまでの時間（睡眠潜時と呼ばれることもあります）に関しては改善しないことが示されています（Holbrook et al., 2000）。一方、Z薬の最近のメタアナリシスでは、プラセボと比較して、睡眠に入るまでの時間が平均22分短縮されることがわかりました。著者たちは、このわずかな差は実際には意味がないかもしれないと結論づけています。この分析では、Z薬が睡眠時間を改善するというエビデンスはなく、睡眠時間の改善に関するデータは不十分なものでした（Huedo-Medina et al., 2012）。ベンゾジアゼピン系の薬とZ薬の違いと考えられる最も大きな点は、作用する速さと体内から排泄される速さです。Z薬には即効性があり、すぐに排泄される（いわゆる「半減期が短い」（第9章参照））のに対し、ほとんどのベンゾジアゼピン系の薬は、たとえ睡眠時に使用される即効性の高い薬であっても、作用が長く続き、体外に出るまでに時間がかかります。しかし、ベンゾジアゼピン系の薬とZ薬の睡眠に対する効果は持続することはありません。（服用しなければ）数日で効果がなくなり、反跳性不眠になることもあります。つまり、薬をやめると、飲む前よりもさらに眠れなくなるということです（Soldatos et al., 1999）。

緊急時の鎮静薬としての使用に関するエビデンス

　ベンゾジアゼピン系の薬は、精神科病院で、混乱している人や攻撃的な行動をとる人を鎮静させるために、緊急時に使用されることが頻繁にあります[iv]。このような状況では、患者を拘束する必要があり、静脈内または筋肉内に注射して強制的に薬を投与することがあります。驚くことではありませんが、ベンゾジアゼピン系の薬の鎮静効果はプラセボよりも高く、抗精神病薬と同等であるという研究結果が出ています（Huf et al., 2009）。

精神病状態・躁状態（mania）での使用に関するエビデンス

　ベンゾジアゼピン系の薬は、覚醒を抑え、睡眠を促し、行動障害を修正する

ため、急性精神病状態または躁状態の人の治療に他の薬と一緒に使用されることが多いです。第4章で述べたように、ベンゾジアゼピン系の薬を単独で使用しても効果があることを示唆する研究もあり、いくつかの比較試験では、精神病状態や統合失調症の診断を受けた人に対してベンゾジアゼピン系の薬は抗精神病薬と同等かそれ以上の効果があるとされています（Wolkowitz & Pickar, 1991）。これらの研究の中では、ベンゾジアゼピン系の薬が精神病状態の症状を軽減するだけでなく、鎮静効果をもたらすことや覚醒度を低下させることも報告されています。第6章で述べたように、ベンゾジアゼピン系の薬は躁状態のエピソードの治療に特に有効であると予想されます。なぜなら、躁状態は持続的な高揚感を特徴とし、ベンゾジアゼピン系薬は高揚感を抑えるからです。しかし、特に躁状態が長く続く場合には、ベンゾジアゼピン系の薬の鎮静作用への耐性がその有用性を制限する可能性があります。残念ながら、躁状態におけるベンゾジアゼピン系薬の使用に関する研究はほとんど行われていません。第6章で紹介した小規模な研究では、ベンゾジアゼピン系の薬であるクロナゼパム〔リボトリール、ランドセン〕が躁状態のエピソードを経験している人においてリチウム〔リーマス〕よりも効果的であることが示されましたが、その研究はわずか10日間しか続きませんでした。そのため、耐性の発生の可能性を適切に評価することができませんでした（Chouinard et al., 1983）。

　ある研究では、抗精神病薬を服用していない統合失調症と診断された人を対象に、ベンゾジアゼピン系の薬を一時的に使用することで、再発を予防できるかどうかを検討しました。この研究では、これまでの抗精神病薬による治療から離脱し、新たな再発の可能性を示す兆候を持ち始めた53人が対象となりました。その結果は、ジアゼパムはプラセボよりも再発防止効果が高く、抗精神病薬の服用を再開するのと同等の効果があることがわかりました（Carpenter et al., 1999）。

　したがって、ベンゾジアゼピン系の薬が急性精神病状態や躁状態の治療に有用であり、一時的かつ断続的に使用することで、抗精神病薬を服用していない人が統合失調症を再発するリスクを軽減できる可能性があります。ベンゾジアゼピン系の薬は、錐体外路症状、遅発性ジスキネジア、体重増加、代謝障害、心臓への悪影響がなく、一般に抗精神病薬よりも不快感が少ないため、このよ

うな状況で抗精神病薬よりも好ましいと考えられます。しかし、ベンゾジアゼ
ピン系の薬の有用性は耐性によって減少してしまうことがあり、長期間使用す
る場合には依存性が問題となります。

有害作用

　ベンゾジアゼピン系の薬を使用する際には、特に鎮静と依存の問題が心配さ
れます。たいていの場合、ある程度の鎮静はベンゾジアゼピン系の薬による治
療の目的の一部ですが、鎮静自体が問題になることもあります。他の鎮静剤と
同様に、ベンゾジアゼピン系の薬は、車の運転や暗算などの身体的・精神的な
単純作業を行う能力を損ないます。ベンゾジアゼピン系の薬の使用は、交通事
故のリスク増加と関連しています（Sink et al., 2010）。アルコールと同様に、
薬が自分の能力をどのように低下させているかに気づかず、自分が実際よりも
うまく動けていると評価してしまうこともあります。薬から離れ、その影響を
受けなくなって初めて、自分がどれほど障害を受けていたかに気づくという場
合もあります（Golombok et al., 1988）。
　そのほか、ベンゾジアゼピン系の薬が神経系の活動を抑制することによる作
用として、錯乱、記憶喪失、不明瞭な発語、平衡感覚の喪失などがあります。
これらの作用は高齢者に生じやすく、過鎮静の結果として、転倒などの事故を
起こしやすくなります。世界中の12の異なる研究を対象としたシステマティッ
クレビューでは、ベンゾジアゼピン系の薬の使用を抑制するための各国の取り
組みにもかかわらず、高齢者の転倒で、ベンゾジアゼピン系の薬の使用による
ものが引き続き高い割合を占めていることが明らかになっています（Diaz-
Gutierrez et al., 2017）。スペインの救命救急科に転倒で入院した高齢者の約半
数にベンゾジアゼピン系の薬が処方されていたという研究もあります
（Martinez-Cengotitabengoa et al., 2018）。
　前述のように、ベンゾジアゼピン系の薬は、バルビツール酸系薬や三環系抗
うつ薬などの他の種類の鎮静剤に比べて毒性や危険性は低いですが、非常な高
用量では呼吸器系を抑制して死に至ることもあります。他の鎮静剤と併用する
ととくに危険で、オピオイドなどは多くの鎮痛薬に含まれているために注意が

必要です。

　ベンゾジアゼピン系の薬への依存はありふれたもので、急速に生じ、重篤な、時には長期にわたる離脱反応を引き起こす可能性があります。離脱反応では、痛みやひどい苦痛を伴う身体症状が起こることがあります（第9章参照）。また、ベンゾジアゼピン系の薬の効果に対する耐性の問題によって、その有用性は制限されます。耐性とは、身体の覚醒メカニズムが薬の効果を打ち消すように働くことであり、同じ効果を得るためにはより多くの量の薬が必要となる状態のことです。このメカニズムは、ベンゾジアゼピン系の薬の服用を中止した際に生じる離脱症状の原因となります。ベンゾジアゼピン系の薬の鎮静作用に対する耐性は確立されていて、睡眠に対する効果は数日で低下します。ベンゾジアゼピン系の薬の抗不安作用に対する耐性はそれほど顕著ではないと考えられていて、臨床試験では抗不安作用に対する効果が最大6ヶ月間持続することが示唆されています。しかし、それ以上の期間となるとエビデンスはほとんどありません。

　ベンゾジアゼピン系の薬を何年も使用した後に離脱すると、離脱症候群の一環として不安が増大しますが、この状態が収まると、最終的には、薬を服用していた時よりも不安が少なくなります（Belleville & Morin, 2008）。このことは、ベンゾジアゼピン系の薬の長期使用により抗不安作用が失われるということだけでなく、長期使用が不安を増大させる可能性があることを示しています。薬理作用のプロファイルが類似しているアルコールもまた、長期にわたって大量に飲酒すると不安を誘発または悪化させることがあると考えられています（Cohen, 1995）。ベンゾジアゼピン系の薬を長年服用している人をみていると、その人たちも新たな、またはより重度の不安症を発症する可能性があることが推測されます（Ashton, 1987; Cohen, 1995）。ベンゾジアゼピン系の薬の長期服用者には、抑うつ症状がよくみられることも報告されていて、これもまた大量のアルコールを常時摂取している場合と同じです（Cohen, 1995）。抑うつ症状は通常、薬の使用を中止すると改善します（Ashton, 1987; Belleville & Morin, 2008）。

　ベンゾジアゼピン系の薬の長期使用が脳構造に与える影響を調べた研究がいくつかあります。そのうちの2つでは、抗精神病薬での知見と同様、ベンゾジ

アゼピン系の薬の長期使用後の脳実質の減少が認められました（Lader et al., 1984; Schmauss & Krieg, 1987）。しかし、他の2つの研究では変化が認められませんでした（Busto et al., 2000; Perera et al., 1987）。また、ベンゾジアゼピン系の薬の使用が認知症発症のリスクを高める可能性についても研究されています。個々の研究の結果はややばらつきがありますが、全体としては、ベンゾジアゼピン系の薬を長期的に服用している人は、これらの薬を服用していない同程度のグループに比べて、認知症と診断される確率がわずかに高いことを示唆するエビデンスがあります（He et al., 2019）。そのリスクは、ベンゾジアゼピン系の薬を長期間服用している人で最も高くなります。

　ベンゾジアゼピン系の薬ではさまざまな性機能障害が報告されており、特に勃起不全が報告されています（Possidente et al., 1997）。ベンゾジアゼピン系の薬ががんのリスクを微増させることを示唆するエビデンスもありますが、これはベンゾジアゼピン系の薬の使用者の喫煙率やアルコール摂取率が高いことに起因する可能性もあります（Kim et al., 2017）。しかし、ベンゾジアゼピン系の薬の免疫系への影響に関連している可能性もあります。ベンゾジアゼピン系の薬の使用により、人（および動物）が感染症にかかりやすくなり、特定のがんのリスクが高まる可能性があるという研究があります（Kim et al., 2017）。

　ベンゾジアゼピン系の薬は精神安定のために使用される鎮静薬ですが、アルコールと同様、時折、行動制御困難や攻撃性を引き起こすおそれがあります。これは主に、問題行動のあった人や、子ども、高齢者、知的障害のある人など、脳機能に脆弱性がある人に高用量を使用した場合に起こるようです（Taylor et al., 2005）。

ベンゾジアゼピン系の薬の使用

　ここで説明した懸念事項があるものの、不眠のため、または不安やストレスの急性エピソードに対処するために、ベンゾジアゼピン系の薬または関連薬を時折使用することは、状況によっては有用です。薬の使用を控え、頻繁に使用することを避ければ、低用量でも精神疾患や錯乱を起こす可能性のある高齢者を除き、身体的な合併症が起こることはほとんどありません。睡眠に対する効

果は、使用後数日で急速に消失しますが、不安に対する改善はより長く続く可能性があります。しかし、ベンゾジアゼピン系の薬の使用に頼ることで、薬を用いずにストレス、不安、不眠に対処する方法を身につける機会を逃すおそれがあります。その結果、ますます薬に頼るようになり、常用して依存症になってしまうということもあるかもしれません。

　ベンゾジアゼピン系の薬を常用する際に懸念されるのが依存性です。ベンゾジアゼピン系の薬を常用して数週間経つと、ほとんどの人が、それをやめようとしたときに離脱症状を経験することになります。離脱症状には、「リバウンド」と呼ばれる不眠、不安、さまざまな身体症状などがあり、重度で長期にわたることもあります。このような理由から、ベンゾジアゼピン系の薬の長期使用はもはや推奨されていないか、他の方法がうまくいかなかった時にのみ推奨されています（NICE, 2019; Baldwin et al., 2014）。ただし、ベンゾジアゼピン依存の頻度を減らす努力をしているにもかかわらず、米国のデータによると、これらの薬を処方された人の大部分が依然として長期使用者になっていることがわかっています。若年層では15％が長期使用者となりますが、65歳以上では31％に上昇します（Olfson et al., 2015）。高齢者が特にベンゾジアゼピン系薬の使用で危険にさらされやすいことを考えると、これは気になるところです。

　ほとんどのエビデンスによると、ベンゾジアゼピン系薬の継続的な長期使用は、問題を解決してくれるというよりも、多くの問題を引き起こしていることがわかります。鎮静や認知機能障害に加え、長期使用による不安、抑うつ症状、性機能障害が起こる割合が増加する可能性もあります。〔長期使用の場合には〕離脱症状も非常に困難なものになります。

　ベンゾジアゼピン系の薬は、さまざまな精神科診断を受けている人の攻撃性や不穏な行動に対して即効性があり、躁状態や精神症のエピソードを経験している人に、他の薬と一緒に使用されることが多いです。このような状況では、ベンゾジアゼピン系の薬を単独で使用しても効果があるという研究結果もあります。もしベンゾジアゼピン系の薬を一時的に使用することで、抗精神病薬に頼ることなく精神病状態や躁状態の症状を改善できるのであれば、抗精神病薬による身体的・精神的な合併症を避けることができます。ベンゾジアゼピン系の薬は、抗精神病薬の使用時に見られる感情の平板化や身体活動の制限を引き

起こさないことから、一般的にはより許容範囲が広く、不快感が少ないとされています。一方、ベンゾジアゼピン系の薬は、抗精神病薬に比べて、その即効性に対して身体が耐性を持ちやすいため、効果が低減するおそれがあります。抗精神病薬の代替としてベンゾジアゼピン系の薬を断続的に使用することについては、さらなる研究が求められます。

訳注

ⅰ）日本では、ソラナックス（アルプラゾラム）、ハルシオン（トリアゾラム）、レンドルミン（ブロチゾラム）などの処方が多く、よく知られている（https://p-rank.462d.com/112/）。

ⅱ）日本では、不安症には適応がないが、一般身体科で使用されることが多い。

ⅲ）日本では、プレガバリンは神経障害性疼痛、繊維筋痛症に適応があり、痛みに対して処方されている。

ⅳ）イギリスではロラゼパム筋注がNICEによって急速鎮静の際、第一選択薬として推奨されているが、日本ではロラゼパムを急速鎮静目的で筋注することは承認されていない。

第9章

精神科の薬からの離脱

　本書で検討したエビデンスによると、現在多くの人たちがほとんど利益がなく何らかの害があるかもしれない精神科の薬を処方されています。薬を長期間継続して服用すると、その害はさらにひどくなるかもしれません。そのため、薬物治療を中止するか、少なくとも減らしたいと思う人もいるでしょう。しかし、精神科の薬を中止するプロセスは難しいものになります。それには、さまざまな理由があります。この難しさは、薬の特性と薬が生み出す離脱症状、もともとの問題、離脱症状と本来の問題の相互作用によって生じます。難しくしている要因がどれなのかがわかれば、うまくやめていけるかもしれません。しかし、薬を減らしたり中止したりして問題が起こると、たいてい、それはもともとの病気が再発したのだと解釈されてしまいます。そのために生涯にわたる服薬が必要だと決めつけられるのです。薬をやめていくときに起こるさまざまな問題を知ることは、それらをうまく乗り越えていくための第1歩です。

離脱症状の生物学的基礎

　薬は身体にとって異物であり、体の自然な生物学的プロセスと相互作用する化学物質です。体内に薬が取り込まれると、体は薬によって変化した機能をもとに戻そうとして、さまざまなやり方でその薬の作用を打ち消そうとします。たとえば、ベンゾジアゼピン系の薬が神経伝達物質であるγ-アミノ酪酸（GABA）の活性を高めることについて説明しました（第8章）。GABAは、

神経系の活動全般を抑制するものです。ベンゾジアゼピン系の薬を繰り返し服用すると、身体は、GABA受容体の数と感受性を低下させたり、GABA活性に関連する他の脳プロセスを変化させたりすることによって、対応しようとします。すると、その変化によって今度は神経系を興奮させるシステムが活性化しやすくなります。ベンゾジアゼピン系の薬はGABA活性を増加させ、覚醒度の低下と神経活動の抑制をもたらしますが、全体としては、それを打ち消すような身体の変化が起こることになるのです。

この複雑な変化が起こると、ベンゾジアゼピン系の薬をさらに服用しても影響を受けにくくなります。つまり、「耐性」が出現するのです。また、これらの変化は、離脱症状を引き起こします。離脱症状は、薬によって生じていた生物学的変化が、薬を中止することによって、バランスがとれなくなってしまうことによって生じます。この状況では、「多くの神経伝達物質とその受容体、そして多くの脳システムが関係する抑えの効かないリバウンド」が起こります（Ashton, 1991）。離脱後すぐに起こる症状の多くは、もともと飲んでいた薬が起こす変化とは正反対のものになります。鎮静薬からの離脱では、覚醒が増したり、不眠症、多動および興奮状態が出現したりする可能性があります。刺激薬からの離脱では、覚醒度が下がったり、無気力、抑うつ、過眠が生じたりします。さらに、どんな薬の離脱症状でも、予測のつきにくいさまざまな症状がありえます。

以前は、薬がすっかり体内からなくなると、体は正常に戻ると考えられていました。薬によって引き起こされた変化は徐々に回復し、薬が開始される前の状態に戻るとされていたのです。しかし、このプロセスにかかる時間はわかっておらず、薬によって誘発されたすべての変化が最終的に正常に戻るかどうかもわかっていません。薬によって誘発されたいくつかの生物学的変化は長期間持続し、すっかり正常には戻らないこともあるというエビデンスが増えています。ベンゾジアゼピン系の薬や抗うつ薬から離脱した人の一部に見られるように、薬が体内に残っている時間よりも離脱症状が続く時間のほうがはるかに長いことがあります。この事実は、薬に適応しようとした体の変化がいつもすぐに元に戻るわけではないということをあらわしています。

長期に抗精神病薬を服用した後に起こることがある神経疾患、遅発性ジスキ

ネジアの予後（第4章を参照）も、薬によって誘発される生物学的変化が長期化したりずっと続くことさえあることを示しています。遅発性ジスキネジアは長期治療中に発症することが多いのですが、抗精神病薬を減らしたりやめたりした時に発症したり、悪化したりすることもあります。多くの人では、抗精神病薬をやめた後、遅発性ジスキネジアは徐々に改善していきます。これは、体が徐々に再び適応していくためだと考えられます。ただし、良くなるには何年もかかる場合があり、元に戻らない場合もあります。薬による変化が薬の中止後数ヶ月から数年続く可能性があるもう1つの例は、SSRI内服後の性機能障害です。このように、正常な生体機能が、薬の長期使用によって永続的に変化してしまう可能性もあるようです。

　長期間服用してきた薬をやめることは、身体的および精神的にストレスがかかることです。ほとんどの向精神薬は覚醒レベルに影響をおよぼすので、減らしていくことで覚醒度が異常に上がったり、異常に下がったりすることがよくあります。覚醒への影響とも関連していますが、多くの薬は、周囲の状況に対する知覚的、感情的感受性に影響を与えます。感覚を鈍らせていた薬をやめたときには、知覚や感情が非常に敏感になるかもしれません。これらもろもろの影響によって、これまで経験したことのない精神的な症状が現れてくることがあります。また、もともと精神疾患になりやすい傾向があった人にとっては、その精神疾患が発症するきっかけとなることもあります。

　精神的な不調で服用していた薬を中止する時に起こるかもしれないさまざまな問題を、1つずつ明らかにしておく必要があります。全ての人に服薬をやめた時に問題が起こるとは限りません。特に長期に服用していない場合には、薬物治療をとてもたやすく止めることができる人もいます。一般的には、薬を服用している期間が長いほど、止めることが難しくなります。離脱症状やその他の離脱関連の問題の起きやすさ、離脱症状の性質や重症度は、それぞれの薬で違っています。

　それぞれの向精神薬の離脱症状について述べる前に、まず、薬物治療を中止した時や減量していく時に起こるかもしれないさまざまな問題について概説したいと思います。

1. 急性の離脱症状

　精神科の薬のほとんどは、さまざまな脳内化学物質または神経伝達物質に影響を及ぼします。離脱症状は、薬によって変化を被ったすべての化学システムが関係して生じるものです。離脱症状自体の重症度はさまざまです。少しばかりわずらわしいだけのこともあれば、不快だったり耐えられないほど重かったりする場合もあります。離脱症状では、多くは薬の作用とは反対の状態になります。しかし、薬の本来の効果との関係が全く明らかでない症状を呈することもあります。たとえば、ベンゾジアゼピン系の薬やSSRI抗うつ薬の離脱症状で非常に特徴的な症状として、頭の中を電気が走るような感覚があります。この状態は、よく「ブレイン・ザップ（脳がびりびりする状態）」と表現されます。向精神薬からの離脱によって、多種多様な不快な異常体験が引き起こされる可能性があることがますます明らかになってきています。

　薬によって、離脱症状を引き起こす力は異なります。急激に作用し、体から急速に消失する「短時間作用型」の薬は、体内に長く留まる「長時間作用型」の薬よりも激しい離脱症状を引き起こします。薬の消失速度は、「半減期」によって表されます。半減期とは、体内の薬の濃度が半分になるのにかかる時間を意味します。半減期の短い薬は急速に体内から排泄されます。半減期の長い薬は体内に長く留まります。半減期が短く、強い離脱症状を引き起こす薬は、一般的に離脱がより困難です。例としては、ヘロインがあります。ヘロインは半減期が短い薬物なので、同じアヘン系薬物で半減期がはるかに長いメサドンより重い離脱反応を起こします。このために、ヘロイン依存からの離脱を試みる時にはメサドンがよく処方されます[i]。

2. 遷延性離脱症状

　予想されるよりも長く続く離脱症状を、遷延性離脱症状といいます。遊びで使われたりするドラッグであれ、ちゃんと処方された薬であれ、いろいろな薬の中断で起こることが知られています。しかし、身体の変化が正常化するのにかかる時間に関するデータがほとんどないため、離脱症状がどのくらい続くかはわかりません。以前は、離脱症状はせいぜい数日または数週間しか続かないと考えられていました。しかし、もっと長く続く可能性があることがわかって

きています。ベンゾジアゼピンなどの一部の薬は、他の薬よりも長期の離脱症状を引き起こす可能性が高いようです。しかし、神経系に作用する他の多くの薬でも、時にそのような長期の離脱症状を起こす可能性があることがわかっています（Substance Abuse and Mental Health Services Administration, 2010）。突然止めてしまうと、徐々に止めていくよりも長引く症状を引き起こす可能性が高いのではないかと思わせる例もあります。しかし、私たちには、確かなことがまだわかっていません。遷延する離脱症状は使用された薬と関係があり、たいていは急性離脱中に起きた症状が長引いたものです。ただし、睡眠、気分、集中力の乱れなどの特定の症状は持続しやすいようで、薬の種類にかかわらず生じる遷延性離脱症状です。

3．離脱そのものによる病状

　このカテゴリーは、急性および遷延性の離脱症状の概念と重複します。しかし、薬によってはその薬を止めたときに、薬を飲む前には存在しなかった新たな症状が生じたり、服薬前よりもひどい苦痛が生じることもあるということを、強調する必要があるでしょう。多くの薬でそれを止めていく時に、別の精神疾患そっくりの症状が起こりうるからです。たとえば、刺激薬からの離脱は長期間のうつ病にそっくりな状態を引き起こすことがあります。ベンゾジアゼピン系の薬とSSRIからの離脱は、持続的で著しい不安を誘発する可能性があります。抗精神病薬からの離脱は精神病状態のエピソードを引き起こすことがあり、精神病状態の既往のなかった人でも報告されることがあります。

　先に述べたように、こうした離脱によって起きてくる状態はこれまではあまり知られていなかったために、しばしば、もともとあった疾患の再発であると誤解されてきました。この場合、薬を止めたのは失敗だったと思われて、たいていは、その薬をまた処方されてしまうのです。そして、「これから一生薬を服用しなければならないですよ」と言われてしまうかもしれません。

4．離脱による再発

　いくつかの精神科の薬では、中止すると、もとの精神状態がまた現れることが報告されています。このことは、薬物治療を始める前よりも薬物治療を中止

した後のほうが、再発しやすいかもしれないということです。あるいは、長期治療を中止すると、中止しなくても後々起こったかもしれない再発が前倒しされただけだと考えられるかもしれません。この原因のメカニズムはよくわかっていません。やめていくことで誘発された生物学的変化がもともとあった状態を引き起こした、あるいは、やめていくプロセスそのもののストレスが個人の対処メカニズムを弱めてしまって再発しやすくしてしまったのかもしれません。このような作用は、リチウム〔リーマス〕と躁うつ病（双極性障害）の再発、特に躁状態の再発について最もはっきり示されています。抗精神病薬と精神病状態の再発にも、このような作用が関係しているというエビデンスがあります（詳細については以下を参照してください）。

　ゆっくりと段階的に薬を止めていけば、急速に止めるよりも再発を引き起こす可能性が低くなるというのはもっともなことでしょう。このことを裏付ける研究もあります。薬を徐々に減らしていけば、薬を減らすたびに身体がより少ない量の薬に再度適応することができます。そのため、薬によって生じた変化は、用量を減らすたびに身体にそれほど影響を与えなくなっていきます。しかし、離脱プロセスをどの程度段階的に行っていけば離脱による再発を防ぐことができるのかということははっきりしていません。

　その他のさまざまな離脱症状と同様に、薬を止めたり減らしたりしていく時に再発が起こるということは、ふつうは、やはり継続的に薬物治療を続けていくことが必要なのだと解釈されてしまいます。そのため、中止されていた場合には薬が再開され、減薬されていた場合には元の量に戻されることが一般的です。たいていは、薬を減らしたり止めたりする試みはもうやめましょうということになってしまいます。しかし、そういったエピソードが薬を止めていくプロセスそのものによって引き起こされている可能性があり、また、そのエピソードの症状が軽快するか、うまく治療できるのだとしたら、薬を止めたり減らしたりしていくことに再度チャレンジすべきでない理由はなくなります。ただし、このような場合には、前よりもゆっくりとやっていくことをお勧めします。

5．心理的依存
　すべての精神科の薬は、体と脳への薬理学的作用のために、何らかの離脱反

応を引き起こす可能性があります。これに加えて、薬なしでもうまくやっていけるかもしれないという科学的エビデンスがある時ですら、多くの人は薬なしでは自分はやっていけないと思い込んでいます。自分の脳内に化学的な不均衡があって、その脳の欠陥を是正するために薬物治療が必要であると医師から言われたり、そういった情報を読んだりするからです。こうして、多くの人が自分には薬が必要だと確信してしまうのももっともなことです。

精神科の薬をやめることが及ぼす心への影響

　精神科の薬からの離脱は、娯楽目的で使われるドラッグをやめることといくつかの類似点があります。精神科の薬を服用しているほとんどの人は、通常の精神状態を変えようとして薬を始めたわけではありません。しかし、実際には薬によって通常の精神状態は変わってしまっています。毎日処方薬を服用している人は、変化した精神状態で日常生活を送っていて、薬のない状態に再び適応することが難しい場合もあります。アルコール依存症や違法薬物に依存するようになった人々が、アルコールやドラッグなしで生活することを学ぶためにリハビリプログラムを経験しなければならないのと同じように、精神科の薬を長期服用している人も必ずしも一晩のうちに薬なしの生活に適応できるとは限りません。多くの精神科の薬は通常の感情的反応を抑制しますから、そういった薬を長期間服用してきた人は、普通に起こる感情をどう扱ったらよいのかを再び学んでいく必要があります。

　たとえば、精神科の薬を長期間服用してきた人は、何年もの間、怒りや恥ずかしさ、不安を感じてこなかったかもしれません。突然、そのような感情が起こるような社会的状況におかれると、非常に困ってしまうでしょう。鎮静作用の強い薬を服用してきた人は、いつも長時間眠っていて、目を覚ますと何もしたくないほどぐったりしています。こういった状態が何年も続いてきて、やっと薬を止めることに成功した人たちは、もう一度、どうやって自分の時間を過ごしたらよいのかを学ぶことになります。退屈したり孤独を感じたり、イライラしたりしないように、心と体を満たす何かを見つけなければなりません。感情を抑える薬を服用している人は、こういったことに縁遠くなっているのかも

しれないのです。

各種の薬からの離脱

抗精神病薬からの離脱

〔抗精神病薬からの〕急性離脱症状には、吐き気、嘔吐、下痢、インフルエンザ様症状、不安、興奮、落ち着かない感覚、不眠、痛み、しびれ、めまい、震えなどがあります。段階的に止めていくことで、これらの症状のほとんどは軽くすむでしょう。

状況によっては、抗精神病薬を中止すると新たな精神病状態の症状が現れることがあります（Moncrieff, 2008）。これは、精神科既往歴がなく、身体的症状に対して抗精神病薬に類似した薬を処方された人にときどきみられることです。精神疾患の既往があった人にも、以前は経験したことのない症状が現れることがあります。そのような場合、その精神病状態は薬を止めていく過程そのものによって引き起こされているように考えられます。つまり、それは離脱症状の一部なのです。この離脱精神病状態の症状には、一般的な精神病状態のエピソードの症状とは少しばかり異なる特徴があります。それらは、アンフェタミンまたは他の覚醒剤の大量使用によって引き起こされる症状を彷彿とさせます。妄想的な考え、敵意、攻撃性がよく見られ、幻聴だけでなく、「通常の」精神病状態では見られない幻視がある人もいます。

一部の研究者は、この状態を「過感受性精神病状態」と呼んでいます。これは、ドーパミン受容体がドーパミンに対して過度に敏感となることによって精神病状態が引き起こされるのだという考えです。この状態は、抗精神病薬などのドーパミン遮断薬を服用することによって引き起こされるものです。しかし、抗精神病薬からの離脱精神病状態が単にドーパミンシステムにのみ起因しているかどうかははっきりしていません。特にドーパミンシステムには強い影響を及ぼさないクロザピン〔クロザリル〕がもっともこの症候群を引き起こしやすいことをみると、ドーパミン以外の脳内化学システムが関与している可能性があります。しかし、抗精神病薬からの離脱精神病状態が、過敏さや感情の高まりを抑える抗精神病薬の作用とは反対の反応からなっていることは理屈に合い

144

ます。薬が取り除かれると、薬によって弱められていた感覚や感情が暴走を始めます。その結果、知覚の感度が高まり、それが幻覚や攻撃性などの感情の高まりとして現れます。

　抗精神病薬からの離脱に続いて起こる可能性があるこの急性精神病状態が、ほとんどの場合、クロザピンに関連しているということがいくつかのエビデンスによって明らかになってきています。クロザピンは他の抗精神病薬と比較して半減期が短い（体からすぐに排泄される）ため、クロザピンを中止するとより重度の離脱症候群を引き起こす可能性があります。実際にいくつかの研究では、クロザピンを中止すると、クロザピンを開始する前よりも、より混乱した深刻な状態となることがわかっています（Apud et al., 2003; Diamond & Borison, 1986）。

　統合失調症または精神病性疾患のある人は、抗精神病薬から離脱した後、もともとある状態が再発するリスクが高いというエビデンスもあります。抗精神病薬を中止した後の最初の数ヶ月間に再発の可能性が最も高くなり、その後、良好な状態が長く続くほど再発のリスクが低くなっていくことを示す試験やメタ分析がエビデンスとなっています。ランダム化試験では、追跡調査を続けていくうちに、長期になるほど抗精神病薬を中止した人と服用し続けた人の間の再発率の差が小さくなることが示されています（Gilbert et al., 1995; Leucht et al., 2012）。もし、もともとあった病気の自然経過が周期的に発現するもので、それをこれまでは薬で防げてきたのだとするならば、薬を止めたあとの再発は、それぞれの自然経過に従って時とともに一定の割合で起こるはずです。つまり、誰かが再発する可能性は、薬を中止してから3週間であろうと、3ヶ月であろうと同じになるでしょう。薬を中止したことによって薬で抑え込まれてきた慢性症状が表面化するのでない限り、薬が中止された時期に再発が集中するという根拠はありません。もとの慢性症状が表面化しただけの人もいるでしょうが、離脱の影響で、その慢性症状も本来より重篤な状態になっているということもありえます。

　抗精神病薬を徐々に減らしながら中止することで、離脱によって引き起こされる再発の可能性を減らすことができます。しかし、どのくらい段階的に減らしていけばよいのかは、よくわかっていません。大規模なメタ分析では、数週

間で抗精神病薬を減らした人と数日で突然離脱した人の間で再発の可能性に差がないことが示されました（Leucht et al., 2012）。一方、別の分析では、数ヶ月にわたって抗精神病薬を減らすと、抗精神病薬を突然中止する場合と比較して、再発の可能性が半減することが示されました（Viguera et al., 1997）。しかし、徐々に、たとえば、何ヶ月または何年にもわたって、薬を止めていくような研究は不足しています。ある研究によると、抗精神病薬を数年間で少量減らしていった患者は、減らさなかった患者よりも再入院する可能性が低いことが示されました（Steingard, 2018）。別の小規模な研究では、安定している人たちは、悪影響を受けることなく、6ヶ月間で抗精神病薬を42%減らすことができることが示されました（Huhn et al., 2020）。

　最近のエビデンスでは、ベンゾジアゼピン系の薬と抗うつ薬に関しては、深刻な合併症を回避するには、以前考えられていたよりもはるかにゆっくりと薬を減らす必要があるようです。

抗うつ薬からの離脱

　抗うつ薬はさまざまな異なる化学物質からなり、引き起こされる急性離脱症状は、それぞれの薬の性質によります。たとえば、三環系抗うつ薬（からの離脱）は、いくつかの抗精神病薬によって引き起こされる離脱反応に似た状態を引き起こします。その症状には、吐き気、嘔吐、下痢、インフルエンザ様現象、しびれ、痛み、不安、興奮、不眠などがあります。モノアミン酸化酵素阻害剤（MAO阻害薬）は、刺激薬と同様の離脱症候群を引き起こします。SSRIおよびSNRIからの離脱は、めまい、バランスの喪失、インフルエンザのような症状、吐き気と嘔吐、倦怠感、過敏性、不安、不眠症、電気ショックのような感覚（「ブレイン・ザップ」）、しびれてぴりぴりする感覚（ピンや針で刺されるような感覚）、虫の這うような感覚、灼熱感と痛みを引き起こします。離人感（現実や周囲から隔てられているという感覚）や現実感消失（自分の周囲が現実的ではないという感覚）も、SSRIからの離脱ではよくあります。

　パロキセチン〔パキシル〕、ベンラファキシン〔イフェクサー〕、デュロキセチン〔サインバルタ〕などの半減期の短い薬では、重度の離脱反応を引き起こす可能性が高くなりますが、同じことは他のすべての薬でも起こりえます。離

脱反応の出現率に関する適切な疫学研究はありませんが、調査や研究から、抗うつ薬をやめたときに約50％の人に離脱症状が起こるのではないかと推定されます。離脱を経験した人の半数弱が離脱症状は重度であったと報告しています（Davies & Read, 2019）。エビデンスによれば、抗うつ薬を服用する期間が長いほど離脱反応を経験する可能性が高く、より重症になることが示唆されています（Horowitz, 2020a）。これまで、抗うつ薬の離脱症状は約2週間続くと考えられていました。しかし、現在では、離脱症状ははるかに長く続く可能性があることが認められています。何週間も続くことが多いのですが、時には数ヶ月、さらには数年続くこともあります。長期にわたる離脱反応がどのくらいの頻度で発生するのかは不明ですが、アンケートに答えたり、オンラインのサポートグループに参加する人たちからは頻繁に報告されています。「抗うつ薬からのサバイバー」のウェブサイトに投稿している人の中では、SSRIを止めようとした人の50％が8ヶ月以上続く離脱症状を経験し、SNRI（ベンラファキシン、デュロキセチン）を止めた人の50％が7ヶ月以上続く離脱症状を経験していました（Stockmann et al., 2018）。

　抗うつ薬からの離脱が非常に困難で耐え難いという人たちもいます。多くの人が、離脱を試みている間、医療サービスからの支援は受けられなかったと言っています。また、離脱症状を訴えても医師は信じてくれず、多くの人が再発していると言われてしまうようです。離脱プロセスが非常に困難であるため、永遠に薬を使い続けるしかないとあきらめる人もいます。激しい離脱症状を経験した人たちの言葉を以下に掲げておきます。

　　私は現在、ベンラファキシンをやめようとしています。それは、正直なところ、これまでで最悪の経験です。量を減らすたびに、めまいや吐き気がひどくなります。

　　パロキセチンをやめるのにほぼ2年かかりました。それはひどい経験でした。いつも気分が悪い状態で、仕事を辞めなければなりませんでした。薬をやめた今でも、脳に電気ショックされているような感じがします。（Pestello & Davis-Berman, 2008）

…やめていこうとすると、頭をガツンとうたれたようになりました。興奮、不眠、それに気分の変動が起こったのです。それはひどいもので、自分がめちゃくちゃになりました。(Cartwright et al., 2016)。

躁うつ病または双極性障害のために処方された薬からの離脱

　研究によると、リチウムからの離脱では不安、過敏症、不眠症、予測不可能な感情反応の増強、立ちくらみ、覚醒の増強が引き起こされる可能性があります（Balon et al., 1988)。これらの症状は、リチウムの作用による神経系の抑制がとれてリバウンドし、過活動状態になっていることを反映しています。リチウムを徐々に減薬する場合、これらの影響は通常問題にはなりません。

　リチウム中止でもっとも憂慮されるのは躁うつ病のエピソード、特に躁状態の再発の可能性が高まることです。これもまた、リバウンドとしての過剰覚醒が起こったのだということができます。リチウム治療前後のエピソードのパターンを調べたいくつかの研究で、リチウムが開始される前よりもリチウムを中止した後のほうがエピソードを起こす可能性が一貫して高いということがわかっています（Baldessarini et al., 1999; Cundall et al., 1972; Suppes et al., 1991)。慢性うつ病のためにリチウムで治療された人を対象とした小規模な研究では、リチウムの離脱によって躁状態が誘発されました。このことから、躁状態や双極性障害の既往歴のない人にも躁状態が起こる可能性があることが考えられます（Faedda et al., 2001)。リチウムを中止した後に躁状態の再発が多いことから、リチウムは躁うつ病または双極性障害に特異的な効果があるとされてきました。しかし、リチウムから離脱することそのものが、躁状態を発症しやすい非常に危険な状態を作り出しているだけだとも考えられます。

　躁うつ病や双極性障害の治療にも使用される抗けいれん薬からの離脱に関する研究はほとんどありません。存在する研究では、離脱が不安、過敏症、不眠症に関連している可能性があることを示唆していて、これらは不快な場合があります。これらの症状は、薬の鎮静特性と一致します（Frey et al., 2009; Oto et al., 2005)。カルバマゼピン〔テグレトール〕を急にやめた研究では、幻覚、手の震え、激しい頭痛が一部の患者で起こりましたが、数日以内には解消したようです（Chen et al., 2014)。リチウムのように、躁うつ病や双極性障害に使

用される他の薬はすべて神経系の抑制薬であるため、これらの薬からの離脱は
躁状態をきたしやすいのではないかと思われます。しかし、そうなのかどうか
のエビデンスはほとんどありません。

中枢神経刺激薬からの離脱

　刺激薬からの離脱について私たちが知っていることのほとんどは、処方され
る刺激薬を服用している人ではなく、娯楽目的で自己使用している人たちの研
究から来ています。そういったドラッグをやめると、倦怠感、睡眠の増加、う
つを経験します。これらの症状は、1〜2回使用しただけでも若干起こります
が、繰り返し使用している人ほど重度となり、長引きます。離脱症状は通常、
最後の投与から数時間後に始まり、数日間続きます。覚醒剤、アッパー系ドラ
ッグを数週間にわたって毎日使用した人では、離脱症状として倦怠感、喜びの
喪失、抑うつ、神経過敏、不安、興奮、気分の変化、過眠と不眠、食欲増進、
集中力低下や頭痛を主とする状態が長期間続きます。抑うつと自殺傾向は通常、
最も深刻な合併症です。症状は通常、数週間以内におさまりますが、場合によ
っては数ヶ月続くこともあります（Lerner & Klein, 2019）。

　処方された刺激薬からの離脱についての情報はほとんどありません。少なく
とも成人の場合、影響はドラッグ使用者が経験するものと同様である可能性が
あります。しかし、刺激薬は通常、ドラッグ使用者が服用するよりも低用量で
処方されるため、離脱症状はおそらくそれほど深刻ではありません。子どもの
場合、いくつかの症例報告では、うつと一般的な不快感を特徴とする離脱症候
群が記載されています。これは、ドラッグ使用者によって報告されたものに本
質的に類似しています。

　刺激薬を1回服用して、効果が切れるときの「リバウンド」である活動亢進
と注意散漫も、離脱の一形態となっています（第7章を参照）。これは、身体
が薬の存在にどれほど迅速に適応するか、そして身体から薬が消失した際、ど
れほどすぐに離脱症状が起こるのかを示しています。

ベンゾジアゼピン系の薬からの離脱

　ベンゾジアゼピン系の薬による離脱反応はよく知られていて、さまざまな症

状があります。ベンゾジアゼピン系の薬は神経を抑制する薬であるため、それらをやめると神経系の活動が増進します。したがって、離脱症状としては、不安や焦燥感、不眠、気分の落ち込みなどがよく見られます。また、うずきやしびれ、痛み、頭の中を電気ショックされるような感覚（「ブレイン・ザップ」）など不快な感覚が起こることもあり、耳鳴り（耳の中でキーンという音やブーンという音が鳴る）、離人感、現実感消失、光や音や触覚の過敏などもよくあります。ベンゾジアゼピン系の薬は筋弛緩薬でもあるため、離脱症状には筋肉のこわばり、痙攣（けいれん）、チックなども見られます。インフルエンザのような症状（発汗や震え）、食欲不振、抑うつ、目のかすみ、心拍数や血圧の上昇なども起こります。Z薬も同様の症状を示しますが、離脱症状の研究はあまり行われていません。

　ベンゾジアゼピン系の薬には抗てんかん作用があるため、急激な離脱は危険なてんかん発作を引き起こすことがあります。また、突然の中止によって、精神病の症状や、混乱、自殺衝動、薬を飲む前には存在しなかったさまざまな行動障害が現れることもあります（Hollister et al., 1961; Preskorn & Denner, 1977）。

　離脱反応は通常、薬の半減期に応じて、服用を中止または減量してから数時間または数日以内に始まります。ジアゼパム〔セルシン、ホリゾン〕などの長時間作用型ベンゾジアゼピン系薬の場合、離脱反応が最大で数週間遅れることがあります。

　最新の推計では、ベンゾジアゼピン系の薬を6ヶ月以上服用している人は誰でも、薬の中止後にある程度の離脱反応を示すことがわかっています。40％の人は、中等度から重度の症状になります（Hood et al., 2014）。依存はすぐに起こり、ベンゾジアゼピン系の薬を服用してから4週間以内に50％の人が依存状態になることを示唆するエビデンスがあります（de las Cuevas et al., 2003）。

　ベンゾジアゼピン離脱は、薬の中止後数週間続くだけだと言われることもよくあります。これは一部の人、特にベンゾジアゼピン系の薬を短期間しか使用していない人には当てはまるかもしれませんが、離脱症状はしばしば何ヶ月も続く可能性が1980年代から知られています。それらは強くなったり弱くなったりしながら、通常は時間の経過とともに徐々に改善していきます（Ashton,

1987)。しかし、数ヶ月または数年も続く重篤なものであることもあります（Ashton, 1991）。離脱症状には一般に、不安、抑うつ、耳鳴り、痛み、しびれ、灼熱感、むずむず脚が含まれます（Ashton, 1991）。このような離脱症状が長引くと、他のよくある病気、たとえばうつ病とそっくりに見えることもあります（Ashton, 1987）。離脱症状が激しくて耐えられないために、薬を止めたくても止めることができないかもしれません。たとえすっぱりと止めることができたとしても、その後数ヶ月、あるいは数年もの間、できないことばかりになった生活に耐えなければならないかもしれません。

離脱の実際

　いろいろな処方薬を止めていくときにつきまとう難しさや危険性は、ずっと以前から知られていました。しかし、止めようというときに利用できる情報やサポートはほとんどありませんでした。この状況は、深刻で耐え難い離脱症状に苦しんでいる人々が声を挙げることで変わりつつあります。精神科ユーザーの組織Icarus Project（イカロスプロジェクト）によって作成された離脱ガイドラインは、薬をやめていくためのいくつかの一般原則を定めています（Hall, 2012）[ii]。心理療法家とカウンセラーのための詳細なガイダンスは、「処方薬依存問題英国超党派議員連盟」によって委託され、2019年に発表されました（Guy et al., 2019）。離脱をしようとしている人たちを支援するために、地方や国立のグループも生まれました。

　離脱の特定のリスクは、薬の種類と個人のメンタルヘルス上の抱えている問題の性質によって異なります。精神病性障害や躁うつ病（双極性障害Ⅰ型）と診断された人にとって、抗精神病薬やリチウムを止めたり減らしたりする時には、精神病状態や躁状態が再発しないかどうかが最も心配なところでしょう。抗うつ薬とベンゾジアゼピン系の薬では、重度の離脱症候群やその長期化を防ぐことが重要です。

　精神科の薬から安全かつ効果的に離脱する方法に関する研究が不足していることは、深刻な問題です。多くの場合、離脱をどのくらいの速さで、またはどのくらいゆっくりと行うべきかについての適切な情報がありません。突然の離

脱が生命を脅かす可能性がある状況がいくつかあります。アルコールと同様に、高用量のベンゾジアゼピンおよびバルビツール酸系薬からの急速な離脱は、たとえば、てんかん発作や重度の離脱反応を引き起こす可能性があります。このような状況では、医学的管理の下で、ゆっくりと注意深く止めていくことが重要です。

　抗うつ薬や低用量のベンゾジアゼピン系の薬を短期間服用している人の中には、数週間以内に問題なく用量を減らして中止できる人もいます。しかし、何年も薬を服用している人は、重度の離脱症状を経験する可能性が高くなります（Horowitz, 2020a）。薬を減らそうとしている人は、最初ためしに少しだけ減らして様子をみるのがよいでしょう。それがうまくいけば、数週間後にさらに減薬することができます。通常、用量が少なくなるほど、減薬量を小さくしていくことが推奨されます。これは、用量のわずかな変化が、高用量よりも低用量でより大きな影響を及ぼすためです。薬の生物学的作用の多くは、いわゆる双曲線を示します。例を図9.1に示します。これは、ベンゾジアゼピン系の薬ジアゼパムによるGABA受容体の占有率と刺激の関係を示しています（Horowitz, 2020b）。

　図9.1は、1日30mgまでの用量がGABA占有率の最大の増加率となることを示しています。30mgでは、受容体の60％が薬によって占有されています。60mgに増えても、占有率は80％弱にしか増加しません。さらに100mg、150mgに増やすと、占有率は80％強になります。

　神経伝達物質活性の大幅な変化とその結果としての離脱症状を最小限に抑え、スムーズに減量するために、減薬量は受容体占有率のパターンと一致させる必要があります。このため、用量は固定ではなく、各ポイントで現在の量の一定の割合（たとえば10％ずつ）で減らすことをお勧めします。そうすることで、プロセスが進むにつれて減薬幅を着実に小さくしていくことができます。たとえば、ジアゼパム20mgを服用している人が、週1回のペースで減薬していくと、7週間で10mgまで減薬されます。次の5mgを減らすのにさらに7週間かかり、最後の5mgはさらに25週間ほどかけて非常にゆっくりと減らしていくことになります。ただし、毎週の減薬は速すぎると感じる人もいるかもしれません。減薬するたびに体がどれくらいの時間をかけて安定していくのかは、

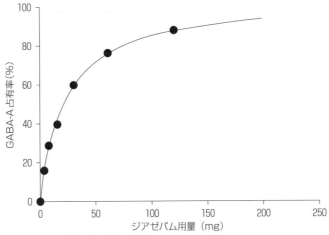

図9.1 GABA占有率とジアゼパム用量（Horowitz, 2020b）

わかっていません。このプロセスは薬や個人によって異なる可能性が高いため、より時間がかかる人も多いでしょう。起こった離脱症状が治まるまで待ってから、さらに減らすというやり方がもっともよいでしょう。

　半減期が長い（つまり、自然な状態では徐々に体から排出される）薬は、より穏やかな離脱反応で済むため、一般的には半減期が短い薬よりも止めるのが簡単です。半減期の短い薬を服用していて、半減期の長い同様の薬がある場合は、半減期の長い薬のひとつに代替するのが賢明かもしれません。ベンゾジアゼピン系の薬では、どの薬も互いに似通っているために、このやり方がうまくいくようです。ロラゼパム〔ワイパックス〕やアルプラゾラム〔ソラナックス、コンスタン〕などの半減期の短いベンゾジアゼピン系の薬を服用している人は、一般的には、半減期がもっと長いジアゼパムに変更するのがよいでしょう（表9.1を参照）。ただし、抗うつ薬と抗精神病薬は、ベンゾジアゼピン系の薬よりもそれぞれの薬が薬理学的に異なっています。SSRIのプロザック〔一般名：フルオキセチン、日本未発売〕は特に長い半減期です。おそらくそのために、フルオキセチンの離脱症候群はそれほど重篤ではないことがわかっています（Rosenbaum et al., 1998）。半減期が短いSSRIの代わりにフルオキセチンを使用すると、状況によってはSSRIからの離脱がうまくいく場合があります。し

表9.1　ベンゾジアゼピン系の薬とZ薬の半減期と等価量〔イギリスの商品名は削除し、日本での商品名のみ付記した〕

ベンゾジアゼピン系の薬	半減期（時間）※1〔活性代謝物〕	ほぼ同等の等価量（mg）※2
アルプラゾラム〔ソラナックス、コンスタン〕	6-12	0.5
クロルジアゼポキシド〔バランス〕	5-30〔36-200〕	25
クロバザム〔マイスタン〕※3	12-60	20
クロナゼパム〔リボトリール、ランドセン〕	18-50	0.5
ジアゼパム〔セルシン、ホリゾン〕	20-100〔36-200〕	10
フルニトラゼパム〔サイレース〕	18-26〔36-200〕	1
ロラゼパム〔ワイパックス〕	10-20	1
ロルメタゼパム〔エバミール、ロラメット〕	10-12	1-2
ニトラゼパム〔ベンザリン、ネルボン〕	15-38	10
オキサゼパム〔日本では1999年に発売中止〕	4-15	20
テマゼパム〔日本未発売〕	8-22	20
トリアゾラム〔ハルシオン〕	2	0.5
同様の作用を持つ非ベンゾジアゼピン系の薬		
ザレプロン〔日本未発売〕	2	20
ゾルピデム〔マイスリー〕	2	20
ゾピクロン〔アモバン〕	5-6	15

ジョン・アシュトンの許可を得て複製

※1．半減期；単回投与後に血中濃度がピーク値の半分に低下するのにかかる時間。活性代謝物の半減期は〔　〕内に示されています。これは個人ごとにかなり変動する可能性があります。
※2．これらの等価量は、一部の著者が使用しているものとは一致しません。これらは、離脱プログラム開始時にジアゼパムに切り替えた際の臨床経験にしっかりと基づいていますが、個人によって異なる場合があります。
※3．英国では抗てんかん薬としての使用のみが認可されています〔日本でも同様〕。

かし（先ほども述べましたが、）SSRIはベンゾジアゼピン系の薬ほど薬理学的に均一ではありません。したがって、フルオキセチンでも他のSSRIの中止によって引き起こされる離脱症状をうまく改善できない可能性があります。そのため、自分はフルオキセチンに変えてみてもうまくいかなかったと言う人も多いです。

　躁うつ病または双極性障害に使用される抗精神病薬、リチウムや他の薬からの離脱は、再発しないように段階的かつ慎重に計画されなければなりません。薬が低用量（公式の治療範囲を下回る可能性がある）で服用されている場合、より少ない用量で比較的強い効果をもっていると考えられますので、最終段階になるほど減薬速度を遅くすることが特に重要かもしれません。クロザピンなどの半減期が短い抗精神病薬は、最も重篤な離脱反応を引き起こします。しかし、抗うつ薬と同様に、抗精神病薬は薬理学的には非常に多様であるため、半減期の長い薬に置き換えるやり方が成功しないかもしれません。オランザピンは、クロザピンに最も近い薬理学的プロファイルを持っています。よって計画された離脱の前または途中でクロザピンからオランザピンに移行することを検討する価値はあるでしょう。あるランダム化比較試験では、クロザピンの中止直後にオランザピンを開始すると、プラセボと比較して、クロザピン関連の離脱反応の発生率が低下しました（Tollefson et al, 1999）。

　精神科の薬を止めようと決心した場合、心構えが大切です。どのような離脱症状があるのか、そして、それらがどれくらい続く可能性があるかを知っていれば、離脱症状を我慢しやすくなるでしょう。たとえば、服用している薬の半減期を知ることは重要です。離脱症状が始まるかもしれない時を大まかに知っていれば、万が一に備えて同じ化学分類のより長い半減期の薬へ切り替えてみることができます。残念ながら、人はそれぞれ違いますし、離脱に関する研究がほとんどないため、個人個人の症状がどのくらい続くかを正確に知ることはできません。最終的には、自分でやってみながら何が起こるかを確かめなければなりません。

　薬を止めようとしているときに困難なことが起こったとしても、その薬からの離脱をあきらめなければならないというわけではありません。離脱の途中ではなんらかの症状が出るでしょうが、時間が経てばよくなるだろうとわかって

いれば、それを乗り越えることができ、以前の量の薬を続けていかなくてもよくなります。薬を減らしたら重度の離脱症状が出たという人は、たとえば、一時的に薬を以前の量に戻して離脱症状が治まってから、今度は段階的な減薬をしていくこともできます。離脱期間中の追加のサポートや必要に応じて医学的アドバイスを受けたり医療を受けたりできるようにしておくことで、困難な離脱期間を乗り切っていけるだろうという人もいます。このとき、心理療法は、離脱症状に対処してストレスレベルを減らし、代わりの対処方法を見つけ出す助けになるでしょう。

　薬を服用しないと決めた人は、そう決めた理由となる適切な情報、さまざまな選択肢の長所と短所について話しあう機会、および離脱期間中にさらなるサポートを利用できるようにしておく必要があります。〔英国では〕精神保健法による強制治療の対象とならない限り、精神科の薬を服用するかどうかはあなた次第であることを忘れないでください[iii]。薬物治療を中止または減量しようとじっくりと考えて決定した時には、かかりつけ医またはメンタルヘルスチームが、あなたが減薬を行っている間、ずっとあなたをサポートしている必要があります。時に、専門家は減薬や薬の中止に強く反対することがあります。そのような専門家の態度は「あなたは失敗して再発してしまうに決まっている」というメッセージに聞こえるかもしれません。このような状況においては、薬を止めた経験を持つ人や、薬を止めようとすることに前向きな姿勢を示す組織からの支援が役に立つでしょう。

訳注

ⅰ）日本ではメサドンの適応は癌性疼痛のみで、ヘロインの離脱に関する適応はない。

ⅱ）日本語翻訳：http://willhall.net/comingoffmeds/?fbclid=IwAR0e9KwqyFyoolmosBUj549w2Q4kPPWVL_5dx0FOapRj7YPnDHms4EKF3dU

　　日本語版PDF：http://www.willhall.net/files/ComingOffPsychDrugsHarmReductGuide-Japanese.pdf

ⅲ）日本の精神保健福祉法では2022年現在、強制治療を規定する条文はない。

第10章

精神科の薬が役に立つのはどんなとき？

　これまでみてきた研究では、精神科の薬物療法に関して疾病中心モデルによる説明を受け入れる根拠が何もないことがわかっています。つまり精神科の薬が、化学物質の不均衡に作用すると考えられているのであれ、そうではない別のものと考えられているのであれ、根本的な脳の異常に対して作用しているという確たるエビデンスはないということです。薬物作用モデルでは、精神科の薬が有していると認められた効果を適切かつ申し分なく説明します。したがって、これらの薬が、仮説上の脳の病気、あるいは脳の欠陥を回復させるのだと仮定する必要はないのです。

　薬物作用モデルによれば、その個人が精神医学的な診断を受けているかどうかに関係なく、精神科の薬は精神および身体に変化をもたらす向精神性の物質と言えます。このように変化した状態は「意識変容状態」と呼ぶこともできます。これは、身体の通常の働きを薬がどのように変化させるのかということを強調した言い方です。薬物によって引き起こされた変化が人の行動に大きな変化となって現れる場合、薬の影響を説明する言葉として「中毒」という用語を用いることもあります。

　薬によって引き起こされる変化は、時に私たちが精神疾患と呼ぶ問題を覆い隠したり、抑えたりすることがあります。状況によっては、こうした効果が役に立つこともあります。精神疾患の存在とは関係なく、精神科の薬が精神的、身体的な変化を引き起こすことに異議を唱える人は1人としていません。そうであるならば、薬物作用モデルを精神科の薬の作用を理解するための当面の立

場として受け入れる必要があるでしょう。疾病を標的とした作用機序を薬がもっているという確たる証拠が出てくるまで、またはそのような証拠がない限り、薬物作用モデルで、薬が効いているのだと想定される必要があるのです。しかしながら、精神科の薬が精神状態に及ぼす作用がこれまで無視されてきたために、薬を理解するための薬物作用を中心にとらえた考え方は忘れられ、疾病中心モデルが支配的になっています。

　薬物作用モデルは、薬によって引き起こされる特定の変化または状態が、精神症状あるいは精神疾患の激しく良くない影響をどのように軽減するかを説明します。しかしながら、これらの薬が起こす変化によってかえって不都合なことが起こる可能性もまたあるのです。薬は私たちの通常の精神活動に変化を起こすので、薬を用いるメリットとデメリットの間には常に微妙なバランスがあります。

　たとえば、抗精神病薬は特徴的な精神的、行動的な変化を引き起こし、そうした変化は動物試験における動物や臨床試験における被験者にみられます。抗精神病薬は強力で際立った鎮静薬で、身体的、精神的な活動一般を弱め、通常の情動反応を鈍らせる作用があります。これらの作用は精神症状や興奮、苦痛を緩和する可能性があるため、急性で恐ろしい精神病エピソードのただ中にいる人にとっては役に立つかもしれません。しかしながら、抗精神病薬は人の全般的な精神的能力、感情、モチベーションや身体能力に影響を与え、日々の生活をより困難に、つまらないものにしてしまうかもしれないのです。

　躁状態は、過度の覚醒状態が特徴なので、鎮静薬がおそらく症状を軽減するでしょう。躁状態の治療で使用されるすべての薬に鎮静作用があります。リチウムを含むさまざまな鎮静薬による長期の治療は、躁状態の再発を減らすかもしれません。しかしながら、長期の治療効果を研究するための調査は、それまでの薬物療法を中止することによる悪影響を受けるので、再発を本当に減らすかどうかについてはまだ定かではないのです。もし、仮にいずれかの薬が再発の可能性を低くするのであれば、鎮静薬の長期使用が多くの望ましくない影響をもたらすという事実との比較検討が必要です。

　ほとんどの精神を変容する薬は、なんらかの形で私たちの感情に影響を与えます。しかしながら、こうした効果がうつ病の人になんらかの利益をもたらす

かどうかは実証されてはいません。短期的に不安を和らげる薬もありますが、この効果が最も高い薬であるベンゾジアゼピン系の薬は依存を起こしやすく、ある程度の期間使用した場合、薬を止めることが難しくなります。

　少量の刺激薬が投与されている子どもや大人は、覚醒レベルがわずかに上がるため、より集中力が増し、身体的な落ち着きが増します。ADHD評価尺度の点数もそれに応じて減少しますが、こうしたことが学業成績、仕事の生産性、あるいは日常生活の他の側面での向上につながるという根拠は現時点ではありません。注意力と活動性への効果が価値あるものかどうかは、行動に短期的な影響を及ぼす薬を用いることがもたらす影響の合計がどのようなものであるかによります。こうした薬を子どもに使うことは特に倫理的ジレンマを引き起こします。

科学的な研究の役割

　あなたが精神の病になった場合を考えてみましょう。疾病を標的に薬が効くと考えるモデルでは、あなたは、症状の原因である異常をきたしている生物学的なプロセスを抑える薬を必要としていると考えられます。理論的には、このモデルによれば、どの薬がどの症状を抑えるかは、科学的研究によって決定されます。すなわち、さまざまな疾患に関連していると考えられる化学物質、化学受容体、そして薬とそれらとの相互作用について、実験室で研究が行われます。その後に、実験室でみられた効果が実生活でみられるかどうかの確認をランダム化比較試験でおこないます。したがって、疾病を標的に薬が効いているというモデルが適当であると判断するならば、最初にあなたが実際にもっている根本的な疾病、あるいは生物学的な異常が何かを把握する必要があるのです。そのため、あなたは診断を必要としますし、そしてそれは普通は「科学」の専門知識をもつ医師によってなされるのです。

　診断に続いて、医師はあなたの特定の状態にあった正しい薬をみつけだすことができます。もちろん、今日では、あなた自身がこうしたことを行うこともできるでしょう。症状チェックリストを使って診断を行い、次にその診断に推奨される薬についてみてみればいいのです。ここで、問題となるのは、疾病中

心の考え方では、科学的研究によってのみ判断される「疾病」、あるいはなんらかの生物学的な異常を個人がもっているという考え方をするということなのです。ですから、正しい介入をみつけるには専門家の技術的知識が必要で、当然のことながらそれは専門家にしかできないということになります。

　反対に、薬物作用モデルで薬の効果を考えてみましょう。薬が役に立つかどうかを決めるには、薬によって引き起こされる変化の全体的な影響をみることが必要です。薬物作用中心のモデルでは、人が病気や生物学的な異常を根本的にもっているということを想定していませんが、そういった見方とも矛盾するものではありません。もし精神症状に生物学的な基礎があったとしても、薬物作用モデルでは、現在の薬が、そこを標的にしたり、治したりすることによって作用しているのではないと考えます。別の言葉で言うならば、薬は今、主張されているような方法では作用していないということです。

　いろいろな薬によって精神的、身体的な変化が起こることは、科学的な研究における体系的な方法で説明できます。動物実験やボランティアによる研究は、心理的な問題に関連した症状と特定の薬の効果を区別するのに役に立ちます。精神疾患の治療のために精神科の薬を服用しているとき、特に長期間にわたって薬を使用しているときには、個々の体験が薬によるものなのか、メンタルヘルスの問題が裏に隠されたものなのかを判別することが難しい場合もあります。しかしながら、アルコールを飲むことと同じように、私たちは誰もが薬を服用して、どのように薬の影響を受けているかについて体験することができます。私たちは、薬が眠くさせているのか、過敏にさせているのかを探ることができます。たとえば、薬が思考を曇らせるのか、あるいは思考をよりはっきりとさせるのかというように。つまり、薬が情動を強めるのか、抑えるのかがわかるということです。もし、私たちが精神疾患とよばれる何かによって苦しんでいるのなら、薬によるこうした効果が、私たちが経験している問題を助けてくれそうか、それとも助けてくれなさそうかを判断できますし、生活の他の側面にどのような影響を与えるのかをよく考えることもできます。ランダム化比較試験の結果は、プラセボ効果と自然な経過において明らかになってくるいろいろな問題を見込んだ上で、薬が特定の症状を改善させるかどうかを明らかにするために役に立ちます。しかしながら、〔ランダム化比較〕試験は、薬を服用し

た場合の広範な影響や薬を長期間服用した場合に何が起こるのかについては何も教えてはくれません。本当は、こちらのほうが薬を服用している人の生活において実際に起こっていることのはずです。

薬がもたらす作用

　精神科の薬を服用し始めるかどうかを決めるには、多くのことを考慮する必要があります。最も重要なことは、薬を服用し始めることを考えている人と、それを処方しようと考えている医師が、薬がもたらす精神的、身体的な変化の範囲について知る必要があるということです。次に、患者と医師は薬物療法の対象として考えている問題の性質と、それに対して薬がどのように有益であると考えているのかを明確にする必要があります。

　さまざまな性質の精神的苦痛に対して、どのような状態に変える薬が提案されるのでしょうか。表10.1は、現在処方されている精神科の薬に関する前章までの情報をまとめたものです。ドラッグユーザーたち〔処方薬ではない薬を使用する人たち〕は、薬が生みだすさまざまな体験を説明し、分類することに長けていますが、処方される向精神薬に関連する体験については注意が払われることがほとんどありませんでした。しかし、精神科の薬も、薬の種類によって微妙に異なる一連の変容状態を引き起こします。

　一般的に使用されている精神科の薬は精神的な混乱、あるいは興奮状態の悪化を何らかの方法で軽減します。しかしながら、その鎮静作用の性質は薬の種類によって異なります。ベンゾジアゼピン系の薬は、通常は心地よいと感じられる落ち着きとリラックス感に関連する眠気を引き起こします。対照的に、抗精神病薬と三環系抗うつ薬は、少なくとも高用量では、ゆっくりとしか動けず、制限されているような不快な感覚を引き起こします。薬が一般的に心地よいという感覚を引き起こすとき、それらが「多幸感」を起こすといいます。薬が人々に心地よさを感じさせないときは、「不快感」を起こすといいます。しかしながら、個人が一連の異なる薬にどのように反応するかにはばらつきがあります。ほとんどの人が抗精神病薬の効き方を嫌がりますが、我慢できる人もいますし、好ましいとさえ感じる人もいるでしょう。同様に、ベンゾジアゼピン

表10.1　精神科の薬がひきおこす主な精神的、身体的な変化について

薬の種類	例	〔薬が引き起こす〕主な精神的・身体的変化
抗精神病薬	第一世代薬（e.g.クロルプロマジン〔コントミン、ウインタミン〕、ハロペリドール〔セレネース〕、スルピリド〔ドグマチール〕）および、リスペリドン〔リスパダール〕、アミスルピリド〔日本未発売〕	傾眠・鎮静、情動鈍麻、頭に霧がかかった感じがあって思うようにできなくなる、筋固縮（パーキンソン症状）、体重増加、アカシジア、性機能不全
	オランザピン〔ジプレキサ〕とクロザピン〔クロザリル〕（およびメルペロン：日本未発売）	傾眠・鎮静、情動鈍麻、頭に霧がかかった感じ、食欲亢進、明らかな体重増加、性機能不全
	クエチアピン〔セロクエル、ビプレッソ〕	傾眠・鎮静、情動鈍麻、頭に霧がかかった感じ、体重増加、性機能不全
	アリピプラゾール〔エビリファイ〕	情動鈍麻、無気力、高用量における焦燥
抗うつ薬	三環系抗うつ薬	傾眠・鎮静、情動鈍麻、体重増加
	SSRI（選択的セロトニン再取り込み阻害薬）	無気力、情動鈍麻、特に若年において時に生じる焦燥、性機能不全
	SNRI（ベンラファキシン〔イフェクサー〕とデュロキセチン〔サインバルタ〕）	無気力、眠気、情動鈍麻、性機能不全
	ミルタザピン〔リフレックス、レメロン〕	傾眠・鎮静、食欲亢進および体重増加
躁うつ病／双極性障害に用いられる薬	炭酸リチウム〔リーマス〕	傾眠・鎮静、頭に霧がかかった感じ、体重増加
	バルプロ酸ナトリウム〔デパケン、バレリン、セレニカ〕（およびデパコート）	傾眠・鎮静、頭に霧がかかった感じ、体重増加
	カルバマゼピン〔テグレトール〕	傾眠・鎮静、頭に霧がかかった感じ、体重増加
	ラモトリギン〔ラミクタール〕	傾眠・鎮静、頭に霧がかかった感じ
ベンゾジアゼピンおよびZ薬		傾眠・鎮静、精神的緊張の緩和と筋弛緩作用、頭に霧がかかった感じ
中枢神経刺激薬	アンフェタミン※1、メチルフェニデート／リタリン※2	覚醒度、活力と心拍の亢進。低用量の場合は集中力の増加と活動量の低下。探索行動の減少、体重低下

注：「鎮静」という用語は、覚醒と神経系の活動を減らすという効果を説明するために使用する。通常、眠気と睡眠時間の増加として現れる。

訳者注：※1：英国ではADHD治療薬として使用されているが、日本では覚醒剤取締法において覚醒剤に指定

されており医療用としては使用されていない。体内でアンフェタミンに代謝されるリスデキサンフェタミン（ビバンセ）が2019年から発売されている。
訳者注：※２：日本では、普通錠のリタリンはナルコレプシー治療薬であり、徐放錠のコンサータがADHD治療薬となっている。

系の薬やアルコールの影響下にあることを多くの人は享受しますが、その効果を嫌う人もいるのです。

　鎮静剤はまた、感情に対してさまざまな影響をおよぼします。抗精神病薬は通常、感情的な反応を平板にし、モチベーションを減少させます。オピオイドも、感情面における無関心、あるいは精神的な感覚麻痺（オピオイドが作り出す身体的な知覚麻痺に関連しているのかもしれません）を引き起こします。しかし、これは抗精神病薬によって生じる無関心とは異なる性質をもっています。対照的に、アルコールやベンゾジアゼピン系の薬などの一部の薬は、感情的な反応を激化させ、抑制のきかない状態で行動する原因となります。これらの種類の薬は、たとえば人を怒らせたり、涙もろくさせたり、攻撃的にさせたりすることがあります。

　一部の薬は、それ以外の薬よりも、強力でよりはっきりした効果を持ちます。たとえば、SSRIの効果は微妙でとらえがたいものです。多くの人は、SSRIを服用している間、自分がなんらかの違いを感じていることに気づかないでしょう。服用をやめた後に自分の経験をよくよく思い返してみて、薬によって影響を受けていたことに気づくことがあるくらいです。対照的に、抗精神病薬を少量でも服用している人の多くは、内服前と内服後でははっきりと違っていることに気づきます。

　薬は、通常の感情や経験を再現するものでないことを正しく理解することが重要です。たとえば、薬が本当の幸せ、悲しみ、自信、プライド、あるいは嫉妬をもたらすことはありません。プロザック〔一般名：フルオキセチン、日本未発売〕やリタリンのような薬は、誰もがより幸せに、より自信をもって、より成功ができるようになる「ライフスタイル薬」もしくは「スマートドラッグ」だと話す人もいます。しかし、薬がそれほどまでに洗練されていて、なんでもできるものだと信じる理由はどこにもありません。覚醒が増した結果として、刺激薬が一時的にパフォーマンスを向上させることは以前から知られてい

ました。しかし、こうしたことが誰かをさらに賢くするというわけではないのです。いくつかの薬は確かにあなたに多幸感をもたらしてくれます。しかし、多幸感を持つことと、幸せになることは同じではありません。同様に、薬剤誘発性のうつ病は通常のうつ病エピソードとは違います。薬剤誘発性のうつ病は、たとえばリタリンのような刺激薬を服用している子どもや、刺激薬の離脱後の成人に起こる可能性があります。また長期に抗精神病薬を服用している人にも起こることが報告されています。これらすべてのケースにおいて、うつ病は、薬の別の作用と関連しています。ですので、薬剤誘発性のうつ病は、たいていのうつ病における心理的エピソードのような、〔その人その人が置かれた〕状況に対する理解可能な感情的反応として説明することができないのです。

　薬の影響下にあるということは、私たちの周りの世界にかかわるための通常の能力が低下している状態にあると言えるのかもしれません。私たちの環境で起きているすべてのことを知覚し、特に他者のように複雑な存在を理解するためには、私たちの機能がうまく働いている必要があります。鎮静作用のある薬は、覚醒度を落とし、知覚感度と感情反応を鈍らせることで、私たちの意識を低下させます。また、刺激薬は、思考の柔軟性を低下させ、注意の焦点を狭くします。

　しかし、精神病状態など重度の精神的な混乱もまた、環境に対する意識を損なう可能性があります。精神病状態やそのほかの極端な精神状態は、まわりの世界と適切かつ感度良く関わり合う私たちの能力を妨げる可能性があります。たとえば、妄想的な心配事に悩まされている人や、うつ病あるいは躁状態の人は、自分の現実的な環境に気づきにくくなり、社会的な期待に沿って他の人との関係を築くことが難しくなる可能性があります。こうした状態では、没頭していたり、または固執したりしているために危険にさらされることもあります。たとえば、車の前に出ていってしまったり、見知らぬ人ともめてしまったりするかもしれません。この状況では、薬物によって内的思考や感情を軽く和らげ抑制することが、その人の意識と他の人々との間の相互交流する力を改善させるかもしれません。一方、精神的に健康なときに向精神薬を服用していると、周囲で起こっていることに反応を返せなくなる可能性があります。

　第9章では、精神科の薬を服用することが有用かどうかを判断する際に考慮

すべき事柄として、特定の薬が引き起こす作用を打ち消す身体の適応反応をみてきました。たとえば、ドラッグユーザーは、ほとんどのドラッグがたいていは使い始めたときに最も強い作用があることを知っています。ドラッグをくり返し服用すると効果は弱まり、ユーザーが同じ「恍惚状態」を得るためにはますます多くの量を服用する必要が出てくるのです。薬を服用し続けると、最終的には、そもそも恍惚状態になることはほとんどなく、不快で苦痛な離脱症状を避けるためだけに、薬を使い続けることとなります。同じことが、精神科の薬の効果の少なくともいくつかで起こります。たとえば、睡眠薬として使われる薬は、日常的に使用すると眠りに対する有益な効果を急速に失います。あなたが睡眠薬の服用を止める時は、服用を始める前よりも眠りにつくことがより難しくなっているかもしれません。

　ですので、薬が引き起こす効果の範囲は限られていることを正しく理解することが重要です。薬は確かにいくらかの効果を生みだしますが、それ以上のものではありません。最も重要なことは、どんな薬であれ、誰かを通常の精神的に健康な状態に戻す薬はないということです。さらに、薬が生みだす有用な効果のいくつかは一時的なものにすぎません。つまり、薬というものは使い勝手の悪い道具だということです。薬が多くの問題の解決策を示すものであるとは思えません。

　精神科の薬を使うことを検討するときに明らかにすべき重要なことは、その薬で和らげようとしている問題の性質です。薬によってどうなることをその人は望んでいるのでしょうか。そして、それは薬が生みだすことができる効果と一致するでしょうか。根本的な異常や疾病を標的にして薬が効くという考えを捨てた場合にのみ、こうしたことを明確にすることができます。非常に多くの人々が、化学的な不均衡やその他の脳の異常があるのだと、今もって確信しています。そのため、その人が体験している問題の現実の性質をつきとめることが難しくなっている場合があります。けれども、それが明確にならない限り、薬が起こす状態がその人の役に立つかどうかを判断することはできないのです。

　躁状態エピソードのように、問題が過覚醒と過活動である場合は、選択できる鎮静薬が多数あります。問題が過敏症または妄想症である場合、鎮静薬、特に感情的な反応を抑える薬が役に立つ場合があります。他の精神病状態の症状

も、精神活動を低下させ、感情を抑制する薬が効果を現す可能性があります。不安と興奮は、少なくとも最初は、鎮静薬によってある程度軽減することができます。ドラッグを含めた精神疾患のために処方された薬、つまりベンゾジアゼピン系の薬や刺激薬などの多くの薬は、それが身体の中にある間は気分が良いと感じる人もいます。しかしながら、人を本当に幸せにしたり、悲しみや絶望の感情を解消したりする薬はありません。多くの薬が感情を鈍らせます。こうした効果を求める人もいますが、多くの人はこうした効果を嫌うのです。

　薬物療法が役に立つかもしれないという考えで医者のところに行く人の多くは、自分たちが脳疾病をもっていて、特定の薬がそれを正常にすることを助けてくれるという考えに影響されています。人を誤った方向に導くこの考え方は、失望につながるだけです。ある薬が効かなくなると、その人は別の薬を処方され、次にまた別の薬を処方され、時には同時に複数の薬を処方されることになります。その後、薬はさらなる心理的な症状と身体的な合併症を引き起こし、それらを和らげようとしてより多くの薬が必要になるのです。また、薬が役に立たないことに気づき、薬を止めようとすれば、離脱症状で何年も困難に直面する可能性もあります。

　特にうつ病、不安、または他のよくある訴えのために薬が処方された場合、個人が生まれつきもっている対処能力や根本的な問題に取り組む能力、モチベーションに薬が影響を与えてしまうことが懸念されます。あらゆる種類の不安や強い感情をうまく扱うことを学ぶには、そうした感情を経験し、乗り越える方法をみつける必要があります。薬によって感情が封じられたり、麻痺させられたりすると、このプロセスが妨げられるかもしれません。多くの心理療法家が、薬によって感情が抑制された場合、痛みを伴う記憶を受け入れることができなくなってしまうことを懸念しています。それらの感情が抑えられている間は、感情を効果的に処理していくことを学ぶことはできないのです（Guy et al., 2019）。

　一方で、深刻な虐待やトラウマに苦しんでいる人にとっては、治療のプロセスそのものが苦しくてたまらないものかもしれないと主張する人もいます。薬によって少しぼんやりしたり、感情が鈍っている状態にしておくことが、ある人にとっては自分の問題に直面して取り組むための唯一の方法なのかもしれま

せん。難しいのは、薬が実際にこうした方法で人を助けるという根拠が不足していることです。

薬物治療以外の選択肢について

　薬物治療以外の選択肢についてどのように考えるかは、精神疾患の本質についてどのように考えるかによってある程度決まってきます。心理療法や運動などの特定の活動は、薬の試験と同じくランダム化比較試験でテストされ、不安やうつ病などの状況で薬と同じくらい効果的であることがわかっています（Aylett et al., 2018; Schuch et al., 2016; Spielmans et al., 2011）。実際のところ、うつ病では薬や心理療法よりも運動のほうが効果的であるようです（Schuch et al., 2016）。認められている心理療法（認知行動療法など）は、短期的には抗うつ薬と同等の効果があり、その後の追跡調査ではわずかに〔薬より〕優れた効果があることがわかっています（Spielmans et al., 2011）。

　心理療法の難しさの1つは、それが高価で長い期間かかるということです。以前は多くの人がアクセスできなかったり、受けるまでに何週間、何ヶ月も待たなければなりませんでした。2009年以降、心理療法へのアクセス促進プログラム（Increasing Access to Psychological Therapies：IAPT）により、英国国民保健サービス（NHS）を通じて「会話療法（talking therapy）」の利用可能性が大幅に拡大しました。従来の生物医学的アプローチでは、不安やうつ病などの一般的な精神疾患によって起こる障害の増加傾向や職場での病気休業をくい止めることができなかったということがその背景にありました。また、ほとんどの人が投薬よりもセラピー（心理療法）を好むという報告もこのプログラムに影響を与えています（McHugh et al., 2013）。このサービスは、主として短期間の認知行動療法を提供しますが、電話によるガイド付きセルフヘルプからはじまり、症状が改善しない場合は1対1の治療に進むという「ステップ方式」をとっています。サービスに連絡した時点で診断が割りあてられますが、治療的なアプローチは「問題中心」であり、自分自身に注目することができます（Clark et al., 2018）。治療の成果は、うつ病と不安に関する症状スコアによって評価され、治療を受けた人々の回復率は50％です。治療を受けなかった

人々の回復率とどのように比較されるのかはまだわかりませんが、薬や他の心理療法的な介入をおこなった対照試験の結果と一致しています（Clark et al., 2018）。

　初期の試験的なサイトのデータは、10ヶ月後の追跡調査時に回復率が「おおむね維持された」ことを示しましたが、それ以上の長期の追跡調査のための資金提供はされませんでした（Clark et al., 2009）。「社会適応」と雇用状況（このサービスが始まるきっかけとなった主たる目的）に関するデータも公表されていません。IAPTは人間の悩みを医学モデルによって振り分け、単純化された診断を基にした手順を優先してしまい、人々の社会的および経済的状況に配慮していないとして批判されてきました（Marzillier & Hall, 2009）。また、各地におけるIAPTのサービスは、激増する需要があり（2019年4月までの1年間に160万人の紹介を受けました）、増え続ける人々を治療するという達成目標を実現しなければならないことによって危うくなっています（NHS Digital, 2019）。そもそもカウンセラーが足りておらず、働く人はすぐに燃え尽きてしまうのです。こうしたことでは、複雑で個別的な人々の問題の性質が見落とされ、表面的で機械的なアプローチになりかねません（Jackson & Rizq, 2019）。また、IAPTのサービスは抗うつ薬の使用を減らすようには設計されておらず、抗うつ薬処方の容赦のない上昇をくい止めてはいません。それでも、IAPTが設立される前に比べると、支援をおこなう専門家と自分の問題について話し合う機会がより広く利用できるようになりました。セラピー中に抗うつ薬の服用を始める人より、抗うつ薬の使用を止める人が多いことも報告されています（Clark, 2013）。

　しかしながら、精神疾患を個人の生活状況に対する人間の反応と考えるのであれば、特定の疾患をもつすべての人に単一の治療、または一連の治療があるという考え方は、その治療が薬であるか特定の種類のセラピー〔心理療法〕であるかにかかわらず、意味がありません。人はそれぞれ独自で個別的な方法で具体的な困難に対処する必要があり、そのためにはさまざまな形の支援が必要です。たとえば、人間関係の問題で誰かが落ち込んでいるならば、人間関係のカウンセリングが役に立つことがあります。ストレスが仕事上の困難さからきている場合、それを解決するためのサポートが必要かもしれません。

多くの人は孤独で、人生の目的意識を持てないでいます。失業や不安定な雇用が精神的健康にとって良いわけはありません。地域社会がばらばらになり、個人や地域社会に誇りと帰属意識をもたらす安定し熟練した人の手による仕事の喪失、そして宗教や政治組織の影響力の低下により人々は孤立し、漂流し、無力感を味わっています。マスメディアは、成功して充実した人生を送っていると思われる人のイメージや姿を流して人々を追い詰めます。特に有名人の生活文化のように、日々裕福で魅力的な姿をみせびらかされることで、ますます自分はだめだと感じさせます。地域社会、経済的安定、友人、そして意味のある活動はすべて、私たちが安定感と目的意識を持つために必要なものであり、そうした安定感と目的意識は、私たち全員が精神的な幸福を維持するために不可欠なものなのです。

統合失調症あるいは精神病状態のある人々への〔薬物療法以外の〕選択肢について

　メンタルヘルス上のありふれた問題に悩む人に対して薬物療法以外の選択肢が提供されてきたように、重度の精神疾患の人々に対しても、薬を使わずに、あるいは最小限の量にしてその回復を助けようという努力がなされてきました。ここ数十年の間に、抗精神病薬の使用を最小限に抑えながら精神病状態または統合失調症のエピソードを経験している人々を支えることを目的とした、いくつかのサービスが試みられてきました。このうちの1つが、米国政府が資金提供をおこなった研究プロジェクトの一環として、1971年に精神科医のローレン・モシャーによって設立されたカリフォルニア州のソテリアハウスです（Mosher & Menn, 1975）。これは1960年代にスコットランドの精神科医R・D・レインによって設立された、ロンドンの治療共同体「キングスレイ・ホール」に一部触発されたものです。もう1つの治療施設である米国メリーランド州のチェストナット・ロッジも、1970年代から1980年代にかけて、薬物療法を用いずに多くの居住者を治療しました（Fenton & McGlashan, 1987）。

　これらの施設は、その後閉鎖されたり方針を転換したりしましたが、ソテリアモデルを基にした居宅施設がスイス、ドイツ、フィンランド、イスラエル、そして米国のバーモント州とアラスカ州に開設されています。チェストナッ

ト・ロッジの患者が集中的な精神分析療法を受けたのに対して、ソテリアのアプローチは侵襲的にならない形の仲間づきあいを通じて居住者を支援するものでした。人々は精神病状態のエピソードから自然に抜け出し、同じような状況にあった人々の助けを借りて、その経験を振り返ることができるようになるという考えでした。このプロセスは、「ともにいる」ことと表現されることもありました（Jacobs, 2018）。

　フィンランド北部では、抗精神病薬の使用を最小限に抑えることを目的として、精神病状態の初発エピソードを経験している人々のために1990年代に地域精神保健サービスが組織されました（Lehtinen et al., 2000）。このサービスは集中的な家族療法と心理社会的な支援を提供するもので、治療を受けた人の40％以上が抗精神病薬の使用を回避することに成功しました。こうしたサービスから生まれたオープンダイアローグという治療アプローチは、地域精神保健チームのサポートだけではなく、それぞれの家族とソーシャルネットワークも治療に引き込むことで、いくつかのケースでは抗精神病薬を用いなくても精神病状態の人々が回復していきました（Bergstrom et al., 2018）。

　こうしたサービスでは診断をもとにした治療がなされるのではなく、薬物療法を使わず、あるいは薬物療法と併用しながらさまざまなリソースを用いて、それぞれの個別の問題を理解し解決するような支援が基本となっています。精神病状態の人々のためだけに特別に設計されたわけではありませんが、英国東部のサルニ・ティミミ教授によって開発された成果志向の子どもと青少年のためのメンタルヘルスサービス（the Outcome Oriented Child and Adolescent Mental Health Service）は、もう１つの非診断サービスの例です。このサービスでは子どもと家族が自分たちの問題を理解することを助け、治療目標を一緒に立てられるように支援することで、薬の使用を最小限に抑えようとしています（Timimi et al., 2013）。

　最近のレビュー論文は、抗精神病薬の使用を最小限にするか、あるいは使用しないことを目的として精神病状態の人々のために設定されたサービスの具体的な成果を調べています。これらの「最小限の投薬」サービスの多くが、抗精神病薬を使用する治療に大きく依存している主流のサービスよりも、同じくらい良いかずっと良い結果をもたらしていることが見出されています（Cooper et al., 2019)。これらのサービスのほとんどで、治療を受けた人々は、高用量の薬物療法を伴う従来のサービスで治療を受けた人々と同じように、入院を回避しているか、回復または良好なレベルとなっていました。最近オーストラリアで実施された、精神病状態の初発エピソードを経験している人を対象としたプラセボ対照試験では、良好な社会的支援のサービスを受ければ、抗精神病薬を使用することなく回復できることが明らかになりました（Francey et al., 2020）。

　しかしながら、メンタルヘルス上の問題が深刻で長期化し、薬物治療の有無にかかわらず、充分には回復しない人もいます。この問題の原因は必ずしも明らかではありません。ひょっとしたら、それはその人らしいとしか言いようがないことなのかもしれません。私たちは皆違っており、現代の世界での生活が他の人よりも難しいと感じる人もいます。薬が効かない場合は別の答えが必要だとよく考えられますが、必ずしもそうとは限りません。苦しんだり、悩んだりしているあいだ、それが自然に回復するまで、ただケアとサポートが必要な人々もいるのです。そして、人生のほとんどをうまくやっていくことができず、しかるべきレベルのケアをずっと必要とする人々も少なからずいるのです。

精神科の薬を飲む時に主治医に尋ねるべきこと

　精神科の薬を使い始めることを検討している人は、使うことを決める前に、以下の質問を医師にすることをお勧めします。すでに精神科の薬を使用している人には、こうした情報は服用を継続したいかどうかを考えるのに役立つかもしれません。

１．その薬を飲むとどんな状態になるのでしょうか？　服用するとどのような感じがして、それは私の精神的な能力と日々の感情にどのような影響を与えますか？　その薬は、体にどのように影響してどのようなことが起こるのでしょうか？
２．数週間・数ヶ月間続けて薬を使用するとどうなりますか？　最初の効果は持続するのでしょうか？　それとも体が慣れてきたら効果は失われますか？

他に影響が出るでしょうか？　最初の効果をもたせるために、量を増やし続ける必要がありますか？

３．薬が私の問題に役立つという根拠はありますか？　研究ではどのような効果がわかっているのでしょうか？　その効果は私の人生に意味のある違いをもたらすでしょうか？

４．薬を飲まないで回復したり、改善したりする可能性はどのくらいありますか？

５．薬物療法以外の方法として、他にどんな方法があるでしょうか？

６．薬を服用してから何かよい変化が起こるまで早くてどのくらいかかりますか？

７．薬をやめたらどうなりますか？　どのような離脱症状が起きる可能性がありますか？　それらはどれほど深刻で、どれくらい持続しますか？　またどのようにすれば回避できるでしょうか？

８．薬が脳や身体のシステムに長期的・永続的なダメージを与えるかどうかについて、研究ではどんなことがわかっていますか？

９．薬を使用しないことを決めた場合や、一時的に使用して薬を止めた場合、そうしたことが保健サービスにおいて推奨されていなくても、私は支援を受けられるでしょうか？

　第3章でみてきたように、精神科の薬の研究は、疾病中心モデルに偏っています。ですので、これらの質問に対する答えはまだほとんどありません。これらの質問にデータを提供するには、まったく新しい研究プログラムが必要です。しかし、私たちが正しい質問をしなければ、研究者コミュニティは答えを出すための研究など、やろうとはしません。残念なことに、現在のところ、まったく不十分な情報しかないなかで、精神科の薬を使い始めるかどうかの判断をしなければならないのです。

第11章

精神科薬物療法の未来に向けて

　この本で私は、精神科の薬の働き方や役割についての現在の仮説は間違っていることを主張してきました。これまでの主流の見方は、薬は疾病に対して効くという疾病中心モデルでしたが、精神科の薬が、根底にある生物学的異常を治しているということはありません。それどころか、精神科の薬は、異常な生物学的状態を作り出しているのです。精神医学で使用される薬は、精神に働き、体と脳の正常なメカニズムを変え、人々の考え方や感じ方、行動を変えてしまいます。精神科の薬は精神に作用する物質ですので、薬を飲めば、心理的・感情的な問題の現れ方が変わったり、抑えられたり、覆い隠されたりするのは当然でしょう。こうした薬の効果は、探し求めていた根底にある状態の改善なのだと解釈されてしまうかもしれません。

私たちはどうやってここにたどり着いたのか

　半世紀にわたって、薬物中心モデルが正しいのだと思われてきました。しかし、そのことの確かなエビデンスはありません。精神医療の専門家、研究者コミュニティ、そして社会の多くの人たちが、精神科の薬の本質を、これほど長い間にわたって間違えてきたのはなぜでしょうか。欠陥があり根拠のない理屈がどのように支配的になったのでしょうか。その答えは、疾病中心モデルを真実であると信じ込ませることで得をする強大な利権の存在にあります。

　20世紀の精神医学の歴史をみていくと、精神医学の専門家が他の領域の医学

分野の専門家と肩を並べようと必死になって薬の疾病標的モデルに飛びついたということがわかります。〔英国で〕国民保健サービスが導入され、すべての専門分野の医師に一律の報酬がもたらされる前は、精神科医は「継子扱いされる」職業でした。精神科医は、他科の医師ほど高く評価されていないことや、給与が高くないことも不満の種でした。20世紀半ば、精神科医たちは、インスリン誘発性昏睡療法、電気けいれん療法（ECT）、根治的脳外科手術（前頭葉ロボトミー）など、さまざまな身体的処置を採用しました。それらの処置は「治療」として、患者に施されることになりました。そういった「治療」をすれば精神科医でも、他科の医師と同じように、人の体に何やらうまいことをやっているように見せかけることができたのです。

これらの治療法はしっかり研究されておらず、効果もなければ危険ですらあったのですが、かつて、準刑務所あるいは「不治の病のゴミ捨て場」（Porter, 1987, p. 20）とまで認識されていた古いアサイラム（収容施設）が、そういった治療を採用することによって、「精神科病院」なのだと言い張ることができるようになりました。そして、精神科医や看護師は、刑務所の看守であるというイメージを振り払うことができたのでした。1950年代に新しい世代の精神科の薬が登場したとき、その新薬は以前の身体的「治療」が担っていた役割を引き受けました。他科の病気の治療でも薬がますます重要になり、医学は薬と切り離せないものになったわけですが、精神医学でも同じことが起きたのです（Moncrieff, 2008）。

ECTやインスリン昏睡療法などの危険で手間がかかる身体的処置とちがって、薬は外来患者にも処方することができ、重宝されました。こうして、精神科医は臨床の場を広げていき、ソーシャルワーカー、心理士、心理療法家など医療職以外のライバルと競わなくてもやっていけるようになりました（Moncrieff, 2008）。

しかし、精神科の薬はすぐには疾病中心的な治療法とみなされたわけではありません。1950年代に新しい抗精神病薬を最初に使用した精神科医たちは、その作用を薬物作用モデルで観察していました。彼らは新薬を特殊な鎮静薬とみなしていました。新薬は、それまで使用されていた鎮静薬とは異なる特徴を持っていたため歓迎されましたが、当初、基礎にある疾病を標的にして作用する

薬だと考えられていたわけではありません（Moncrieff, 2013）。しかし、薬が疾病中心的な仕方で作用するという考えが示され始めると、精神科医たちはその説明に魅了され、薬の作用を説明する別の方法があることを簡単に忘れてしまいました。なぜなら、精神科医たちには、このような心変わりを動機付ける職業上の心配事があったからです。その心配事は、1950年代と1960年代に、娯楽目的でドラッグが使われるようになったことに基づいていました。

　その時代、アンフェタミンやバルビツール酸塩などの処方薬の乱用が起こり、「娯楽目的のドラッグ」使用が始まっていました（Rasmussen, 2008）。この新しい現象が知られるようになると、医師は自分たちの処方が医学的に正当であると主張しようと必死になりました。精神科医は、自分たちが処方する薬はドラッグユーザーの間で人気のある薬と比べ、「より特異的」であることを強調しました（Goldman, 1966, p. 526）。欧米諸国は刺激薬やバルビツール酸塩、続いてベンゾジアゼピン系の薬であふれかえっていました。その状況では「医師がドラッグの売人になっている」と非難される恐れがありました。精神科の薬が根本的な異常や疾患を標的にして、特別な方法で作用しているという考えは、そういった非難への反論にもってこいでした。

　製薬業界も、また、薬が疾病に特異的に作用するという考えを積極的に推進しました。過去数十年にわたって、製薬企業の資料では、精神疾患の基盤に脳内の化学的不均衡があるのだと主張され続けてきました。そして、その化学的不均衡は薬によって修正できるとされました。たとえば、製薬企業ファイザーが2011年、自社製品の、ある薬のWebサイトで、統合失調症の原因を次のように説明しています。

> 特定の脳内化学物質（神経伝達物質）の不均衡が、疾患の症状につながると考えられています。薬物療法はこれらの化学物質のバランスをとるために重要な役割を担います。（Moncrieff, 2008に引用）

　プロザック〔一般名：フルオキセチン、日本未発売〕のメーカーであるイーライリリーは、同様に2006年、「プロザックのしくみ」について次のように説明しています。

…うつ病の人には神経細胞が互いに情報を伝達するために必要な化学物質である脳内神経伝達物質の不均衡があるというエビデンスが増えてきています。多くの科学者が、セロトニンの不均衡がうつ病の発症と重症度の重要な要因である可能性があると信じています。(Moncrieff, 2008年に引用)

　大ヒットした抗精神病薬ジプレキサ（オランザピン）の宣伝で、イーライリリーは、こう説明しました。「抗精神病薬は脳内に**自然**に存在する化学物質のバランスをとることで作用すると考えられています」（強調は著者による）(Moncrieff, 2013に引用)。この宣伝では、「自然に」という言葉を使うことで、薬が「不自然な」作用を持たず、根本的な異常を単に治しているだけだということをほのめかしています。

　逆に、製薬会社のWebサイトでは、精神科の薬について薬物作用モデルを使った説明がないことは注目に値します。「抗精神病薬は、精神活動**全般**を鈍らせることで幻覚を軽減させます」というような説明を見ることはありませんし、SSRI抗うつ薬が私たちの感情をわずかに鈍くさせて、少し眠気を誘うことに役立つかもしれないことや、三環系抗うつ薬が私たちを眠くすることで、落ち込んでいると感じる余裕もなければその力もない状態にするということは知らされません。躁状態の治療に推奨される薬でも、鎮静作用が強いから有用であるということは伝えられませんし、刺激薬が覚醒を高めることによって作用することも伝えられません。こうした薬物作用モデルの説明を知れば、薬ができることと、できないことの理解が進みます。それに、こういった物質を使用するかどうかについて、より多くの情報に基づいた決定をすることができます。しかし、そうではなくて、疾患や化学的な不均衡や別の特定されていない生物学的異常があって、それは薬によって元に戻るのだと繰り返し言われてしまうのです。

　このメッセージは、専門家団体や非営利団体による公式見解で繰り返され、確立された事実であるかのようにメディアによっても報道されています。このようにして、精神医学的知識が商業的利益によって歪められてきました。しかし、指導的な精神科医や研究者は、うつ病のセロトニン理論について問い詰められたとき、説得力ある裏付けとなるエビデンスを示すことができませんでし

た（Lacasse & Leo, 2005）。米国の有名な精神科医は、化学的不均衡は単なる比喩であり、文字通りに受け取られることを意図していないとさえ述べました（Pies, 2011）。しかし、このことが、専門家や一般の人々の解釈と異なっていることは明らかです。何十年にもわたる宣伝の結果、うつ病やその他の状態にあるほとんどの人は、脳内の化学的不均衡やなんらかの脳の異常があり、そのことについての現実的で説得力のある証拠があるのだと信じてしまったのです。

　製薬業界は、りっぱな疾病中心モデルを推進してきました。そのことで、業界は精神科の薬を何百万もの普通の人々に押し付けることを可能にしました。薬は病んだ人々を苦痛から解放する輝ける天使のように見えるかもしれません。疾病中心モデルは、薬が根本的な異常を元に戻したり、元に戻すことを助けたりすると考えるので、薬物治療が有益に違いないと思わせることができます。製薬業界にとっては、役に立つモデルです。もし、薬が疾患や機能不全の脳や体を、より正常な機能に戻すのに一役買うとしたら、薬を服用しないことは、非合理的な怠慢行為と言えるでしょう。しかし薬物作用モデルでは、精神科の薬が、精神を変化させる薬（向精神薬）であり、人々が変性状態を経験したり「ハイ」になったりするために服用するドラッグと本質的に変わらないことが強調されます。今日の世界で、うつ病や不安に苦しむ何百万人もの人たちが自分の問題に対処するために、薬物で酩酊すべきだというメッセージは、受け入れられないものなのではないでしょうか。治す必要がある化学的な不均衡があるのだという考えのほうが、市場では有用なのです。

　政府もまた、精神科の薬が疾患を治しているという考えを支持してきました。精神疾患は医学的な疾病であり、精神科の薬はインスリンが糖尿病を治療するのと同じ方法で治療をしている、もしくは元に戻すという考え方が政府にとっても魅力的な理由はいくつかあります。そういった考え方は精神医学的苦痛と混乱の性質についての話を単純化し、「すべての病気に薬を」という具合に、簡単に技術的解決策を提示してくれます。つまり、政府が、精神医学的問題が提起する難しい問題に取り組む必要がなくなるということです。政府は、薬の疾病中心モデルのもとで、悲惨さと不安は人々の脳に存在する疾患であるという考えを強化することによって、人々を不幸にしたり苦しめたり、生活を苦しくさせたりする社会的条件を無視することができます。また、このモデルでは、

犯罪すれすれの行動や、あるいは犯罪と言えたとしても、個人の精神状態のため、刑法で対処することはできないような挑戦的、反社会的行動をいかに管理するのかというジレンマを政府が解決する必要もなくなります。そのような行動が医学的問題とされる場合、望まれない治療を強制することについての倫理的ジレンマはなくなるのです。治療を拒否する人は、選択が尊重されるべき自律的な個人としてではなく、疾患の影響下で行動しているのだと判断されます。こうして、個人、家族、社会の権利のバランスをとる方法についての難問を避けることができるのです。

　最後に、疾病中心モデルは、一般の人たちにも人気があります。なぜなら、精神疾患と呼ばれる複雑な「生きる上での問題」を、私たちの制御や責任の及ばない医学的問題にすることができるからです（Szasz, 1960）。そういった問題は、私たちの脳の問題であり、私たち自身の問題ではありません。自分が惨めな気持ちになるのはなぜかを知るために、自分自身や自分の人生について考える必要はなく、何かを変える必要もなくなります。

　私たちがしなければならないことは薬を飲むことだけです。もちろん、単に薬に頼るだけでなく、治療によって、もしくは自主的に、自分自身と自分たちの生活に変化を起こそうとする人が多いことも事実です。しかし、たとえば、うつが薬物治療によって矯正される脳の化学的不均衡の結果であるとされた場合、生活に変化を起こさなければならない理由がわからなくなります。実際、大学生を対象とした研究では、うつの化学的不均衡理論の説明を受け入れる人は、回復の可能性について、より悲観的であること、セラピーや他の非薬物ベースの介入の可能性に対する信頼も低いことがわかっています（Deacon & Baird, 2009）。精神疾患は脳の異常であるという考えを受け入れ、薬物治療こそが解決策だと思ってしまうと、自分の人生を変えようとする努力が台無しになってしまうのかもしれません。

　自分は疾患を持っている、もしくは、機能不全の脳を持っているというメッセージを受け取ることで救われたと思う人もいます。そのメッセージによって、罪悪感と自己非難は軽減され、危機に陥ったとき、乗り越える助けになる可能性もあります。薬を服用するという単純なことで、物事をより良くできるという考えは魅力的です。しかし、長期的にみると、そう考えることで、自分自身

を信頼する心が失われてしまうこともあります。その人が良くなり始めた時、それは薬のおかげだと思うかもしれません。回復を成し遂げたのは自分の力だとは思えなくなってしまうかもしれません。そのため、その人は自分自身を、傷つきやすく、脆弱であると感じ続け、困難な時期を乗り越えることができたという自信を育むことも難しくなります。このことで、将来問題が起きたり、「再発」したりする可能性が高くなるかもしれません。

精神疾患の本質とは

　では、薬の作用理論を考えることは、精神疾患の本質を理解する上で、どのような意味があるのでしょうか。精神疾患を脳疾患と見なすべきか、心理的反応または社会問題と見なすべきかを判断する役に立つのでしょうか。第2章では、うつ病のセロトニン仮説やモノアミン仮説、統合失調症のドーパミン仮説、その他、あまり知られていない仮説で想定されている特定の神経化学的異常が、特定の精神疾患、または精神症状を引き起こすという直接的な証拠が、ほとんどないことを明らかにしました。何十年もの間、ある薬がある状況で効果を発揮するという事実によって、その薬が根本的な脳の異常または疾患に作用すると信じられてきました。そして、その薬のメカニズム自体が疾患の本質の解明に役立つものとして受け入れられてきました。つまり、薬が疾病中心的な仕方で作用していることが想定された上で、精神状態の原因に関する仮説が、薬の神経化学的作用を反映するように作り出され、次々に改良されてきたのです。たとえば、統合失調症のドーパミン仮説は、統合失調症の原因は抗精神病薬の作用と反対のメカニズムであるはずだという想定をもとにしています。抗精神病薬はドーパミン活性を低下させるのだから（確かに少なくとも抗精神病薬の一部は低下させます）、統合失調症はドーパミン活性が増加した結果であるに違いないというわけです。

　精神科の薬を理解するための薬物作用モデルの考え方自体は、そういった精神状態が神経化学物質の不均衡を含む脳の異常によって引き起こされる可能性があるという考えと矛盾しません。実際、糖尿病が膵臓の疾患であり、肝硬変が肝臓の疾患であるのと同じように、薬物作用モデルは、精神疾患が脳の疾患

であるという見解とも、完全に両立するものです。しかし、精神医学的問題の本質や原因が何であれ、現在の精神科の薬が、精神疾患の症状とは関係なく、精神的変化、行動的変化を起こすという事実は変わりません。したがって、薬物作用モデルでは、現在のところ私たちが手にしている薬は疾病中心的に働くわけではなさそうだということも示されることになります。薬物作用モデルでは、精神科の薬が、根底にある生物学的プロセスや欠陥を治すことによって働くのではなく、まったく異なる方法で作用していると考えます。そうだとすると薬の作用を根拠として精神疾患が脳の異常な状態や疾病の結果であるという見方を維持することはできなくなるでしょう。

こうして、精神疾患は根本的な脳の異常の現れであるというテーゼに問題が出てきます。なぜなら、精神疾患を治療するために薬が誘発する作用自体が、この考えの最も強力な証拠として提示され続けてきたからです。統合失調症のドーパミン仮説と、うつ病のモノアミン仮説の議論で見たように、精神症状が特定された脳の異常によって起こるという証拠は、この他には、ほとんどありません。精神疾患をもつ人々の脳に、特定の問題や症状に特異的に関連する一定の化学的逸脱が存在するという証拠もありません。

精神科の薬の性質を理解する薬物作用モデルは、原理的には、精神疾患の本質と起源を生物学的に説明することと両立します。しかし、現実的には、生物学的仮説を弱体化させることにつながります。薬物作用モデルは、精神科の薬が疾病中心的に作用するという想定に異議を唱えるものなのです。この想定は、精神疾患が脳の異常、もしくは脳の疾患の現れであるという考えの基礎の1つになっています。薬物作用モデルが主流の精神医学によって意図的に無視されている理由の一端がここにあります。

精神疾患が実際に何であるかは何世紀にもわたって議論されてきました。現在、さまざまな立場の仮説と、そういった仮説を組み合わせたものが存在しています。精神疾患は本質的に、脳疾患であるという考えもありますが、心理学、社会学および哲学分野では、精神疾患は個人の状況ならびに社会状況に対する理解可能な結果、もしくはトラウマによって誘発される反応であると考えられています。こういった議論のさまざまな立場に立つ多くの人が、生物学的因果関係の要素の一部が入った「生物・心理・社会（バイオ・サイコ・ソーシャ

ル）」モデルと呼ばれるものには同意しています。生物・心理・社会モデルは
もっともらしく聞こえますし、対立する可能性のある立場を調整してくれるよ
うにも思え、魅力的かもしれません。しかし、ある物事を生物学的プロセスの
結果として理解すると同時に、個人の状況への意味ある反応として理解するこ
とが、どのようにして可能なのかは明らかにされていません。生物学的な説明
は他の説明よりも勝っているようにも思われます。その人の行動が、脳腫瘍や
てんかん発作などの生物学的プロセスによって引き起こされているならば、そ
の行動は個人の価値観や目的を反映したものではありません（Moncrieff,
2020）。

　もちろん、すべての人の生は、身体のさまざまな部分とともに、脳で起こる
出来事やプロセスによっても促されています。そのため、人の感情や行動には、
脳内の化学的組成や脳の活動が反映されています。さらに、メンタルヘルスケ
アを必要とする一部の人の脳には、わずかな違いがあるのかもしれません。私
たちが生物学的存在であることは否定できません。しかしながら、私たちはま
た、自分自身の行動を始めたり、したいことを選んだりできる存在なのです。
私たちの選択は、とりわけ、体の状態と神経系の能力によって常に制約を受け
ています。とはいえ、生物学では複雑な人間の行動や経験を充分に説明するこ
とができません。人間の行動や経験は、社会の中で生活を営む人間というレベ
ルにおいて理解される必要があります。行動や感情が生物学的事象に還元され
てしまうと、その行動の人間らしさは失われ、正しく理解することができなく
なってしまいます。神経がどのように結びつき、化学物質に対してどのように
反応するのかという説明では、本を読んだり、散歩に出かけたり、幸せや悲し
みを感じたりすることの意味は理解できません。人間の経験と行動は、その人
間の世界の文脈で理解される必要があります。そういった理解によってはじめ
て、人間の経験と行動に意味が生まれるのです。

　精神疾患のすべてが、心的外傷性の出来事や困難な状況に関連しているとい
うエビデンスは豊富にあります。貧しい人、孤立している人、孤独な人、失業
者、性的・身体的虐待の被害者、移民、両親の子育てに問題がある人などは、
何らかの精神疾患と診断される可能性が高いことがわかっています。自分が抱
えている問題の原因を知ることが、役に立つ人もいるでしょう。一方、自分の

問題の原因を考えることが、苦痛であると感じる人もいるかもしれません。あるいはあまりにも混乱し、苦しんでいて、そういった問題を理解することが困難という場合もあります。また、精神的な問題を抱えるすべての人が、深い悩みのある過去を持っているわけではありません。私たちは一人ひとり違います。ある人は、他の人より、落ち込んだり、不安になったり、精神病状態になったりする傾向があるのかもしれません。別の人が乗り越えていってしまうような出来事に対して、ずっと問題を抱え続ける人もいるかもしれません。私たちが現在、精神の病と呼んでいる困難は、単に、自分たちが生まれ落ちた世界に対する私たちそれぞれのさまざまな反応の仕方の1つなのかもしれません。精神科医、アレック・ジェンナーの言葉を借りると、結局のところ、「人間のありよう」は色々なのです（Jenner et al., 1993）。

精神科の薬について、最後の一言

　この本で推奨している薬物作用モデルは、薬が生物学的および心理的状態を変化させることで、精神医学的問題を抱える人の役に立つ場合があることを示しています。薬物作用モデルは、薬は確かに人に何らかの作用を及ぼし、その作用は通常の経験とは異なったものであることを強調します。薬は、単に、通常の感情や精神状態を再現するものではないということです。薬は、身体的変化とともに、思考、感情、行動に独特な変化をもたらします。この変化はすべて、薬ごとの薬理学的特性によって異なっています。薬は、正常な機能を回復させたり、強化させたりするような洗練された方法ではありません。薬は単に薬なのです。一時的には、人をスピードアップさせたり、スローダウンさせたりはできます。機敏に感じさせたり、ふらふらに感じさせたりすることもあります。薬によっては、奇妙で、普通ではない感覚が生み出される場合もあります。そういった感覚は、心地よいものであったり不快なものであったりします。

　しかし、薬は、問題を抱えた人の人生を幸せにしたり、充実させたりはしません。それどころか、薬は、多くの場合、通常の精神的反応と精神的な力を弱めます。時には、苦悩の状態や精神病状態よりも、薬がもたらす状態の方が望ましい場合があり、薬が有用となることもあります。ピーター・ブレギンはこ

う指摘しています。「生物学的精神医学の治療が効果的だと判断されるのは、医師と患者双方、もしくは医師か患者のどちらかが、精神的能力や情動的表現の範囲が狭まる脳機能低下状態をよしとする場合である。」(Breggin, 1997, p.76)

　薬物作用モデルを採用すると、患者と主治医もしくは薬の処方者との関係が変わります。疾病標的モデルでは、特定の疾病や診断にどの介入が適切であるのかに焦点があたりますが、薬物作用モデルにおいては、向精神薬が通常の感情や反応を変えるという事実を強調します。薬を始めることを検討している人は、ランダム化比較試験のエビデンスを見ながら、特定の状況で、どのような種類の薬による作用が自分にとって有用であるのかを考える必要があります。そして、医師や家族や友人と、薬がもたらすメリットは何か、薬が引き起こす状態からどのような悪影響を受ける可能性があるのかについて話し合うことができます。薬に期待されている効果を得るための、より害の少ない方法について調査することもできます。

　すでに薬物治療を受けている人は、自分が経験している薬の作用と、その作用の自分の生活への影響について考えたいと思うかもしれません。特に薬を長期間継続して服用している場合、薬が生み出す可能性のある不快で有害な作用と、自分が得たと思えるプラスの効果との間のバランスをとりたいと思うでしょう。もしくは、今は安定してるとか、薬が役に立たなかったり、薬が健康や幸福に悪影響を及ぼしていたりといった理由で、薬物療法をやめたいと思うかもしれません。この状況にある人は、薬をやめていくための最良の方法を決める前に、自分が服用している薬の性質と、薬をやめることによる潜在的な影響について情報を得る必要があります。

　薬が病気そのものに効くのだという見方だけを伝えられていた多くの人にとって、薬物作用中心に精神科の薬を考えることは、目新しいことです。そういった人たちは、薬が通常の感情や考えを変えるかもしれないということは、これまで、考えてもみなかったかもしれません。頭の働きを鈍らせることで効果を発揮する薬を内服していることを知るのは苦痛かもしれません。薬の利益のエビデンスはほとんどなく、内服している薬がうまく働いていないことが予想される場合、さらに辛い気持ちになる可能性もあります。

一方、薬物作用モデルに基づいて考えることで、自分の内服経験が理解できるようになることに気づく人も多いのです。たとえば、なぜ自分は疲れていて不機嫌なのか、または、なぜ自分のもともとの問題が「解決」していないのかを説明できるようになるはずです。

　薬物作用モデルでは、精神科の薬を服用するということは、常に、利益と害の間で、微妙なバランスを取ることであると強調します。薬が持つ有用な効果は、薬によってもたらされる状態の一部であり、その状態は、通常の生物学的状態とは異なります。精神科の薬を服用すると、精神的および感情的な生活の側面は多かれ少なかれ抑えられます。このことは、誰かが侵入的思考や侵入的経験にとらわれていたり、感情の渦に飲み込まれていたりするときには、役に立つ場合もあります。そういった苦痛は非常に深刻なこともあり、薬がもたらす抑制が助けになる場合もあります。薬によって、自分の頭の中で起こっていることを無視できるようになり、再び外の世界と関われるようになれるかもしれません。問題は、この利点が、私たちの感情や精神的能力の範囲を狭めてまでも獲得する価値があるかどうかです。価値があると感じる人もいるでしょう。一方で、化学的な制限を受けず、自分の内なる悪魔と一緒にいることを望む人もいるでしょう。

　長期治療を検討する場合、このバランスを考えることは、さらに困難になります。多くの人が、差し迫った問題が解決した後も、精神科の薬を長期間服用するように勧められています。しかし、推奨の根拠となっているエビデンスは不十分なものです。なぜなら、長期治療に関する研究結果では、離脱症状の影響が無視されているからです。最初の段階で薬物治療を受けなかった場合よりも、長期的に薬物治療を受けたほうが最終的に良いかどうかを判断することは、多くの人にとって困難なことです。しかし、その人がかなり長期間にわたって、薬を服用している場合、さまざまな理由から薬を止めていくことは難しいかもしれないことが知られています。すべての薬は長期間服用すると、有害で時には危険な影響が出ることがわかっています。多くの精神科の薬は、人を疲れさせたり、無気力にしたり、感情を感じづらくさせたりします。性機能を損ない、体重を増やすこともあります。したがって、長期治療を拒否したり、薬を止めようと決心したりする人は、これまでの想定とは異なり、必ずしも非合理的に

行動しているわけではありません。薬を止めたいということは、完全に合理的で正当な決断であり得るのです。その薬がどれほど不快で衰弱させる有害なものであるのかがすでにわかっていることを考えると、薬なしでやっていこうとする人が利用できる、より多くのサポートが必要です。

　薬物作用を中心に考えるアプローチは、精神科の薬が、特定の脳のメカニズムを標的とするような洗練された治療法ではないことを教えてくれます。薬は、脳の部位や精神活動を区別しない粗雑な道具です。状況によっては、特定の種類の薬が役に立つ場合もあります。しかし、全体としては、メンタルヘルス上の問題を経験している人の生活を改善する薬の能力は限られています。現在、精神科の薬は、従来の基準で判断しても、過剰な処方が広まっています。精神科の薬を服用している多くの人は、その有害な影響に耐えながらも、ほとんど、もしくは、まったく利益を得ていない可能性があります。この本に書かれている情報が、精神科の薬の良い面と悪い面のすべてについて、より現実的な評価を下すための手助けになることを願っています。

訳者あとがき

批判的精神医学と薬物作用モデル

（石原孝二）

　著者のジョアンナ・モンクリフはユニバシティ・カレッジ・ロンドンの批判社会精神医学（critical and social psychiatry）教授である。ユニバシティ・カレッジ・ロンドンは、日本ではあまりなじみがないが、QS世界大学ランキングのトップ10の常連校となっている研究大学である。

　著者は現代の「批判的精神医学」（critical psychiatry）を代表する研究者の１人と言ってよい。精神医学に対する批判的な思想は1960年代～1970年代に米国のトーマス・サズ（サース）や英国のR・D・レイン、イタリアのバザーリアたちによって展開された「反精神医学」と呼ばれるものが有名である。反精神医学という名称は精神医学や精神医療を否定する考え方であるというイメージを与える。しかし、特にレインやバザーリアはそうした立場をとっていたわけではなく、誤解を生む呼び方である。批判的精神医学という表現は、反精神医学という言葉が帯びている精神医学・精神医療の否定というニュアンスを避けるという狙いもある。

　現代の批判的精神医学の特徴の１つは、「エビデンス」を重視する精神医学・精神医療によって、サービスユーザーの自律性や選択権が脅かされることを批判することにある（J. Hopton, *Critical Social Policy* 2006, 26（1）: 57-73）。そのために、批判的精神医学はむしろ積極的に科学的エビデンスを利用する。エビデンスに基づいていると称する現代の精神医学が十分にエビデンスに基づかず、科学性という点において不徹底であることによって、精神科ユーザーに

対する抑圧が生じているというわけである。

　精神科の薬物治療は、サービスユーザーの自律性や選択権を脅かす最たるものだろう。現代医療の前提であるインフォームドコンセントは、精神科医療においては無視されがちだという実態がある。そして現代の精神医療の一般的な理解は、インフォームドコンセントの無視を正当化するものなのである。精神医療における一般的な理解は次のようなものだろう。脳内の神経伝達物質（ドーパミンやセロトニンなど）の不均衡（化学的不均衡）により生じる精神疾患の症状のために、重篤な精神疾患患者は、治療が必要なことを理解できないことがある。そして精神科の薬は脳の異常な状態を「正常」に戻し、症状を抑え、長期的に服用することによって再発を防止するものである。モンクリフが「疾病中心モデル」と呼ぶこうした理解においては、本人の意思に反して、投薬を開始し、服薬し続けてもらうことが患者の利益であることになる。

　本人に形式的には治療の選択権が与えられていたとしても、不正確な情報が与えられているのであれば、実質的な選択権が与えられているとは言えない。疾病中心モデルを支持する一貫したエビデンスはなく、化学的不均衡仮説は現在のところあくまでも仮説にとどまっている。疾病中心モデルに代えて、精神科の薬の作用の理解の仕方として、モンクリフが提案するのが、「薬物作用モデル」である。このモデルは、精神科の薬が、脳の異常な状態にではなく、むしろ脳の正常な働きに影響を与えることによって作用しているのだと考える。精神科の薬は脳の異常な状態を正常に戻すのではなく、脳に異常な状態をもたらすのである。メンタルヘルス上の問題を抱える人にとって、この異常な状態をもたらす薬が助けになることもあるし、好ましくない状態をもたらすこともある。そのように正しく理解することにより、精神科の薬の適切な利用が可能になる、というのがモンクリフの主張である。

　精神科の薬の長期的な服用の影響については、十分な研究がなされていない。そもそも長期的な投薬が標準となってしまっている社会においては、薬を使用しないことがどのような効果をもたらすのかを研究することが難しくなってしまっている。本書では、数少ない研究として、抗精神病薬の長期的な使用が早期の死亡リスクを減らすというティーホネン（Tiihonen）たちの研究や、抗精

神病薬の断薬や減薬を行ったグループのほうが社会的機能が改善したことを示したヴンデリンク（Wunderink）たちの研究が紹介されている。オープンダイアローグも、薬を控える実践の長期的な効果をみることのできる、貴重な実践例である。しかし、精神医学の主流においては、ティーホネンたちの研究のほうが参照されやすい。統合失調症と診断された人は一生薬を飲むべきだという現在の精神医学の支配的なナラティヴに合致するものだからである。モンクリフは、ティーホネンたちが製薬企業と関係が深いことや、論文におけるデータの処理に問題があることなどを指摘しているが、こうした問題をサービスユーザーが把握することはほとんど不可能である。本書は、ティーホネンたちの研究のどこに問題があるのかといった具体的な指摘は行っていない。そうした検討は、モンクリフたちの学術論文上で行われている。製薬業界や精神医学・精神医療の主流は、サービスユーザーの選択権を奪う支配的なナラティヴを提供し続けている。本書は、モンクリフたちの学術的な研究を背景として、サービスユーザーに自律性と実質的な選択を可能にする対抗的なナラティヴを与えるものである。

　精神科の薬によって得られる効果が脳の正常な機能を犠牲にするものであり、喧伝されている再発防止効果が疑わしく、長期服用後の断薬が深刻な離脱症状をもたらす可能性があるものならば、服用の開始や長期的な服用にユーザーが慎重になるのは当然のことであり、その選択は最大限尊重されるべきものだろう。本訳書が、そうした選択に正当性を付与し、力を与えるものとなることを願っている。

余は如何にして本書の訳者となりしか——精神科医の立場から

（高木俊介）

　僕は精神科医である。現代の日本で精神科医であるということは、どうやらあまりロクなもんではない。この国は精神病院大国である。この30年、経済的にはかつての栄光見る影もなくなったが、精神病院の多さでは揺るぎない大国の地位を今なお守っている。

　精神病院大国であるということは、そこで学ぶ精神医学は精神病院という精

神医学であり、さらに言えば収容所の精神医学であるということだ。長期間そこで学び働いていると、精神科医は「施設症」という病気になる。視野が狭くなり、守旧的となり、悲観的になるのだ。しかし、新奇なものには後先なく子どものように飛びつくので、よけい始末が悪い。製薬企業がオイシイお弁当と一緒に差し出す新薬には目がない。その効果は権威筋の大学教授たちのお墨付きだ。この人たちは、今でも大学の若い手下をゾロゾロと引き連れて大名行列よろしく製薬企業の講演にやってきたりする。

　大企業が新しいモノを大々的に売り出す時には、少し様子をみたほうが良いという世間一般の知恵は、施設育ちの精神科医にはない（この頃は世間一般の知恵もゲイツやベゾスのせいで、なんだか怪しくなっているのだが……）。だからこの国では、新薬が一斉に使われるし、その効能定まらぬうちに次の新薬が発売される。そうやって、グローバル製薬企業に多大な利益をもたらしているのだ。

　精神病院や大学の精神科医局という旧態依然とした施設を離れてみると、世間に棲む患者さんたちの多様さをどう理解したらよいのか、呆然とする。大学病院や精神病院が、自分たちが治した、社会復帰させたと言っている患者さんたちが、いつの時代かどこの国の出来事かと思う劣悪な環境の中で苦しんでいる。その少なからずの人たちは、彼らが「病院に連れてこなければどうにもできません」とだけ言って放っておかれた人たちだ。

　ある新薬が当たって良くなったはずの人たちが、主治医が変わると別の新薬に変わっている。どちらにしてもたいして変わりなく、主治医にも薬にもかかわらず、良くなったり悪くなったりしているだけかもしれない。逆も、ある。どの薬も効かない、すぐに治療中断する、治らないと病院で言われていた人が、世間の中でひっそりと、あるいは飄々（ひょうひょう）と生きている。

　一体、精神医学は、精神科の薬は、僕たちにとって、患者さんたちにとって、何なんだろうか。ご多分にもれず「施設症」精神科医であった僕が、薬についてそのような目でみるようになったのも、地域に積極的に出向いて、こうした患者さんたちに次々と出会ってきたためだ。

　そうしたことどもに悩んでいたちょうどその頃、前世紀の終わり、向精神薬についての見直しの機運が海外では高まっていた。製薬企業が急速にグローバ

ル企業に成り上がり、そのマーケティング戦略に医学界が振り回されているのではないかという疑念が持たれはじめたのだ。アメリカの有力な医学誌の編集長だった医師が引退後に著した『製薬会社の真実』（邦題は『ビッグ・ファーマ』篠原出版新社、2005年）が話題になったのも、きっかけのひとつである。なかでも中枢神経薬である向精神薬は、企業にとっての貴重なドル箱商品になっていた。それらに導かれて、僕は2013年に自分の参加する雑誌である『統合失調症のひろば』に、「抗精神病薬の神話——統合失調症に対する薬物治療への妄信から脱するために」と題し、前・後編にわたって、向精神薬、なかでも抗精神病薬がいかに製薬会社のマーケティングによって真実を歪められているかということを書いた。その内容は、抗精神病薬が統合失調症、精神病の治療にとって最重要であると言われながら、抗精神病薬治療によっては統合失調症の長期予後が改善していないこと、多くの抗精神病薬の副作用が見逃されていること、抗精神病薬の再発防止作用が過大に評価されていること等である。これらのことは、本書でモンクリフ氏が述べていることとほぼ同じであり、この状況は10年後の今も当時と変わりない。

　ここで今さらながらに断っておかなくてはならないが、僕は向精神薬の効果を否定していないし、日常診療の中での精神科医としての仕事の重要なひとつに薬物療法を置いている。特に抗精神病薬については、患者とのコミュニケーションがうまくいくための重要な手段だと考えている。ここに述べるのは恥ずかしく、なんだ、お前も結局同じことをやっているのかと言われてしまいそうだが、現実には限りなく多剤大量投与に近い処方もしてしまっている。臨床実践というものは、頭でわかっているからといって、そうそう思うようにはいかないものだと開き直ったりもする。

　そのような僕が、本書のように、今まで表に出されることがなかった向精神薬や抗精神病薬の副作用や「不都合な真実」について書かれた本を翻訳する。いたずらに患者さんやその家族の方々を不安にさせてしまうだけではないかという批判は当然あろう。この本を読んで薬を勝手に中断してしまう患者さんがいたら、お前はどう責任を取るのだと難詰されそうだ。頭から本書のような立場を否定して、もっときちんとしたエビデンスにのっとって発言しろと言う人もいるかも知れない。

だが、それらはすべて井の中の蛙、施設の中の精神科医の言うことである。この情報化の時代においては、その気になれば本書にあるような情報は精神科医であろうが当事者であろうが、どこからでもとってくることができる。もし、本書が精神科医にとって目障りだと非難されるなら、それは僕にとっては、僕たちの活動が注目されているという名誉である。もし、本書によって患者さんに何か不都合な経緯が生じたとすれば、それがその人の人生にとってより良い経験となっていくかどうかが、主治医である処方医やさまざまな支援者との関係によって決まっていくだろう。そして、多剤大量治療を放置されたまま、強いられた長期の入院生活や支援の乏しい地域生活の中で幾重もの副作用に苦しむ多くの患者さんたちに対する責任が、施設症患いの精神科医たちにはあると僕は言う。

　自分たちは定められたガイドラインにのっとって治療を行っているという反論もあるだろう。だが、少なくともわが国の治療ガイドラインなるものを一瞥しただけで、それが如何に製薬企業の都合で作られたものか、あるいは金主である彼らに忖度した研究者たちが自分たちの研究成果を押し出すためだけにいいかげんに作ったものであるかがわかるだろう。それらは、本書にあるような観点に対して何らの考慮もなければ、そこでエビデンスだと堂々と言われている論文は、より評価の定まった海外の研究を無視して、自分たちの教室で行ったずさんなデザインの少数の論文を、ことさらにエビデンスのごとく持ち上げているお粗末さなのだ。

　告白する。かつて抗精神病薬の効能が如何に神話に彩られた幻想に近いものかを知って、正直言うと僕は治療が下手クソになった。迷いと悩みが抜けない。幾つもの失敗をしでかした後悔もある。だが、少なくとも患者と、あるいはその家族の方々と話し合いながら試行錯誤を重ねたことは、長い目で見た治療に役立っていると思う。

　そして科学とは信じることではなく、迷いと悩みの実践の中でする思考を支える道具のひとつなのだと知ることは、ほんとうの科学的な態度なのだと思う。その迷いと懐疑、試行のための思考の小さな道しるべとして、本書をここに翻訳した。

最後に、さらに勉強したいという読者のために、参考となる書物を紹介しておきます。これらの本は、その気になって探せば数多く出ているのに、多くの人の目には触れにくくなっている。10年前のこと、僕はこのうちの数冊をある大手雑誌の医療ライターに紹介した。彼は非常に興味を示し雑誌で紹介すると言ってくれたが、結果は編集部でボツになった。大手雑誌も今や製薬企業の広告収入が大きいというのが、彼の教えてくれたボツの理由であった。

(1)　マーシャ・エンジェル著、栗原千絵子・斉尾武郎共監訳『ビッグ・ファーマ——製薬会社の真実』篠原出版新社、2005年

　内科医でニューイングランド医学雑誌編集長だった著者による、巨大製薬企業告発の書として話題になった。同じように製薬企業全般の新自由主義的な研究開発と販売戦略を扱ったものに、ベン・ゴールドエイカー著、忠平美幸・増子久美訳『悪の製薬——製薬業界と新薬開発がわたしたちにしていること』（青土社、2015年）がある。新薬を開発する研究者レベルでの現状を批判的に観察したものに、リチャード・ハリス著、寺町朋子訳『生命科学クライシス——新薬開発の危ない現場』（白揚社、2019年）も挙げておく。

(2)　デイヴィッド・ヒーリー著、田島治・江口重幸監訳、冬樹純子訳『ヒーリー　精神科治療薬ガイド』（第5版）みすず書房、2009年

　本書と同じ視点で書かれた向精神薬全般の臨床ガイドブック。臨床上、ハッとさせられる記述に満ちている。ヒーリーは巨大製薬企業とも深くかかわっていたことがあり、内部告発に近い観点から製薬企業のマーケティング戦略を批判している。翻訳されている著書も多く、『抗うつ薬の功罪——SSRI論争と訴訟』（みすず書房、2005年）、『双極性障害の時代——マニーからバイポーラーへ』（みすず書房、2012年）、『ファルマゲドン——背信の医療』（みすず書房、2015年）など、いずれも一読の価値がある。

(3)　アービング・カーシュ著、石黒千秋訳『抗うつ薬は本当に効くのか』エクスナレッジ、2010年

　抗うつ薬と製薬企業のマーケティング戦略について赤裸々に書いた本は多い。

本書は網羅的で最もまとまっている。パキシルと青少年の自殺について調べたものに、チャールズ・メダワー他著、吉田篤夫他訳『暴走するクスリ？——抗うつ剤と善意の陰謀』（医療ビジランスセンター、2005年）がある。イーサン・ウォッターズ著、阿部宏美訳『クレイジー・ライク・アメリカ——心の病はいかに輸出されたか』（紀伊國屋書店、2013年）は、日本での抗うつ薬販売を扱った「メガマーケット化する日本のうつ病」という章がもうけられていて興味深い。

(4) アン・ハリントン著、松本俊彦監訳、沖田恭治訳『マインド・フィクサー——精神疾患の原因はどこにあるのか？』金剛出版、2022年
　生物学的精神医学寄りの指向をもった科学史家による近年の精神医学史。生物学的精神医学や精神薬理学からみても偏りのない記述であるが、それだけに近年の生物学的精神医学やそれに基づく中枢神経薬創薬の行き詰まりの実態が炙り出されている。監訳者は依存症研究の松本俊彦氏。

内服経験者、あるいは薬剤師の立場から

（松本葉子）

　精神科医が診断をし、その診断に基づき向精神薬が選択され、投与される。その薬を当事者は必ず飲み続けなければ回復しない——そのような神話に対して、今、各国で起きている当事者運動や専門家による臨床実践が疑義を投げかけている時期にあるのではないでしょうか。私自身、10代後半から5年ほど、その神話に基づき、「統合失調症」という診断がされ、神経遮断薬の投薬を受けていました（今は様々なことが重なり、私はその神話の外に出ています）。
　私が薬を飲んでいた当時、最も辛かったことは、薬を飲んだ自分自身の感覚を誰にも信じてもらえなくなってしまったことでした。たとえば私が、「薬を飲むと呂律がまわらなくなってじっとしていられない（だから薬をやめたい）」と訴えても、私に薬をやめるという選択肢が提示されることはありませんでした。
　私が何かを訴えるたびに、薬は増えたり、別の薬に置き替わったりしました。

私が診察室で訴える不都合は、私が薬をしっかりと飲んでいないことからくるのではないかと疑われたこともありました。私は、このような体験をしたことで、薬を飲んでいる時も、やめてしまって何年も経過した後でさえ、自分の感覚を信じることが難しくなってしまいました。同時に、自分の感覚を他者に表現することへの強烈な恐怖心も持つようになっていました。便秘やよだれ、足のむずむず、身体がうまく動かせないこと、物事をうまく考えられないこと、言葉をきちんと話せないことなど、薬の身体的な副作用もたくさん経験してきました。

　しかし、私が一番辛かったことは、薬の直接的な副作用のほうではなくて、自分の率直な表現が、常に「病気」というフィルターを通して他者から観察され、その応答として、鎮静作用がある「投薬」が返ってくることのほうにありました。

　私には当時、ありのままの自分でいて良いんだという感覚がありませんでした。もう投薬（鎮静）はされたくないという一心で、常に辺りをうかがい、「普通」を探し、他者からの投薬（鎮静）を免れようと、自分の気持ちを押し殺し、「普通」を演じながら生きてきたように思っています。いつも、何をしても、偽物の自分が何かをしているような毎日は孤独でした。薬の身体的な副作用ももちろん辛かったのですが、薬による影響で最も辛かったことは、このように自分の感覚を信じられなくなってしまうことからくる孤独だったのだと思っています。私は、さまざまな幸運が重なって、今は自分を大切にしてくれる人たちと出会えました。今、その人たちとともに、だんだんと自分の感覚と、相手のことを信じられるようになってきています。

　そういった経験をした私が、精神科の薬を飲んでいらっしゃる方、以前飲んでいらっしゃった方に、なによりも伝えたいことは、どうか、自分の感覚を大切に守ってほしいということです。大切に守るためには、その感覚を表現したとき、一緒にいて大切にしてくれる誰かが必要なのだと思っています。もし、医療や福祉の専門家が一緒に大切に考えてくれるのだとしたら、それは、とても大きな助けになるはずです。ただ、私が経験してきたように、もしかしたら、専門家の中には「エビデンス（どんなに質の悪いものでも）」のほうに縛られ

てしまっていて、当事者の感覚を大切にすることが難しいという方もいらっしゃるのかもしれません。

　もし、自分の感覚を大切にしてくれる専門家と出会えなかったとしても、ピアや家族、友人など、話を聞いてくれる人がひとりでもいてくれることは、大きな支えになると考えています。もし、誰ひとり、近くにいなかったとしても、インターネットの集まりや、このような本で、あなたの感覚を守ってくれそうな人と出会えるということがあるかもしれません。

　私自身、自分が薬を飲んだ時の感覚を誰にも話せなくなってしまった時期が何年も続きました。私は、薬を誰にも相談せずにやめたので、誰かにそのことを話せば、また投薬されてしまうかもしれないという恐怖が常にあったのです。私の本当の気持ちに関しては、精神科医療の専門家に話すことが、最も難しかったように振り返っています。でも、私は幸運にも、本の中に、自分の話を聞いてくれそうな人を見つけることができました。その人が、もし私の近くにいたら、私にどんな言葉をかけてくれるのだろうかと想像しながら、私は生きていた時期がありました。

　世界に自分の声を聞いてくれる人が、誰ひとりとしていないと感じることは、とても苦しいことだと思います。誰かひとりでも、声を聞いてくれる人がいるのかもしれないと感じることができたら、そこを頼りに私たちは生きていけるのかもしれません。

　この翻訳の原著の巻末には、当事者が薬をやめていきたいと考えた時、助けとなるイギリスの自助グループや専門機関が掲載されていました。しかし、日本では今現在ご紹介できる場所がまだ少なく、今回は掲載することができませんでした。イギリスには、薬をやめていきたいと考える当事者たちの声を聞こうとしてくれる人たちがたくさんいたことが、原著の巻末や、この本自体に、現れているのだと思っています。日本でもいつか、こういったグループや組織ができていきますようにと願っています（もしかしたら、もうできてきているのかもしれません）。その時に、いちばん大切な芯となるものは、精神科の薬を飲んだ人たちそれぞれの感覚だと思っています。まだ自分の感覚を聞いてもらうことが叶わない場所にいる方々も、どうか、その感覚が大切に守られます

ようにと祈ります。いつかきっとその感覚は、この社会を変える力になると、私は信じています。

苦い薬

（村上純一）

　精神科医として、このテキストの分担翻訳に携わり、感じていることを書きます。私は人が何かの苦しみを抱えた時、薬で痛みを和らげることも、逃げることも、じっとしていることも、人との関わりから遠ざかることも意味があると思います。本人がそれを望む限りは。薬はそのための意味のある手立てだと思います。でも、薬だけではなく、痛みに向き合ったり、内面に深く潜ったり、つながりの中で一緒に話し合ったりするチャンスに出会えることも大切だと思います。批判されるかもしれませんが、これらのバランスは、大切だと思います。何にせよ、知る権利、選べる心理的スペース、オートノミーが大切だと感じます。何かひとつの道しかないと説得されてしまうのは偏っていると思います。

　本書は、薬を処方する人間のひとりである私にとっては読んでいて耳や心が痛い感覚になります。翻訳しながら、過去やってきたこと、今やっていることをいろいろ思いだし、後悔や恥ずかしさや「日本の現場はそれができない難しさもあるんですよ」という反発心を感じていました。モンクリフは冷静に、丁寧に、緻密に、科学的に、現行の精神医療と薬のあり方を批判していると感じます。「あなたはその薬がなんであるかを、本当に学んで、理解してきたのですか」「あなたの処方の根拠はなんでしょう。ごまかしはそこにないですか」「時間がないからといって、薬に逃げていいのですか」私には、そういった問いかけが聞こえてきます。そこに含まれているかもしれない感情は、問いは、薬について主体ではいられていないクライアントの感情を受け継いでいるようにも感じます。なので、その感情はとても自然なものとして受け止められます。それでもたじろぎながら、私は小声で答えます。そうですね。私は逃げていることも多いです。勉強も足りていません。この翻訳に参加して、いろいろなこ

とを私は学び続けています。

　学ぶべきことのひとつとして、自分のこれまでの姿勢と向き合う必要を感じています。でも、薬を処方することは、それくらい人の生活や人生を左右することだから、当たり前だと思います。薬で気持ちを鎮静・緩和することも、気持ちに向き合うことも、クライアントの権利が守られ、ニーズに耳を傾けて、選択肢を共有することで初めて可能になっていきます。この本は、薬を処方された人やその家族にとっても向き合う厳しさを感じさせるものかもしれないと感じます。自分の人生だから、向き合うことも、向き合わないことも、どちらの権利もあると思います。

　私は今この文を、ある方の臨時の訪問の後で書いています。許可を得てここに訪問のことを記します。その方は今、神経遮断薬をクライシスの時の一時に使うという形で乗り切ろうとしています。過去の深刻な被害のフラッシュバックのように、感情が強まることがあります。あるきっかけがあり、最近その波が強まってきました。タバコが増え、怒りの感情が前に出てきています。その感情を、クライアントが共有してくださいました。話し合い、感情の背景をともにみました。そのことに感謝し、思ったことを述べた上で、私は一時的な神経遮断を提案し、クライアントが主体的にそのプランを引き受けられました。もう１年以上、そうやってほとんどの期間を薬なしでおだやかに過ごしてこられました。いろいろなつながりや、自分でぐるぐるする思考と向き合う工夫を駆使して、クライアントは生き延びてこられました。そのプロセスへの敬意が払われることは、何よりも先行するものだと思います。

　私にとってこの本は、苦い薬のようなものです（すなわち、良薬であることを同時に指します）。批判精神医学もまた、吟味され、批判されるプロセスを経て進んでいくのではないかと思います。私はこの苦い薬を、自分の意思で飲むことにしました。でもあまり苦味は得意ではないので、まずは４分の１錠だけ飲むように、部分的に取り入れる感覚でいます。また、アイスクリームに混ぜて苦味を和らげるように読むようにしています。「すべきだ」と書いている

ところは、「する選択肢がある」「したほうがよい」と読み替えていることもあります。そうでないと、たくさんクライアントに会う忙しい外来で、私は反省のために仕事がうまくできなくなってしまいそうだからです。そうやって逃げながら、自分自身と、この本と、クライアントと、少しずつ向き合っていきたいと思います。

　最後に、もし読者の方が、この本に苦味を感じるのであれば、神経遮断薬の部分だけでもオブラートに包みながら読み込んでくださると、嬉しいです。神経遮断薬をめぐってたくさんの苦しみが生まれている場にいたから、というのがおすすめする理由です。ひとつの答えではなく、みんなで葛藤しながら、話し合い続けることができればと思います。

薬品名一覧

本文中に登場する薬品の一般名を50音順に並べた。商品名は基本的には日本国内のものとした。

一般名	商品名	登場する章
アスピリン	バファリンA等	第2章
アトモキセチン	ストラテラ	第7章
アミスルピリド	スルピタック（海外販売名）	第4章
アミトリプチリン	トリプタノール	第5章
アモバルビタール （バルビツール酸系）	イソミタール	第2章、第4章、第8章、第11章
アリピプラゾール	エビリファイ	第4章、第6章、第10章
アルコール （ここではエタノール、酒を指す）		はじめに、第2章、第4章、第5章、第7章、第8章、第9章、第10章
アルプラゾラム	ソラナックス、コンスタン	第9章
アンフェタミン	Amfexa[1]	第2章、第5章、第7章、第9章、第10章、第11章
イミプラミン	イミドール、トフラニール	第3章
オランザピン	ジプレキサ	第4章、第5章、第6章、第9章、第10章、第11章
ガバペンチン	ガバペン	第8章
カルバマゼピン	テグレトール	第6章、第9章、第10章
クエチアピン	セロクエル、ビプレッソ	第4章、第6章、第10章
クロザピン	クロザリル	第2章、第4章、第5章、第9章、第10章
クロナゼパム	リボトリール、ランドセン	第6章、第8章、第9章
クロバザム	マイスタン	第9章
クロミプラミン	アナフラニール	第5章
クロルジアゼポキシド	コントール、バランス	第8章、第9章
クロルプロマジン	コントミン、ウインタミン	第2章、第5章、第6章、第10章

※1　イギリスでの商品名。アンフェタミンの光学異性体。

適応・規制
鎮痛剤。
注意欠如・多動性障害（ADHD）治療薬。
抗精神病薬（神経遮断薬）。日本では未発売。
三環系抗うつ薬。
不眠症治療薬。日本では麻薬及び向精神薬取締法で第二種向精神薬に指定されている。
抗精神病薬（神経遮断薬）。
日本では未成年者飲酒禁止法により、満20歳未満の者は飲酒が禁止されている。
ベンゾジアゼピン系抗不安薬。麻薬及び向精神薬取締法で第三種向精神薬に指定されている。
日本では覚醒剤取締法において覚醒剤に指定される規制対象薬。医療用には使用されていない。イギリスにおいても規制対象薬だが、医療用として注意欠如・多動性障害治療に使用されている。
三環系抗うつ薬。
抗精神病薬（神経遮断薬）。
日本では抗てんかん薬としての適応のみ。
気分安定薬。抗てんかん薬。
抗精神病薬（神経遮断薬）。
抗精神病薬（神経遮断薬）。「治療抵抗性」統合失調症のみの適応。
日本では抗てんかん薬としての適応のみ。麻薬及び向精神薬取締法で第三種向精神薬に指定されている。
日本では抗てんかん薬としての適応のみ。麻薬及び向精神薬取締法で第三種向精神薬に指定されている。
三環系抗うつ薬。
ベンゾジアゼピン系抗不安薬。麻薬及び向精神薬取締法で第三種向精神薬に指定されている。
抗精神病薬（神経遮断薬）。

一般名	商品名	登場する章
コカイン	コカイン	はじめに、第2章、第5章、第7章
サルブタモール	サルタノール、ベネトリン	第2章
ジアゼパム	セルシン、ホリゾン	第2章、第4章、第8章、第9章
ジアモルヒネ	ヘロイン※2	第2章、第7章、第9章
スルピリド	ドグマチール	第4章、第10章
ゾピクロン	アモバン	第8章、第9章
ゾルピデム	マイスリー	第8章、第9章
デュロキセチン	サインバルタ	第5章、第9章、第10章
トラゾドン	レスリン、デジレル	第5章
トラマドール	トラマール、ワントラム、ツートラム	第5章
トリアゾラム	ハルシオン	第9章
ドロペリドール	ドロレプタン	第4章
ニトラゼパム	ベンザリン、ネルボン	第8章、第9章
パラセタモール（アセトアミノフェン）	カロナール、タイレノール、バファリン	第2章
バルプロ酸ナトリウム	デパケン、バレリン、セレニカ	第6章、第10章
パロキセチン	パキシル	第3章、第5章、第9章
ハロペリドール	セレネース	第2章、第4章、第5章、第6章、第10
フェノバルビタール（バルビツール酸系）	フェノバール、ノーベルバール、ワコビタール	第2章、第4章、第8章、第11章
フルオキセチン	プロザック（海外販売名）	第1章、第5章、第6章
フルニトラゼパム	サイレース	第9章

※2　バイエル社の商品名。現在はバイエル社から発売停止されている。アヘンに含まれるモルヒネから作られる麻薬のひとつを指す。

適応・規制
日本では麻薬及び向精神薬取締法で麻薬に指定され規制されている。医療用には使用されていない。イギリスでは医療用局所麻酔薬として使用されている。規制対象薬物ともなっている。
喘息治療薬（気管支拡張剤）。
ベンゾジアゼピン系抗不安薬。麻薬及び向精神薬取締法で第三種向精神薬に指定されている。
日本では麻薬及び向精神薬取締法で麻薬に指定され規制されている。医療用には使用されていない。イギリスではジアモルヒネが医療用鎮痛薬として使用されている。ドラッグとして乱用が問題となっていて規制対象薬になっている。
抗精神病薬（神経遮断薬）。
非ベンゾジアゼピン系睡眠薬。Ｚドラッグ。麻薬及び向精神薬取締法で第三種向精神薬に指定されている。光学活性体のエスゾピクロンも睡眠薬として（販売名：ルネスタ）使用されている。
非ベンゾジアゼピン系睡眠薬。Ｚドラッグ。麻薬及び向精神薬取締法で第三種向精神薬に指定されている。
SNRI系抗うつ薬。
抗うつ薬。.
鎮痛剤。
ベンゾジアゼピン系睡眠薬。麻薬及び向精神薬取締法で第三種向精神薬に指定されている。
日本では麻酔前投薬として適応があるが、抗精神病薬としては使用されていない。
ベンゾジアゼピン系抗睡眠薬。抗てんかん薬。麻薬及び向精神薬取締法で第三種向精神薬に指定されている。
鎮痛剤。
気分安定薬。抗てんかん薬。
SSRI系抗うつ薬。
抗精神病薬（神経遮断薬）。
抗てんかん薬、不眠症治療薬。麻薬及び向精神薬取締法で第三種向精神薬に指定されている。
SSRI系抗うつ薬。日本では未発売。
ベンゾジアゼピン系睡眠薬。麻薬及び向精神薬取締法で第二種向精神薬に指定されている。

一般名	商品名	登場する章
プレガバリン	リリカ	第8章
ペチジン	ペチジン塩酸塩	第5章
ペントバルビタール（バルビツール酸系）	ラボナ	第2章、第4章、第8章、第11章
ベンラファキシン	イフェクサー	第5章、第9章、第10章
マリファナ（成分はカンナビジオール他）	大麻	第2章、第5章
ミアンセリン	テトラミド	第5章
ミルタザピン	リフレックス、レメロン	第5章、第10章
メサドン	メサペイン	第9章
メチルフェニデート塩酸塩	リタリン	第2章、第7章、第10章
メチルフェニデート塩酸塩徐放錠	コンサータ	第7章、第10章
メチレンジオキシメタンフェタミン	MDMA（通称エクスタシー）	第5章
モルヒネ	MSコンチン等	第2章
ラモトリギン	ラミクタール	第6章、第10章
リスペリドン	リスパダール	第4章、第10章
リチウム（炭酸リチウム）	リーマス	第2章、第3章、第6章、第8章、第9章、第10章
ロラゼパム	ワイパックス	第4章、第8章、第9章
ロルメタゼパム	エバミール、ロラメット	第9章

参照ウェブサイト・法規
・独立行政法人 医薬品医療機器総合機構「医療用医薬品 情報検索」
　（https://www.pmda.go.jp/PmdaSearch/iyakuSearch/）
・Electronic Medicines Compendium（英国の医薬品集web版）
　（https://www.medicines.org.uk/EMC/）
・覚醒剤取締法（日本）
・麻薬及び向精神薬取締法（日本）
・1971年薬物乱用法（英国）

適応・規制
鎮痛薬。
鎮痛剤。麻薬指定。
不眠症治療薬。日本では麻薬及び向精神薬取締法で第二種向精神薬に指定されている。
SNRI系抗うつ薬。
日本では大麻取締法で規制薬物となっている。医療用としては使用されていない。イギリスでは医療用（エピディオレックス）として使用されているが規制対象薬物ともなっている。
四環系抗うつ薬。
抗うつ薬。
イギリスでは鎮痛薬のほか、麻薬依存症の治療で麻薬断薬症候群の抑制に使用されているが、日本ではがん性疼痛への適応のみ。
イギリスでは注意欠如・多動性障害（ADHD）治療薬として適応があるが、日本ではナルコレプシー治療薬としての適応のみ。麻薬及び向精神薬取締法で第一種向精神薬に指定され管理が厳しくなっている。
注意欠如・多動性障害（ADHD）治療薬。麻薬及び向精神薬取締法で第一種向精神薬に指定され管理が厳しくなっている。
心的外傷後ストレス障害（PTSD）に対し、MDMAを併用した心理療法の臨床試験がアメリカ合衆国で進行している。日本では麻薬及び向精神薬取締法の規制対象。
医療用としてがん性疼痛に適応がある。麻薬及び向精神薬取締法で麻薬に指定され、医療機関でも管理が厳しくなっている。
気分安定薬。抗てんかん薬。
抗精神病薬（神経遮断薬）。
気分安定薬。
ベンゾジアゼピン系抗不安薬。麻薬及び向精神薬取締法で第三種向精神薬に指定されている。
ベンゾジアゼピン系睡眠薬。麻薬及び向精神薬取締法で第三種向精神薬に指定されている。

（2022年6月現在）

文　献

Adler, L.A., Spencer, T.J., Williams, D.W., Moore, R.J., & Michelson, D. (2008). Long-term, open-label safety and efficacy of atomoxetine in adults with ADHD: Final report of a 4-year study. *Journal of Attention Disorders*, 12(3), 248-253.

Aiff, H., Attman, P.O., Aurell, M., Bendz, H., Ramsauer, B., Schön, S., & Svedlund, J. (2015). Effects of 10 to 30 years of lithium treatment on kidney function. *Journal of Psychopharmacology*, 29(5), 608-614.

Albaugh, V.L., Singareddy, R., Mauger, D., & Lynch, C.J. (2011). A double blind, placebo-controlled, randomized crossover study of the acute metabolic effects of olanzapine in healthy volunteers. *PloS One*, 6(8), e22662. (doi: 10.1371/journal.pone.0022662)

Albrecht, B., Staiger, P.K., Hall, K., Miller, P., Best, D., & Lubman, D.I. (2014). Benzodiazepine use and aggressive behaviour: A systematic review. *Australian & New Zealand Journal of Psychiatry*, 48(12), 1096-1114. (https://doi:10.1177/0004867414548902)

Alexander, J., Tharyan, P., Adams, C., John, T., Mol, C., & Philip, J. (2004). Rapid tranquillisation of violent or agitated patients in a psychiatric emergency setting. Pragmatic randomised trial of intramuscular lorazepam v. haloperidol plus promethazine. *British Journal of Psychiatry*, 185, 63-69. (doi: 10.1192/bjp.185.1.63)

American Psychiatric Association [APA], (2013). *The diagnostic and statistical manual of mental disorders* (5th ed.) (DSM-5). APA.（日本精神神経学会日本語版用語監修、髙橋三郎、大野裕監訳、染矢俊幸、神庭重信、尾崎紀夫他訳『DSM-5精神疾患の分類と診断の手引』医学書院、2014年）

American Psychiatric Association [APA], (2018). *What is depression?* (http://www.psychiatry.org/patients-families/depression/what-is-depression)

Amsterdam, J.D., & Shults, J. (2010). Efficacy and safety of long-term fluoxetine versus lithium monotherapy of bipolar II disorder: A randomized, double-blind, placebo-substitution study. *American Journal of Psychiatry*, 167(7), 792-

800. (https://doi:10.1176/appi.ajp.2009.09020284)

Angermeyer, M.C., Löffler, W., Müller, P., Schulze, B., & Priebe, S. (2001). Patients' and relatives' assessment of clozapine treatment. *Psychological Medicine*, 31(3), 509-517.

Angst, J., Gamma, A., Benazzi, F., Ajdacic, V., Eich, D., & Rössler, W. (2003). Toward a re-definition of subthreshold bipolarity: Epidemiology and proposed criteria for bipolar-II, minor bipolar disorders and hypomania. *Journal of Affective Disorders*, 73(1-2), 133-146.

Angst, J., Scheidegger, P., & Stabl, M. (1993). Efficacy of moclobemide in different patient groups. Results of new subscales of the Hamilton Depression Rating Scale. *Clinical Neuropharmacology*, 16(suppl 2), s55-s62.

Apud, J.A., Egan, M.F., & Wyatt, R.J. (2003). Neuroleptic withdrawal in treatment-resistant patients with schizophrenia: Tardive dyskinesia is not associated with supersensitive psychosis. *Schizophrenia Research*, 63(1-2), 151-160.

Arnsten, A.F. (2006). Stimulants: Therapeutic actions in ADHD. *Neuropsychopharmacology*, 31(11), 2376-2383.

Arnsten, A.F., & Dudley, A.G. (2005). Methylphenidate improves prefrontal cortical cognitive function through alpha2 adrenoceptor and dopamine D1 receptor actions: Relevance to therapeutic effects in Attention Deficit Hyperactivity Disorder. *Behavioral & Brain Functions*, 1(1), 2.

Ashok, A.H., Mizuno, Y., Volkow, N.D., & Howes, O.D. (2017). Association of Stimulant Use With Dopaminergic Alterations in Users of Cocaine, Amphetamine, or Methamphetamine: A Systematic Review and Meta-analysis. *JAMA Psychiatry*, 74(5), 511-519. (https://doi:10.1001/jamapsychiatry.2017.0135)

Ashton, C.H. (2002). Benzodiazepines: How they work and how to withdraw. (aka The Ashton manual). Newcastle University. (https://www.benzoinfo.com/wp-content/uploads/2019/04/Ashton-Manual-BIC.pdf)

Ashton, H. (1987). Benzodiazepine withdrawal: Outcome in 50 patients. *British Journal of Addiction*, 82(6), 665-671.

Ashton, H. (1991). Protracted withdrawal syndromes from benzodiazepines. *Journal of Substance Abuse and Treatment*, 8(1-2), 19-28.

Ashton, H. (2005).The diagnosis and management of benzodiazepine dependence. *Current Opinion in Psychiatry*, 18(3), 249-255.

Askenasy, E.P., Taber, K.H., Yang, P.B., & Dafny, N. (2007). Methylphenidate

(Ritalin): Behavioral studies in the rat. *International Journal of Neuroscience*, 117(6), 757-794.

Aylett, E., Small, N., & Bower, P. (2018). Exercise in the treatment of clinical anxiety in general practice - a systematic review and meta-analysis. *BMC Health Services Research*, 18(1), 559. (https://doi:10.1186/s12913-018-3313-5)

Bachhuber, M.A., Hennessy, S., Cunningham, C.O., & Starrels, J.L. (2016). Increasing Benzodiazepine Prescriptions and Overdose Mortality in the United States, 1996-2013. *American Journal of Public Health*, 106(4), 686-688. (https://doi:10.2105/AJPH.2016.303061)

Bak, M., Fransen, A., Janssen, J., van Os, J., & Drukker, M. (2014). Almost all antipsychotics result in weight gain: A meta-analysis. *PLoS One*, 9(4), e94112. (https://doi:10.1371/journal.pone.0094112)

Bala, A., Nguyen, H.M.T., & Hellstrom, W.J.G. (2018). Post-SSRI Sexual Dysfunction: A Literature Review. *Sexual Medicine Reviews*, 6(1), 29-34. (https://doi:10.1016/j.sxmr.2017.07.002)

Baldessarini, R.J., Tondo, L., & Viguera, A.C. (1999). Discontinuing lithium maintenance treatment in bipolar disorders: Risks and implications. *Bipolar Disorders*, 1(1), 17-24. (doi: 10.1034/j.1399-5618.1999.10106.x)

Baldwin, D.S,. Anderson, I.M., Nutt, D.J., Allgulander, C., Bandelow, B., den Boer, J.A., Christmas, D.M., Davies, S., Fineberg, N., Lidbetter, N., Malizia, A., McCrone, P., Nabarro, D., O'Neill, C., Scott, J., van der Wee, N., & Wittchsen, H.-U. (2014). Evidence-based pharmacological treatment of anxiety disorders, post-traumatic stress disorder and obsessive-compulsive disorder: A revision of the 2005 guidelines from the British Association for Psychopharmacology. *Journal of Psychopharmacology*, 28(5), 403-439. (doi: 10.1177/0269881114525674)

Ballard, C., Waite, J., & Birks, L. (2006). Atypical antipsychotics for aggression and psychosis in Alzheimer's disease. *Cochrane Database of Systematic Reviews*, 1: CD003476. (doi: 10.1002/14651858.CD003476.pub2)

Balon, R., Yeragani, V.K., Pohl, R.B., & Gershon, S. (1988). Lithium discontinuation: Withdrawal or relapse? *Comprehensive Psychiatry*, 29(3),330-334. (https://doi:10.1016/0010-440x(88)90056-9)

Barton, C.D., Jr., Dufer, D., Monderer, R., Cohen, M.J., Fuller, H.J., Clark, M.R., & DePaulo, J.R., Jr. (1993). Mood variability in normal subjects on lithium. *Biological Psychiatry*, 34(12), 878-884.

Bateman, A.W., Gunderson, J., & Mulder, R. (2015). Treatment of personality disorder. *Lancet*, 385(9969), 735-743. (https://doi:10.1016/S0140-6736(14)61394-5)

Beasley, C.M., Jr., Dornseif, B.E., Bosomworth, J.C., Sayler, M.E., Rampey, A.H., Jr., Heiligenstein, J.H., Thompson, V.L., Murphy, D.J., & Masica, D.N. (1991). Fluoxetine and suicide: A meta-analysis of controlled trials of treatment for depression. *British Medical journal*, 303(6804), 685-692.

Beasley, C.M., Jr., Sayler, M.E., Bosomworth, J.C., & Wernicke, J.F. (1991). High-dose fluoxetine: efficacy and activating-sedating effects in agitated and retarded depression. *Journal of Clinical Psychopharmacology*, 11(3), 166-174.

Bedson, E., Bell, D., Carr, D., Carter, B., Hughes, D., Jorgensen, A., Lewis, H., Lloyd, K., McCaddon, A., Moat, S., Pink, J., Pirmohamed, M., Roberts, S., Russell, I., Sylvestre, Y., Tranter, R., Whitaker, R., Wilkinson, C., & Williams, N. (2014). Folate Augmentation of Treatment--Evaluation for Depression (FolATED): Randomised trial and economic evaluation. *Health Technology Assessment*, 18(48), vii-viii, 1-159. (https://doi:10.3310/hta18480)

Bell, A.J., Cole, A., Eccleston, D., & Ferrier, I.N. (1993). Lithium neurotoxicity at normal therapeutic levels. *British Journal of Psychiatry*, 162, 689-692.

Belleville, G., & Morin, C.M. (2008). Hypnotic discontinuation in chronic insomnia: impact of psychological distress, readiness to change, and self-efficacy. *Health Psychology*, 27(2), 239-248. (https://doi:10.1037/0278-6133.27.2.239)

Belmaker, R.H., & Wald, D. (1977). Haloperidol in normals. *British Journal of Psychiatry*, 131, 222-223. (https://doi:10.1192/bjp.131.2.222b)

Bergström, T., Seikkula, J., Alakare, B., Mäki, P., Köngäs-Saviaro, P., Taskila, J.J., Tolvanen, A., & Aaltonen, J. (2018). The family-oriented open dialogue approach in the treatment of first-episode psychosis: Nineteen-year outcomes. *Psychiatry Research*, 270, 168-175. (doi: 10.1016/j.psychres.2018.09.039)

Bertelsen, M., Jeppesen, P., Petersen, L., Thorup, A., Øhlenschlaeger, J., le Quach, P., Østergaard Christensen, T., Krarup, G., Jøgensen, P., & Nordentoft, M. (2008). Five-year follow-up of a randomized multicenter trial of intensive early intervention vs standard treatment for patients with a first episode of psychotic illness: The OPUS trial. *Archives of General Psychiatry*, 65(7), 762-771.

Biederman, J., Wilens, T., Mick, E., Spencer, T., & Faraone, S.V. (1999). Pharmacotherapy of attention-deficit/hyperactivity disorder reduces risk for substance use disorder. *Pediatrics*, 104(2), e20. (doi: 10.1542/peds.104.2.e20)

Bockting, C.L.H., ten Doesschate, M.C., Spijker, J., Spinhoven, P., Koeter, M.W.J., Schene, A.H., & DELTA study group. (2008). Continuation and maintenance use of antidepressants in recurrent depression. *Psychotherapy & Psychosomatics*, 77(1), 17-26. (doi: 10.1159/000110056)

Bola, J.R., & Mosher, L.R. (2003). Treatment of acute psychosis without neuroleptics: Two-year outcomes from the Soteria project. *Journal of Nervous and Mental Disease*, 191(4), 219-229.

Boseley, S. (2018, February 21). The drugs do work: Antidepressants are effective, study shows. *The Guardian*. (http://www.theguardian.com/science/2018/feb/21/the-drugs-do-work-antidepressants-are-effective-study-shows)

Bourin, M., Fiocco, A.J., & Clenet, F. (2001). How valuable are animal models in defining antidepressant activity? *Human Psychopharmacology*, 16(1), 9-21.

Bowden, C.L., Calabrese, J.R., McElroy, S.L., Gyulai, L., Wassef, A., Petty, F., Pope, H. G., Jr., Chou, J. C-Y., Keck, P.E., Jr., Rhodes, L., Swann, A.C., Hirschfeld, R.M.A., & Wozniak, P.J. (2000). A randomized, placebo-controlled 12-month trial of divalproex and lithium in treatment of outpatients with bipolar I disorder. Divalproex Maintenance Study Group. *Archives of General Psychiatry*, 57(5), 481-489.

Bowden, C.L., Calabrese, J.R., Sachs, G., Yatham, L.N., Asghar, S.A., Hompland, M., Montgomery, P., Earl, N., Smoot, T.M., & De Veaugh-Geiss, J. (2003). A placebo-controlled 18-month trial of lamotrigine and lithium maintenance treatment in recently manic or hypomanic patients with bipolar I disorder. *Archives of General Psychiatry*, 60(4), 392-400.

Braden, W., Fink, E.B., Qualls, C.B., Ho, C.K., & Samuels, W.O. (1982). Lithium and chlorpromazine in psychotic inpatients. *Psychiatry Research*, 7(1), 69-81.

Braslow, J. (1997). *Mental ills and bodily cures*. University of California Press.

Breggin, P.R. (1983). *Psychiatric Drugs: Hazards to the brain*. Springer Publishing Company.

Breggin, P.R. (1990). Brain damage, dementia and persistent cognitive dysfunction associated with neuroleptic drugs: Evidence, etiology, implications. *Journal of Mind and Behavior*, 11(3-4), 425-463.

Breggin, P.R. (1993). *Toxic Psychiatry*. Fontana.

Breggin, P.R. (1997). *Brain disabling treatments in psychiatry: Drugs, electroshock, and the role of the FDA*. Springer Publishing Company.

Breggin, P.R. (2001). *Talking back to Ritalin: What doctors aren't telling you about stimulants and ADHD*. Perseus Publishing.

Breggin, P.R. (2008). *Brain-disabling treatments in psychiatry: Drugs, electroshock, and the psychopharmceutical complex* (2nd ed.). Springer Publishing Company.

Busto, U.E., Bremner, K.E., Knight, K., terBrugge, K., & Sellers, E.M., (2000). Long-term benzodiazepine therapy does not result in brain abnormalities. *Journal of Clinical Psychopharmacology*, 20(1), 2–6.

Calabrese, J.R., Bowden, C.L., Sachs, G., Yatham, L.N., Behnke, K., Mehtonen, O.P., Montgomery, P., Ascher, J., Paska, W., Earl, N., & DeVeaugh-Geiss, J.; for the Lamictal 606 Study Group. (2003). A placebo-controlled 18-month trial of lamotrigine and lithium maintenance treatment in recently depressed patients with bipolar I disorder. *Journal of Clinical Psychiatry*, 64(9), 1013–1024.

Calil, H.M., Zwicker, A.P., & Klepacz, S. (1990). The effects of lithium carbonate on healthy volunteers: Mood stabilization? *Biological Psychiatry*, 27(7), 711–722.

Carey, B. (2006, May 23). A career that has mirrored psychiatry's twisting path. *New York Times*. (https://www.nytimes.com/2006/05/23/health/psychology/23prof.html)

Carey, B. & Gebeloff, R. (2018, April 7). Many people taking antidepressants discover they cannot quit. *New York Times*. (http://www.nytimes.com/2018/04/07/health/antidepressants-withdrawal-prozac-cymbalta.html)

Carpenter, W.T., Jr., Buchanan, R.W., Kirkpatrick, B., & Breier, A.F. (1999). Diazepam treatment of early signs of exacerbation in schizophrenia. *American Journal of Psychiatry*, 156(2), 299–303.

Cartwright, C., Gibson, K., Read, J., Cowan, O., & Dehar, T. (2016). Long-term antidepressant use: Patient perspectives of benefits and adverse effects. *Patient Preference & Adherence*, 10, 1401–1407. (https://doi:10.2147/PPA.S110632)

Castle, L., Aubert, R.E., Verbrugge, R.R., Khalid, M., & Epstein, R.S. (2007). Trends in medication treatment for ADHD. *Journal of Attention Disorders*, 10(4), 335–342.

Chan, D., & Sireling, L. (2010).'I want to be bipolar' ...a new phenomenon. *The

Psychiatrist, 34, 103–105.

Chen, E.Y.H., Hui, C.L.M., Lam, M.M.L., Chiu, C.P.Y., Law, C.W., Chung, D.W.S., Tso, S., Pang, E.P.F., Chan, K.T., Wong, Y.C., Mo, F.Y.M., Chan, K.P.M., Yao, T.J., Hung, S.F., & Honer, W.G. (2010). Maintenance treatment with quetiapine versus discontinuation after one year of treatment in patients with remitted first episode psychosis: Randomised controlled trial. *British Medical Journal*, 341, c4024. (https://doi:10.1136/bmj.c4024)

Chen, M.J., Zhang, W.-J., Guo, Z-L., Zhang, W.H., Chai, Y., & Li, Y-W. (2014). Withdrawal reaction of carbamazepine after neurovascular decompression for trigeminal neuralgia: A preliminary study. *Journal of the Neurological Sciences*, 338(1–2), 43–45. (https://doi:10.1016/j.jns.2013.12.013)

Chouinard, G. (1988). The use of benzodiazepines in the treatment of manic-depressive illness. *Journal of Clinical Psychiatry*, 49 Suppl, 15–20.

Chouinard, G., Samaha, A.N., Chouinard, V.A., Peretti, C.S., Kanahara, N., Takase, M., & Iyo, M. (2017). Antipsychotic-induced dopamine supersensitivity psychosis: Pharmacology, criteria, and therapy. *Psychotherapy & Psychosomatics*, 86(4), 189–219. (https://doi:10.1159/000477313)

Chouinard, G., Young, S.N., & Annable, L. (1983). Antimanic effect of clonazepam. *Biological Psychiatry*, 18(4), 451–466.

Cipriani, A., Furukawa, T.A., Salanti, G., Chaimani, A., Atkinson, L.Z., Ogawa, Y., Leucht, S., Ruhe, H.G., Turner, E.H., Higgins, J.P.T., Egger, M., Takeshima, N., Hayasaka, Y., Imai, H., Shinohara, K., Tajika, A., Ioannidis, J.P.A., Geddes, J.R. (2018). Comparative efficacy and acceptability of 21 antidepressant drugs for the acute treatment of adults with major depressive disorder: A systematic review and network meta-analysis. *Lancet*, 391(10128), 1357–1366.

Cipriani, A., Hawton, K., Stockton, S., & Geddes, J.R. (2013). Lithium in the prevention of suicide in mood disorders: updated systematic review and meta-analysis. *British Medical Journal*, 346, f3646.

Clark, D.M. (2013, May 31). David Clark on Improving Access for Psychological Therapy. Interview by Jules Evans. *Philosophy for Life*. (https://www.philosophyforlife.org/blog/david-clark-on-improving-access-for-psychological-therapy-iapt)

Clark, D.M., Canvin, L., Green, J., Layard, R., Pilling, S., & Janecka, M. (2018). Transparency about the outcomes of mental health services (IAPT approach): An analysis of public data. *Lancet,* 391(10121), 679–686. (doi: 10.1016/S0140-6736(17)32133-5)

Clark, D.M., Layard, R., Smithies, R., Richards, D.A., Suckling, R., & Wright, B. (2009). Improving access to psychological therapy: Initial evaluation of two UK demonstration sites. *Behaviour Research & Therapy,* 47(11), 910–920. (https://doi:10.1016/j.brat.2009.07.010)

Cohen, S.I. (1995). Alcohol and benzodiazepines generate anxiety, panic and phobias. *Journal of the Royal Society of Medicine,* 88(2), 73–77. (https://pubmed.ncbi.nlm.nih.gov/7769598/)

Cooper, R.E., Laxhman, N., Crellin, N., Moncrieff, J., & Priebe, S. (2019). Psychosocial interventions for people with schizophrenia or psychosis on minimal or no antipsychotic medication: A systematic review. Advance online publication. *Schizophrenia Research.* (doi: 10.1016/j.schres.2019.05.020)

Coppen, A., Standish-Barry, H., Bailey, J., Houston, G., Silcocks, P., & Hermon, C. (1991). Does lithium reduce the mortality of recurrent mood disorders? *Journal of Affective Disorders,* 23(1), 1–7.

Correll, C.U., & Schenk, E.M. (2008). Tardive dyskinesia and new antipsychotics. *Current Opinion in Psychiatry,* 21(2), 151–156.

Cortese, S., Adamo, N., Del Giovane, C., Mohr-Jensen, C., Hayes, A.J., Carucci, S., Atkinson, L.Z., Tessari, L., Banaschewski, T., Coghill, D., Hollis, C., Simonoff, E., Zuddas, A., Barbui, C., Purgato, M., Steinhausen, H.-C., Shokraneh, F., Xia, J., & Cipriani, A. (2018). Comparative efficacy and tolerability of medications for attention-deficit hyperactivity disorder in children, adolescents, and adults: A systematic review and network meta-analysis. *Lancet Psychiatry,* 5(9), 727–738. (https://doi:10.1016/S2215-0366(18)30269-4)

Costall, B., & Naylor, R.J. (1976). A comparison of the abilities of typical neuroleptic agents and of thioridazine, clozapine, sulpiride and metoclopramide to antagonise the hyperactivity induced by dopamine applied intracerebrally to areas of the extrapyramidal and mesolimbic systems. *European Journal of Pharmacology,* 40(1), 9–19.

Cowen, P.J., & Browning, M. (2015). What has serotonin to do with depression? *World Psychiatry,* 14(2), 158–160. (https://doi:10.1002/wps.20229)

Cox, D.J., Moore, M., Burket, R., Merkel, R.L., Mikami, A.Y., & Kovatchev, B. (2008). Rebound effects with long-acting amphetamine or methylphenidate stimulant medication preparations among adolescent male drivers with attention-deficit/hyperactivity disorder. *Journal of Child & Adolescent Psychopharmacology*, 18(1), 1–10. (https://doi:10.1089/cap.2006.0141)

Craig, T.K., Garety, P., Power, P., Rahaman, N., Colbert, S., Fornells-Ambrojo, M., & Dunn, G. (2004). The Lambeth Early Onset (LEO) Team: randomised controlled trial of the effectiveness of specialised care for early psychosis. *British Medical Journal*, 329(7474), 1067. (https://doi:10.1136/bmj.38246.594873.7C)

Cryan, J.F., Markou, A., & Lucki, I. (2002). Assessing antidepressant activity in rodents: Recent developments and future needs. *Trends in Pharmacological Sciences* 23, 238–245.

Cundall, R.L., Brooks, P.W., & Murray, L.G. (1972). A controlled evaluation of lithium prophylaxis in affective disorders. *Psychological Medicine*, 2(3), 308–311.

Curtin, K., Fleckenstein, A.E., Keeshin, B.R., Yurgelun-Todd, D.A., Renshaw, P.F., Smith, K.R., & Hanson, G.R. (2018). Increased risk of diseases of the basal ganglia and cerebellum in patients with a history of attention-deficit/hyperactivity disorder. *Neuropsychopharmacology*, 43(13), 2548–2555. (https://doi:10.1038/s41386-018-0207-5)

Curtin, K., Fleckenstein, A.E., Robison, R.J., Crookston, M.J., Smith, K.R., & Hanson, G.R. (2015). Methamphetamine/amphetamine abuse and risk of Parkinson's disease in Utah: A population-based assessment. *Drug & Alcohol Dependence*, 146, 30–38. (https://doi:10.1016/j.drugalcdep.2014.10.027)

Curtis, J.R., Larson, J.C., Delzell, E., Brookhart, M.A., Cadarette, S.M., Chlebowski, R., Judd, S., Safford, M., Soloman, D.H., & Lacroix, A.Z. (2011). Placebo adherence, clinical outcomes, and mortality in the women's health initiative randomized hormone therapy trials. *Medical Care*, 49(5), 427–435.

Davies, J., & Read, J. (2019). A systematic review into the incidence, severity and duration of antidepressant withdrawal effects: Are guidelines evidence-based? *Addictive Behaviors*, 97, 111–121. (https://doi:10.1016/j.addbeh.2018.08.027)

Deacon, B.J., Baird, G.L. (2009). The chemical imbalance explanation of depression: Reducing blame at what cost? *Journal of Social and Clinical Psychology*, 28(4), 415–435. (https://doi:10.1521/jscp.2009.28.4.415)

De Hert, M., Correll, C.U., & Cohen, D. (2010). Do antipsychotic medications reduce or increase mortality in schizophrenia? A critical appraisal of the FIN-11 study. *Schizophrenia Research*, 117(1), 68-74.

de las Cuevas, C., Sanz, E., & de la Fuente, J. (2003). Benzodiazepines: more'behavioural' addiction than dependence. *Psychopharmacology* (Berl), 167(3), 297-303. (https://doi:10.1007/s00213-002-1376-8)

del Campo, N., Fryer, T.D., Hong, Y.T., Smith, R., Brichard, L., Acosta-Cabronero, J., Chamberlain, S.R., Tait, R., Izquierdo, D., Regenthal, R., Dowson, J., Suckling, J., Baron, J-C., Aigbirhio, F.I., Robbins, T.W., Sahakian, B.J., & Müller, U. (2013). A positron emission tomography study of nigro-striatal dopaminergic mechanisms underlying attention: implications for ADHD and its treatment. Brain, 136(Pt 11), 3252-3270.

Delini-Stula, A., & Vassout, A. (1979). Modulation of dopamine-mediated behavioural responses by antidepressants: effects of single and repeated treatment. *European Journal of Pharmacology*, 58(4), 443-451.

Deniker, P. (1960). Experimental neurological syndromes and the new drug therapies in psychiatry. *Comprehensive Psychiatry*, 1, 92-102. (doi: 10.1016/s0010-440x(60)80013-2)

Depping, A.M., Komossa, K., Kissling, W., & Leucht, S. (2010). Secondgeneration antipsychotics for anxiety disorders. *Cochrane Database of Systematic Reviews*. (https://doi:10.1002/14651858.CD008120.pub2)

Deshauer, D., Moher, D., Fergusson, D., Moher, E., Sampson, M., & Grimshaw, J. (2008). Selective serotonin reuptake inhibitors for unipolar depression: a systematic review of classic long-term randomized controlled trials. *CMAJ*, 178(10), 1293-1301. (https://doi:10.1503/cmaj.071068)

Díaz-Gutiérrez, M.J., Martínez-Cengotitabengoa, M., Sáez de Adana, E., Cano, A.I., Martínez-Cengotitabengoa, M.T., Besga, A., Segarra, R., & González-Pinto, A. (2017). Relationship between the use of benzodiazepines and falls in older adults: A systematic review. *Maturitas*, 101, 17-22. (https://doi:10.1016/j.maturitas.2017.04.002)

Diamond, B.I., & Borison, R.L. (1986). Basic and clinical studies of neuroleptic-induced supersensitivity psychosis and dyskinesia. *Psychopharmacology Bulletin*, 22(3), 900-905.

Dorph-Petersen, K.A., Pierri, J.N., Perel, J.M., Sun, Z., Sampson, A.R., & Lewis,

D.A. (2005). The influence of chronic exposure to antipsychotic medications on brain size before and after tissue fixation: A comparison of haloperidol and olanzapine in macaque monkeys. *Neuropsychopharmacology*, 30(9), 1649–1661.

Dubicka, B., Hadley, S., & Roberts, C. (2006). Suicidal behaviour in youths with depression treated with new-generation antidepressants: meta-analysis. *British Journal of Psychiatry*, 189, 393–398.

Dumont, G.J.H., de Visser, S.J., Cohen, A.F., & van Gerven, J.M.A. (2005). Biomarkers for the effects of selective serotonin reuptake inhibitors (SSRIs) in healthy subjects. *British Journal of Clinical Pharmacology*, 59(5), 495–510.

Eichlseder, W. (1985). Ten years of experience with 1,000 hyperactive children in a private practice. *Pediatrics*, 76(2), 176–184.

Endres, D., Perlov, E., Maier, S., Feige, B., Nickel, K., Goll, P., Bubl, E., Lange, T., Glauche, V., Graf, E., Ebert, D., Sobanski, E., Philipsen, A., & van Elst, L.T. (2015). Normal neurochemistry in the prefrontal and cerebellar brain of adults with attention-deficit hyperactivity disorder. *Frontiers in Behavioral Neuroscience*, 9, 242. (https://doi:10.3389/fnbeh.2015.00242)

Faedda, G.L., Tondo, L., & Baldessarini, R.J. (2001). Lithium discontinuation: uncovering latent bipolar disorder? *American Journal of Psychiatry*, 158(8), 1337–1339.

Fava, G.A., Gatti, A., Belaise, C., Guidi, J., & Offidani, E. (2015). Withdrawal Symptoms after Selective Serotonin Reuptake Inhibitor Discontinuation: A Systematic Review. *Psychotherapy & Psychosomatics*, 84(2), 72–81.

Fenton, W.S., & McGlashan, T.H. (1987). Sustained remission in drug-free schizophrenic patients. *American Journal of Psychiatry*, 144(10), 1306–1309.

Fergusson, D., Doucette, S., Glass, K.C., Shapiro, S., Healy, D., Hebert, P., & Hutton, B. (2005). Association between suicide attempts and selective serotonin reuptake inhibitors: systematic review of randomised controlled trials. *British Medical Journal*, 330(7488), 396.

Fisher, S., & Greenberg, R.P. (1993) How sound is the double-blind design for evaluating psychotropic drugs? *Journal of Nervous & Mental Disease*, 181(6), 345–350.

Fournier, J.C., DeRubeis, R.J., Hollon, S.D., Dimidjian, S., Amsterdam, J.D., Shelton, R.C., & Fawcett, J. (2010). Antidepressant drug effects and depression severity: A patient-level meta-analysis. *JAMA*, 303(1), 47–53.

Francey, S.M., O'Donoghue, B., Nelson, B., Graham, J., Baldwin, L., Yuen, H.P., Kerr, M.J., Ratheesh, A., Allott, K., Alvarez-Jimenez, M., Fornito, A., Harrigan, S., Thompson, A.D., Wood, S., Berk, M., & McGorry, P.D. (2020). Psychosocial intervention with or without antipsychotic medication for first-episode psychosis: a randomized noninferiority clinical trial. *Schizophrenia Bulletin Open*, 1(1). (https://doi:10.1093/schizbullopen/sgaa015)

Frey, L.C., Strom, L.A., Shrestha, A., & Spitz, M.C. (2009). End-of-dose emergent psychopathology in ambulatory patients with epilepsy on stable-dose lamotrigine monotherapy: A case series of six patients. *Epilepsy & Behavior*, 15(4), 521–523. (https://doi:10.1016/j.yebeh.2009.05.008)

Furukawa, T.A., Maruo, K., Noma, H., Tanaka, S., Imai, H., Shinohara, K., Ikeda, K., Yamawaki, S., Levine, S.Z., Goldberg, Y., Leucht, S., & Cipriani, A. (2018). Initial severity of major depression and efficacy of new generation antidepressants: Individual participant data meta-analysis. *Acta Psychiatrica Scandinavica*, 137(6), 450–458. (https://doi:10.1111/acps.12886)

Gafoor, R., Booth, H.P., & Gulliford, M.C. (2018). Antidepressant utilisation and incidence of weight gain during 10 years' follow-up: Population based cohort study. *British Medical Journal*, 361, k1951. (https://doi:10.1136/bmj.k1951)

Gemperle, A.Y., McAllister, K.H., & Olpe, H-R. (2003). Differential effects of iloperidone, clozapine, and haloperidol on working memory of rats in the delayed non-matching-to-position paradigm. *Psychopharmacology* (Berl), 169(3-4), 354–364.

Ghuran, A., & Nolan, J. (2000). The cardiac complications of recreational drug use. *Western Journal of Medicine*, 173(6), 412–415. (doi: 10.1136/ewjm.173.6.412)

Gibbons, R.D., Hur, K., Brown, C.H., Davis, J.M., & Mann, J.J. (2012). Benefits from antidepressants: synthesis of 6-week patient-level outcomes from double-blind placebo-controlled randomized trials of fluoxetine and venlafaxine. *Archives of General Psychiatry*, 69(6), 572–579.

Gilbert, P.L., Harris, M.J., McAdams, L.A., & Jeste, D.V. (1995). Neuroleptic withdrawal in schizophrenic patients. A review of the literature. *Archives of General Psychiatry*, 52(3), 173–188.

Girlanda, F., Cipriani, A., Agrimi, E., Appino, M.G., Barichello, A., Beneduce, R., Bighelli, I., Bisoffi, G., Bisogno, A., Bortolaso, P., Boso, M., Calandra, C.,

Cascone, L., Castellazzi, M., Corbascio, C., Parise, V.F., Gardellin, F., Gennaro, D., Hanife, B., ... Barbui, C. (2014). Effectiveness of lithium in subjects with treatment-resistant depression and suicide risk: Results and lessons of an underpowered randomised clinical trial. *BMC Research Notes*, 7, 731. (doi: 10.1186/1756-0500-7-731)

Goldberg, D., Privett, M., Ustun, B., Simon, G., & Linden, M. (1998). The effects of detection and treatment on the outcome of major depression in primary care: A naturalistic study in 15 cities. *British Journal of General Practice*, 48(437), 1840-1844.

Goldman, D. (1966). Critical contrasts in psychopharmacology. In M. Rinkel (Ed.), *Biological treatment of mental illness* (pp. 524-533). L.C. Page & Co.

Goldsmith, L., & Moncrieff, J. (2011). The psychoactive effects of antidepressants and their association with suicidality. *Current Drug Safety*, 6(2), 115-121.

Golombok, S., Moodley, P., & Lader, M. (1988). Cognitive impairment in long-term benzodiazepine users. *Psychological Medicine*, 18(2), 365-374.

Gomez, A.F., Barthel, A.L., & Hofmann, S.G. (2018). Comparing the efficacy of benzodiazepines and serotonergic anti-depressants for adults with generalized anxiety disorder: A meta-analytic review. *Expert Opinion in Pharmacotherapy*, 19(8), 883-894. (https://doi:10.1080/14656566.2018.1472767)

Gorman, J.M. (1999). Mirtazapine: clinical overview. *Journal of Clinical Psychiatry*, 60(Suppl 17), 9-13; discussion 46-48. (https://www.ncbi.nlm.nih.gov/pubmed/10446735)

Guloksuz, S., van Os, J. (2018). The slow death of the concept of schizophrenia and the painful birth of the psychosis spectrum. *Psychological Medicine*, 48(2), 229-244. (doi: 10.1017/S0033291717001775)

Gunnell, D., Saperia, J., & Ashby, D. (2005). Selective serotonin reuptake inhibitors (SSRIs) and suicide in adults: Meta-analysis of drug company data from placebo controlled, randomised controlled trials submitted to the MHRA's safety review. *British Medical Journal*, 330(7488), 385.

Guy, A., Davies, J., Rizq, R. (Eds.). (2019). *Guidance for psychological therapists: Enabling conversations with clients taking or withdrawing from prescribed psychiatric drugs*. APPG for Prescribed Drug Dependence.

Habel, L.A., Cooper, W.O., Sox, C.M., Chan, K.A., Fireman, B.H., Arbogast, P.G., Cheetham, T.C., Quinn, V.P., Dublin, S., Boudreau, D.M., Andrade, S.E.,

Pawloski, P.A., Raebel, M.A., Smith, D.H., Achacoso, N., Uratsu, C., Go, A.S., Sidney, S., Nguyen-Huynh, M.N., ... & Selby, J.V. (2011). ADHD medications and risk of serious cardiovascular events in young and middle-aged adults. *JAMA*, 306(24), 2673-2683. (https://doi:10.1001/jama.2011.1830)

Hacker, P.M.S. (2017). *The passions: A study of human nature*. Wiley Blackwell.

Haddad, P., Lejoyeux, M., & Young, A. (1998). Antidepressant discontinuation reactions. *British Medical Journal*, 316(7138), 1105-1106. (https://doi:10.1136/bmj.316.7138.1105)

Hall, W. (2012). *Harm reduction guide to coming off psychiatric drugs* (2nd ed.). The Icarus Project and Freedom Centre.

Harding, C. (2016, July 20). How Japan came to believe in depression. *BBC News Magazine*. (http://www.bbc.co.uk/news/magazine-36824927)

Harris, G., & Carey, B. (2008, June 8). Researchers fail to reveal full drug pay. *New York Times*.

Harris, M., Chandran, S., Chakraborty, N., & Healy, D. (2003). Mood-stabilizers: The archeology of the concept. *Bipolar Disorders*, 5(6), 446-452.

Harris, M., Chandran, S., Chakraborty, N., & Healy, D. (2005). The impact of mood stabilizers on bipolar disorder: The 1890s and 1990s compared. *History of Psychiatry*, 16(4), (pt. 64), 423-434.

Harrow, M., Jobe, T.H., & Faull, R.N. (2012). Do all schizophrenia patients need antipsychotic treatment continuously throughout their lifetime? A 20-year longitudinal study. *Psychological Medicine*, 42(10), 2145-2155.

He, Q., Chen, X., Wu, T., Li, L., & Fei, X. (2019). Risk of Dementia in long-term benzodiazepine users: Evidence from a meta-analysis of observational studies. *Journal of Clinical Neurology*, 15(1), 9-19. (https://doi:10.3988/jcn.2019.15.1.9)

Healthcare Commission. (2007). *Talking about medicines: The management of medicines in trusts providing mental health services*. Commission for Healthcare, Audit and Inspection.

Healy, D. (1997). *The antidepressant era*. Harvard University Press.（林建郎、田島治訳『抗うつ薬の時代—うつ病治療薬の光と影』星和書店、2004年）

Healy, D. (2004). Shaping the intimate: Influences on the experience of everyday nerves. *Social Studies of Science*, 34(2), 219-245.

Healy, D. (2006). The latest mania: Selling bipolar disorder. *PloS Medicine*, 3(4), e185. (doi: 10.1371/journal.pmed.0030185)

Healy, D. (2008). Mania: *A short history of bipolar disorder.* Johns Hopkins University Press. (江口重幸監訳、坂本響子訳『双極性障害の時代―マニーか らバイポーラーへ』みすず書房、2012年)

Healy, D. (2019). Post-SSRI sexual dysfunction & other enduring sexual dysfunctions. *Epidemiology & Psychiatric Sciences,* 29, e55. (doi: 10.1017/ S2045796019000519)

Healy, D., & Farquhar, G. (1998). Immediate effects of droperidol. *Human Psychopharmacology,* 13(2), 113-120.

Healy, D., Herxheimer, A., & Menkes, D.B. (2006). Antidepressants and violence: Problems at the interface of medicine and law. *PloS Medicine,* 3(9), e372.

Hengartner, M.P., Angst, J., & Rossler, W. (2018). Antidepressant use prospectively relates to a poorer long-term outcome of depression: Results from a prospective community cohort study over 30 years. *Psychotherapy & Psychosomatics,* 87(3), 181-183. (https://doi:10.1159/000488802)

Hengartner, M.P., & Plöderl, M. (2019). Newer-Generation antidepressants and suicide risk in randomized controlled trials: A re-analysis of the FDA database. *Psychotherapy & Psychosomatics,* 88(4), 247-248. (https:// doi:10.1159/000501215)

Henriques, G. (2017, May 23). Twenty billion fails to'move the needle' on mental illness. Thomas Insel admits to misguided research paradigm on mental illness. *Psychology Today.* (https://www.psychologytoday.com/us/blog/ theory-knowledge/201705/twenty-billion-fails-move-the-needle-mental-illness)

Heres, S., Davis, J., Maino, K., Jetzinger, E., Kissling, W. & Leucht, S. (2006). Why olanzapine beats risperidone, risperidone beats quetiapine, and quetiapine beats olanzapine: An exploratory analysis of head-to-head comparison studies of second-generation antipsychotics. *American Journal of Psychiatry,* 163(2), 185-194.

Herrmann, W.M., & McDonald, R.J. (1978). A multidimensional test approach for the description of the CNS activity of drugs in human pharmacology. *Pharmakopsychiatrie - Neuropsychopharmakologie,* 11(6), 247-265.

Ho, B-C., Andreasen, N.C., Ziebell, S., Pierson, R., & Magnotta, V. (2011). Long-term antipsychotic treatment and brain volumes: a longitudinal study of first-episode schizophrenia. *Archives of General Psychiatry,* 68(2), 128-137.

Holbrook, A.M., Crowther, R., Lotter, A., Cheng, C., & King, D. (2000). Meta-analysis of benzodiazepine use in the treatment of insomnia. *CMAJ*, 162(2), 225–233.

Holick, C.N., Turnbull, B.R., Jones, M.E., Chaudhry, S., Bangs, M.E., & Seeger, J.D. (2009). Atomoxetine and cerebrovascular outcomes in adults. *Journal of Clinical Psychopharmacology*, 29(5), 453–460. (https://doi:10.1097/JCP.0b013e3181b2b828)

Hollister, L.E., Motzenbecker, F.P., & Degan, R.O. (1961). Withdrawal reactions from chlordiazepoxide ('Librium'). *Psychopharmacologia*, 2, 63–68. (https://doi:10.1007/BF00429621)

Holt, R.I.G. (2019). Association between antipsychotic medication use and diabetes. *Current Diabetes Reports*, 19(10), 96. (doi: 10.1007/s11892-019-1220-8)

Hood, S.D., Norman, A., Hince, D.A., Melichar, J.K., & Hulse, G.K. (2014). Benzodiazepine dependence and its treatment with low dose flumazenil. *British Journal of Clinical Pharmacology*, 77(2), 285–294. (https://doi:10.1111/bcp.12023)

Horowitz, M. (2020a). Systematic review and meta-analysis of antidepressant withdrawal effects, including the role of duration of use. [In preparation.]

Horowitz, M. (2020b). Pharmacological principles to guide withdrawal from benzodiazepines and z-drugs: Exponential tapering is likely to be more effective than linear tapering. [In preparation.]

Horowitz, M.A., & Taylor, D. (2019). Tapering of SSRI treatment to mitigate withdrawal symptoms. *Lancet Psychiatry*, 6(6), 538–546. (https://doi:10.1016/S2215-0366(19)30032-X)

Howes, O.D., Kambeitz, J., Kim, E., Stahl, D., Slifstein, M., Abi-Dargham, A., & Kapur, S. (2012). The nature of dopamine dysfunction in schizophrenia and what this means for treatment. *Archives of General Psychiatry*, 69(8), 776–786.

Howes, O.D., McCutcheon, R., Owen, M.J., & Murray, R.M. (2017). The role of genes, stress, and dopamine in the development of schizophrenia. *Biological Psychiatry*, 81(1), 9–20. (https://doi:10.1016/j.biopsych.2016.07.014)

Huedo-Medina, T.B., Kirsch, I., Middlemass, J., Klonizakis, M., & Siriwardena, A.N. (2012). Effectiveness of non-benzodiazepine hypnotics in treatment of adult insomnia: Meta-analysis of data submitted to the Food and Drug

Administration. *British Medical Journal*, 345, e8343. (https://doi:10.1136/bmj. e8343)

Huf, G., Alexander, J., Allen, M.H., & Raveendran, N.S. (2009). Haloperidol plus promethazine for psychosis-induced aggression. *Cochrane Database of Systematic Reviews*. (https://doi:10.1002/14651858.CD005146.pub2)

Huhn, M., Leucht, C., Rothe, P., Dold, M., Heres, S., Bornschein, S., Schneider-Axmann, T., Hasan, A., & Leucht, S. (2020). Reducing antipsychotic drugs in stable patients with chronic schizophrenia or schizoaffective disorder: A randomized controlled pilot trial. *Europe Archives of Psychiatry & Clinical Neuroscience*, 271(2), 293-302. (https://doi:10.1007/s00406-020-01109-y)

Hui, C.L.M., Honer, W.G., Lee, E.H.M., Chang, W.C., Chan, S.K.W., Chen, E.S.M., Pang, E.P.F., Lui, S.S.Y., Chung, D.W.S., Yeung, W.S., Ng, R.M.K., Lo, W.T.L., Jones, P.B., Sham, P., & Chen, E.Y.H. (2018). Long-term effects of discontinuation from antipsychotic maintenance following first-episode schizophrenia and related disorders: A 10 year follow-up of a randomised, double-blind trial. *Lancet Psychiatry*, 5(5), 432-442.

Humphreys, K.L., Eng, T., & Lee, S.S. (2013). Stimulant medication and substance use outcomes: A meta-analysis. *JAMA Psychiatry*, 70(7), 740-749. (doi: 10.1001/jamapsychiatry.2013.1273)

Hunter, A.M., Cook, I.A., Tartter, M., Sharma, S.K., Disse, G.D., & Leuchter, A.F. (2015). Antidepressant treatment history and drug-placebo separation in a placebo-controlled trial in major depressive disorder. *Psychopharmacology (Berl)*, 232(20), 3833-3840. (https://doi:10.1007/s00213-015-4047-2)

Iacobucci, G. (2019). NICE updates antidepressant guidelines to reflect severity and length of withdrawal symptoms. *British Medical Journal*, 367, l6103. (https://doi:10.1136/bmj.l6103)

Ilyas, S., & Moncrieff, J. (2012). Trends in prescriptions and costs of drugs for mental disorders in England, 1998-2010. *British Journal of Psychiatry*, 200(5), 393-398.

Ingleby, D. (1981). Understanding 'mental illness'. In D. Ingleby (Ed.), *Critical psychiatry: The politics of mental health* (pp. 23-71). Penguin Books.

Jackson, C., Rizq, R. (Eds.). (2019). *The industrialisation of care: Counselling, psychotherapy and the impact of IAPT*. PCCS Books.

Jacobs, Y. (2018, March 23). Soteria: Reflections on 'being with', findings one's way through psychosis. *Foundations for Excellence in Mental Healthcare.* (http://www.mentalhealthexcellence.org/soteria-reflections-finding-ones-way-psychosis/)

Jakobsen, J.C., Gluud, C., & Kirsch, I. (2019). Should antidepressants be used for major depressive disorder? *BMJ Evidence-Based Medicine.* Advance online publication. (doi: 10.1136/bmjebm-2019-111238)

Jauhar, S., & Hayes, J. (2019). The war on antidepressants: What we can, and can't conclude, from the systematic review of antidepressant withdrawal effects by Davies and Read. *Addictive Behaviors*, 97, 122-125. (https://doi:10.1016/j.addbeh.2019.01.025)

Jauhar, S., Hayes, J., Goodwin, G.M., Baldwin, D.S., Cowen, P.J., & Nutt, D.J. (2019). Antidepressants, withdrawal, and addiction; where are we now? *Journal of Psychopharmacology*, 33(6), 655-659.

Jenner, F.A., Monteiro, A.C.D., Zagalo-Cardoso, J.A., & Cunha-Oliveira, J.A. (1993). *Schizophrenia: A disease or some ways of being human?* Sheffield Academic Press.

Jensen, P.S., Arnold, L.E., Swanson, J.M., Vitiello, B., Abikoff, H.B., Greenhill, L.L., Hecktman, L., Hinshaw, S.P., Pelham, W.E., Wells, K.C., Conners, C.K., Elliott, G.R., Epstein, J.N., Hoza, B., March, J.S., Molina, B.S.G., Newcorn, J.H., Severe, J.B., Wigal, T., ... Hur, K. (2007). Three-year follow-up of the NIMH MTA study. *Journal of the American Academy of Child & Adolescent Psychiatry*, 46(8), 989-1002.

John, J., Thomas, R.P., Paul, S., Jasmina, E.K., & Job, K. (2018). Antipsychotics induced sexual dysfunction. *Journal of Psychiatry*, 21(1), 433. (https://doi:10.4172/2378-5756.1000433)

Johnson, F.N. (1984). *The history of lithium therapy.* Macmillan.

Johnstone, E.C., Crow, T.J., Frith, C.D., Carney, M.W., & Price, J.S. (1978). Mechanism of the antipsychotic effect in the treatment of acute schizophrenia. *Lancet*, 1(8069), 848-851. (doi: 10.1016/s0140-6736(78)90193-9)

Johnstone, E.C., Crow, T.J., Frith, C.D., & Owens, D.G. (1988). The Northwick Park'functional' psychosis study: Diagnosis and treatment response. *Lancet*, 2(8603), 119-125.

Joukamaa, M., Heliövaara, M., Knekt, P., Aromaa, A., Raitasalo, R., & Lehtinen, V. (2006). Schizophrenia, neuroleptic medication and mortality. *British Journal of*

Psychiatry, 188, 122-127. (doi: 10.1192/bjp.188.2.122)

Joyce, P.R., & Paykel, E.S. (1989). Predictors of drug response in depression. *Archives of General Psychiatry*, 46(1), 89-99.

Judd, L.L., Hubbard, B., Janowsky, D.S., Huey, L.Y., & Takahashi, K.I. (1977). The effect of lithium carbonate on the cognitive functions of normal subjects. *Archives of General Psychiatry*, 34(3), 355-357.

Jureidini, J.N., McHenry, L.B., & Mansfield, P.R. (2008). Clinical trials and drug promotion: Selective reporting of study 329. *International Journal of Risk and Safety in Medicine*, 20(1-2), 73-81. (https://doi.org/doi:10.3233/JRS-2008-0426)

Kapur, S. (2003). Psychosis as a state of aberrant salience: A framework linking biology, phenomenology, and pharmacology in schizophrenia. *American Journal of Psychiatry*, 160(1), 13-23.

Keller, M., Montgomery, S., Ball, W., Morrison, M., Snavely, D., Liu, G., Hargreaves, R., Hietala, J., Lines, C., Beebe, K., & Reines, S. (2006). Lack of efficacy of the substance p (neurokinin1 receptor) antagonist aprepitant in the treatment of major depressive disorder. *Biological Psychiatry*, 59(3), 216-223.

Keller, M.B., Ryan, N.D., Strober, M., Klein, R.G., Kutcher, S.P., Birmaher, B., Hagino, O.R., Koplewicz, H., Carlson, G.A., Clarke, G.N., Emslie, G.J., Feinberg, D., Geller, B., Kusumaker, V., Papatheodorou, G., Sack, W.H., Sweeney, M., Wagner, K.D., Weller, N.C., ... McCafferty, J.P. (2001). Efficacy of paroxetine in the treatment of adolescent major depression: a randomized, controlled trial. *Journal of the American Academy of Child and Adolescent Psychiatry*, 40(7), 762-772. (https://doi:10.1097/00004583-200107000-00010)

Kelly, D.L., Feldman, S., Boggs, D.L., Gale, E., & Colney, R.R. (2010). Nonresponse to clozapine and premorbid functioning in treatment of refractory schizophrenia. *Comprehensive Psychiatry*, 51(3), 298-302. (doi: 10.1016/j.comppsych.2009.07.003)

Kesby, J.P., Eyles, D.W., McGrath, J.J., & Scott, J.G. (2018). Dopamine, psychosis and schizophrenia: The widening gap between basic and clinical neuroscience. *Translational Psychiatry*, 8(1), 30. (https://doi:10.1038/s41398-017-0071-9)

Khan, A., Leventhal, R.M., Khan, S.R., & Brown, W.A. (2002). Severity of depression and response to antidepressants and placebo: An analysis of the Food and Drug Administration database. *Journal of Clinical*

Psychopharmacology, 22(1), 40–45.

Khan, A., Khan, S., Kolts, R., & Brown, W.A. (2003). Suicide rates in clinical trials of SSRIs, other antidepressants, and placebo: analysis of FDA reports. *American Journal of Psychiatry*, 160(4), 790–792.

Khanna, P., Komossa, K., Rummel-Kluge, C., Hunger, H., Schwarz, S., El-Sayeh, H.G., & Leucht, S. (2013). Aripiprazole versus other atypical antipsychotics for schizophrenia. *Cochrane Database Systematic Reviews*. (https:// doi:10.1002/14651858.CD006569.pub4)

Kibirige, D., Luzinda, K., & Ssekitoleko, R. (2013). Spectrum of lithium induced thyroid abnormalities: A current perspective. *Thyroid Research*, 6(1), 3.

Kim, J., Macmaster, E., & Schwartz, T.L. (2014). Tardive dyskinesia in patients treated with atypical antipsychotics: Case series and brief review of etiologic and treatment considerations. *Drugs in Context*, 3, 212259. (https:// doi:10.7573/dic.212259)

Kim, H.B., Myung, S.K., Park, Y.C., & Park, B. (2017). Use of benzodiazepine and risk of cancer: A meta-analysis of observational studies. *International Journal of Cancer*, 140(3), 513–525. (https://doi:10.1002/ijc.30443)

Kirsch, I., & Moncrieff, J. (2007). Clinical trials and the response rate illusion. *Contemporary Clinical Trials*, 28(4), 348–351.

Kirsch, I., Deacon, B.J., Huedo-Medina, T.B., Scoboria, A., Moore, T.J., & Johnson, B.T. (2008). Initial severity and antidepressant benefits: A meta-analysis of data submitted to the Food and Drug Administration. *PLoS Medicine*, 5(2), e45.

Kirsch, I., Huedo-Medina, T.B., Pigott, H.E., & Johnson, B.T. (2018). Do outcomes of clinical trials resemble those of'real world' patients? A reanalysis of the STAR*D antidepressant data set. *Psychology of Consciousness: Theory, Research, and Practice*, 5(4), 339–345, (https://doi:10.1037/cns0000164)

Kirsch, I., Moore, T.J., Scoboria, A., & Nicholls, S.S. (2002). The emperor's new drugs: An analysis of antidepressant medication data submitted to the U.S. Food and Drug Administration. *Prevention and Treatment*, 5(1), article 23.

Kocsis, J.H., Shaw, E.D., Stokes, P.E., Elliot, A.S., Sikes, C., Mayers, B., Manevitz, A., & Parides, M. (1993). Neuropsychologic effects of lithium discontinuation. *Journal of Clinical Psychopharmacology*, 13(4), 268–275.

Koerner, B.I. (2002, July/August). Disorders made to order. *Mother Jones*, 27.

(https://www.motherjones.com/politics/2002/07/disorders-made-order/)

Koesters, M., Becker, T., Kilian, R., Fegert, J.M., & Weinmann, S. (2009). Limits of meta-analysis: Methylphenidate in the treatment of adult attention-deficit hyperactivity disorder. *Journal of Psychopharmacology*, 23(7), 733–744.

Kortekaas-Rijlaarsdam, A.F., Luman, M., Sonuga-Barke, E., & Oosterlaan, J. (2019). Does methylphenidate improve academic performance? A systematic review and meta-analysis. *European Child & Adolescent Psychiatry*, 28(2), 155–164. (https://doi:10.1007/s00787-018-1106-3)

Lacasse, J.R., & Leo, J. (2005). Serotonin and depression: A disconnect between the advertisements and the scientific literature. *PloS Medicine*, 2(12), e392.

Lader, M. (1991). History of benzodiazepine dependence. *Journal of Substance Abuse Treatment*, 8(1–2), 53–59.

Lader, M.H., Ron, M., & Petursson, H. (1984). Computed axial brain tomography in long-term benzodiazepine users. *Psychological Medicine*, 14(1), 203–206.

Laing, R.D. (1965). *The divided self: An existential study in sanity and madness.* Penguin Books.（天野衛訳『引き裂かれた自己―狂気の現象学』ちくま学芸文庫、2017年）

Lam, A.P., Matthies, S., Graf, E., Colla, M., Jacob, C., Sobanski, E., Alm, B., Rösler, M., Retz, W., Retz-Junginger, P., Kis, B., Abdel-Hamid, M., Müller, H.H.O., Lücke, C., Huss, M., Jans, T., Berger, M., Tebartz van Elst, L., Philipsen, A., (2019). Long-term effects of multimodal treatment on adult attention-deficit/hyperactivity disorder symptoms: Follow-up analysis of the COMPAS trial. *JAMA Network Open*, 2(5), e194980. (https://doi.org/doi:10.1001/jamanetworkopen.2019.4980)

Langberg, J.M., & Becker, S.P. (2012). Does long-term medication use improve the academic outcomes of youth with attention-deficit/hyperactivity disorder? *Clinical Child and Family Psychological Review*, 15(3), 215–233. (https://doi.org/doi:10.1007/s10567-012-0117-8)

Lasagna, L., Masteller, F., von Felsinger, J.M., & Beecher, H.K. (1954). A study of the placebo response. *American Journal of Medicine*, 16(6), 770–779.

Lauterbach, E., Felber, W., Müller-Oerlinghausen, B., Ahrens, B., Bronisch, T., Meyer, T., Kilb, B., Lewitzka, U., Hawellek, B., Quante, A., Richter, K., Broocks, A., & Hohagen, F. (2008). Adjunctive lithium treatment in the prevention of suicidal behaviour in depressive disorders: A randomised, placebo-controlled, 1-year trial. *Acta Psychiatrica Scandinavica*, 118(6), 469–479.

Lehtinen, V., Aaltonen, J., Koffert, T., Räkköläinen, V., & Syvälahti, E. (2000). Two-year outcome in first-episode psychosis treated according to an integrated model. Is immediate neuroleptisation always needed? *European Psychiatry*, 15(5), 312–320.

Lerner, A., Klein, M. (2019). Dependence, withdrawal and rebound of CNS drugs: An update and regulatory considerations for new drugs development. *Brain Communications* 1(1). (https://doi.org/doi:10.1093/braincomms/fcz025)

Leucht, S., Tardy, M., Komossa, K., Heres, S., Kissling, W., Salanti, G., & Davis, J.M. (2012). Antipsychotic drugs versus placebo for relapse prevention in schizophrenia: A systematic review and meta-analysis. *Lancet*, 379(9831), 2063–2071.

Lieberman, J.A., Tollefson, G.D., Charles, C., Zipursky, R., Sharma, T., Kahn, R.S., Keefe, R.S.E., Green, A.I., Gur, R.E., McEvoy, J., Perkins, D., Hamer, R.M., Gu, H., & Tohen, M. (2005). Antipsychotic drug effects on brain morphology in first-episode psychosis. *Archives of General Psychiatry*, 62(4), 361–370.

Lipkin, P.H., Goldstein, I.J., & Adesman, A.R. (1994). Tics and dyskinesias associated with stimulant treatment in attention-deficit hyperactivity disorder. *Archives of Pediatrics & Adolescent Medicine*, 148(8), 859–861.

Liu, H., Feng, W., & Zhang, D. (2019). Association of ADHD medications with the risk of cardiovascular diseases: A meta-analysis. *European Child & Adolescent Psychiatry*, 28(10), 1283–1293. (https://doi.org/doi:10.1007/s00787-018-1217-x)

Lydiard, R.B., Rickels, K., Herman, B., & Feltner, D.E. (2010). Comparative efficacy of pregabalin and benzodiazepines in treating the psychic and somatic symptoms of generalized anxiety disorder. *International Journal of Neuropsychopharmacology*, 13(2), 229–241. (https://doi.org/doi:10.1017/S1461145709990460)

Maher, A.R., Maglione, M., Bagley, S., Suttorp, M., Hu, J-H., Ewing, B., Wang, Z., Timmer, M., Sultzer, D., & Shekelle, P.G. (2011). Efficacy and comparative effectiveness of atypical antipsychotic medications for off-label uses in adults: A systematic review and meta-analysis. *JAMA*, 306(12), 1359–1369.

Malhi, G.S., & Outhred, T. (2016). Therapeutic Mechanisms of Lithium in bipolar disorder: Recent advances and current understanding. *CNS Drugs*, 30(10), 931–949. (https://doi.org/doi:10.1007/s40263-016-0380-1)

Martínez-Cengotitabengoa, M., Díaz-Gutierrez, M.J., Besga, A., Bermúdez-Ampudia, C., López, P., Rondon, M.B., Stewart, D.E., Perez, P., Gutierrez, M., & Gonzalez-Pinto, A. (2018). Benzodiazepine prescriptions and falls in older men and women. *Revista de Psiquiatria y Salud Mental*, 11(1), 12–18. (https://doi.org/doi:10.1016/j.rpsm.2017.01.004)

Marzillier, J.H., & Hall, J. (2009). The challenge of the Layard initiative. *The Psychologist*, 22, 396–399.

Maust, D.T., Lin, L.A., & Blow, F.C. (2019). Benzodiazepine use and misuse among adults in the United States. *Psychiatric Services*, 70(2), 97–106. (https://doi.org/doi:10.1176/appi.ps.201800321)

McClelland, G.R., Cooper, S.M., & Pilgrim, A.J. (1990). A comparison of the central nervous system effects of haloperidol, chlorpromazine and sulpiride in normal volunteers. *British Journal of Clinical Pharmacology*, 30(6), 795–803.

McGlashan, T.H., Zipursky, R.B., Perkins, D., Addington, J., Miller, T., Woods, S.W., Hawkins, K.A., Hoffman, R.E., Preda, A., Epstein, I., Addington, D., Lindborg, S., Trzaskoma, Q., Tohen, M., & Breier, A. (2006). Randomized, double-blind trial of olanzapine versus placebo in patients prodromally symptomatic for psychosis. *American Journal of Psychiatry*, 163(5), 790–799.

McGorry, P.D., Nelson, B., Phillips, L.J., Yuen, H.P., Francey, S.M., Thampi, A., Berger, G.E., Amminger, G.P., Simmons, M.B., Kelly, D., Dip, G., Thompson, A.D., & Yung, A.R. (2013). Randomized controlled trial of interventions for young people at ultra-high risk of psychosis: Twelve-month outcome. *Journal of Clinical Psychiatry*, 74(4), 349–356. (https://doi.org/doi:10.4088/JCP.12m07785)

McHugh, R.K., Whitton, S.W., Peckham, A.D., Welge, J.A., & Otto, M.W. (2013). Patient preference for psychological vs pharmacologic treatment of psychiatric disorders: A meta-analytic review. *Journal of Clinical Psychiatry*, 74(6), 595–602.

Medori, R., Ramos-Quiroga, J.A., Casas, M., Kooij, J.J.S., Niemelä, A., Trott, G-E., Lee, E., & Buitelaar, J.K. (2008). A randomized, placebo-controlled trial of three fixed dosages of prolonged-release OROS methylphenidate in adults with attention-deficit/hyperactivity disorder. *Biological Psychiatry*, 63(10),

981–989.

Melander, H., Ahlqvist-Rastad, J., Meijer, G., & Beermann, B. (2003). Evidence b(i)ased medicine–selective reporting from studies sponsored by pharmaceutical industry: Review of studies in new drug applications. *British Medical Journal*, 326(7400), 1171–1173.

Moilanen, J.M., Haapea, M., Jääskeläinen, E., Veijola, J.M., Isohanni, M.K., Koponen, H.J., & Miettunen, J. (2016). Long-term antipsychotic use and its association with outcomes in schizophrenia: The Northern Finland Birth cohort 1966. *European Psychiatry*, 36, 7–14. (https://doi.org/doi:10.1016/j.eurpsy.2016.03.002)

Molina, B.S.G., Flory, K., Hinshaw, S.P., Greiner, A.R., Arnold, L.E., Swanson, J.M., Hechtman, L., Jensen, P.S., Vitiello, B., Hoza, B., Pelham, W.E., Elliott, G.R., Wells, K.C., Abikoff, H.B., Gibbons, R.D., Marcus, S., Conners, C. K., Epstein, J.N., Greenhill, L.L., ... Wigal, T. (2007). Delinquent behavior and emerging substance use in the MTA at 36 months: Prevalence, course, and treatment effects. *Journal of the American Academy of Child & Adolescent Psychiatry*, 46(8), 1028–1040.

Molina, B.S., Hinshaw, S.P., Arnold, L.E., Swanson, J.M., Pelham, W.E., Hechtman, L., Hoza, B., Epstein, J. N., Wigal, T., Abikoff, H.B., Greenhill, L.L., Jensen, P.S., Wells, K.C., Vitiello, B., Gibbons, R.D., Howard, A., Houck, P.R., Hur, K., Lu, B., & Marcus, S., on behalf of the MTA Cooperative Group. (2013). Adolescent substance use in the multimodal treatment study of attention-deficit/hyperactivity disorder (ADHD) (MTA) as a function of childhood ADHD, random assignment to childhood treatments, and subsequent medication. *Journal of the American Academy of Child & Adolescent Psychiatry*, 52(3), 250–263. (https://doi.org/doi:10.1016/j.jaac.2012.12.014)

Moncrieff, J. (1999). An investigation into the precedents of modern drug treatment in psychiatry. *History of Psychiatry*, 10(40), 475–490.

Moncrieff, J. (2003a). Clozapine v. conventional antipsychotic drugs for treatment-resistant schizophrenia: a re-examination. *British Journal of Psychiatry* 183, 161–166.

Moncrieff, J. (2003b). A comparison of antidepressant trials using active and inert placebos. *International Journal of Methods in Psychiatric Research*, 12(3), 117–127.

Moncrieff, J. (2006). Why is it so difficult to stop psychiatric drug treatment? It may be nothing to do with the original problem. *Medical Hypotheses*, 67(3), 517-523.

Moncrieff, J. (2008). *The myth of the chemical cure: A critique of psychiatric drug treatment*. Palgrave Macmillan.

Moncrieff, J. (2009a). A critique of the dopamine hypothesis of schizophrenia and psychosis. *Harvard Review of Psychiatry*, 17(3), 214-225.

Moncrieff, J. (2009b). *A straight talking introduction to psychiatric drugs*. PCCS Books.

Moncrieff, J. (2013a). *The bitterest pills: The troubling story of antipsychotic drugs*. Palgrave Macmillan.

Moncrieff, J. (2013b). Magic bullets for mental disorders: the emergence of the concept of an"antipsychotic"drug. *Journal of the History of the Neurosciences*, 22(1), 30-46. (https://doi.org/doi:10.1080/0964704X.2012.664847)

Moncrieff, J. (2014a, May 1). *The chemical imbalance theory of depression: Still promoted but still unfounded*. (https://joannamoncrieff.com/2014/05/01/the-chemical-imbalance-theory-of-depression-still-promoted-but-still-unfounded/)

Moncrieff, J. (2014b). The medicalisation of 'ups and downs': The marketing of the new bipolar disorder. *Transcultural Psychiatry*, 51(4), 581-598.

Moncrieff, J. (2018). What does the latest meta-analysis really tell us about antidepressants? *Epidemiology & Psychiatric Sciences*, 27(5), 430-432. (https://doi.org/doi:10.1017/S2045796018000240)

Moncrieff, J. (2020). 'It was the brain tumor that done it!': Szasz and Wittgenstein on the importance of distinguishing disease from behavior and implications for the nature of mental disorder. *Philosophy, psychiatry & Psychology*, 27(2), 169-181.

Moncrieff, J., & Cohen, D. (2005). Rethinking models of psychotropic drug action. *Psychotherapy & Psychosomatics*, 74(3), 145-153.

Moncrieff, J., & Cohen, D. (2006). Do antidepressants cure or create abnormal brain states? *PloS Medicine*, 3(7), e240.

Moncrieff, J., & Kirsch, I. (2015). Empirically derived criteria cast doubt on the clinical significance of antidepressant-placebo differences. *Contemporary Clinical Trials*, 43, 60-62. (doi: 10.1016/j.cct.2015.05.005)

Moncrieff, J., & Steingard, S. (2018). A critical analysis of recent data on the long-term outcome of antipsychotic treatment. *Psychological Medicine*, 49(5), 750-

753. (https://doi.org/10.1017/S0033291718003811)

Moncrieff, J., & Timimi, S. (2011). Critical analysis of the concept of adult attention-deficit hyperactivity disorder. *The Psychiatrist*, 35(9), 334–338. (https://doi.org/10.1192/pb.bp.110.033423)

Moncrieff, J., Cohen, D., & Mason, J.P. (2009). The subjective experience of taking antipsychotic medication: A content analysis of internet data. *Acta Psychiatrica Scandinavica*, 120(2), 102–111.

Moncrieff, J., Crellin, N.E., Long, M.A., Cooper, R.E., & Stockmann, T. (2019). Definitions of relapse in trials comparing antipsychotic maintenance with discontinuation or reduction for schizophrenia spectrum disorders: a systematic review. *Schizophrenia Research*. Advance online publication. (doi: 10.1016/j.schres.2019.08.035)

Morant, N., Azam, K., Johnson, S., & Moncrieff, J. (2018). The least worst option: User experiences of antipsychotic medication and lack of involvement in medication decisions in a UK community sample. *Journal of Mental Health*, 27(4), 322–328.

Morgan, C., Lappin, J., Heslin, M., Donoghue, K., Lomas, B., Reininghaus, U., Onyejiaka, A., Croudace, T., Jones, P.B., Murray, R.M., Fearon, P., Doody, G.A., & Dazzan, P. (2014). Reappraising the long-term course and outcome of psychotic disorders: The AESOP-10 study. *Psychological Medicine*, 44(13), 2713–2726.

Morrison, A.P., Law, H., Carter, L., Sellers, R., Emsley, R., Pyle, M., French, P., Shiers, D., Yung, A.R., Murphy, E.K., Holden, N., Steele, A., Bowe, S.E., Palmier-Claus, J., Brooks, V., Byrne, R., Davies, L., & Haddad, P.M. (2018). Antipsychotic drugs versus cognitive behavioural therapy versus a combination of both in people with psychosis: A randomised controlled pilot and feasibility study. *Lancet Psychiatry*, 5(5), 411–423. (https://doi.org/doi:10.1016/S2215-0366(18)30096-8)

Mosher, L.R., & Menn, A. (1975). Soteria: An alternative to hospitalization for schizophrenia. *Current Psychiatric Therapies*, 15, 287–296. (https://www.ncbi.nlm.nih.gov/pubmed/1181138)

MTA Cooperative Group. (1999). A 14-month randomized clinical trial of treatment strategies for attention-deficit/hyperactivity disorder. Multimodal treatment study of children with ADHD. *Archives of General Psychiatry*,

56(12), 1073-1086.

Müller-Oerlinghausen, B., Hamann, S., Herrmann, W.M., & Kropf, D. (1979). Effects of lithium on vigilance, psychomotoric performance and mood. *Pharmakopsychiatrie & Neuropsychopharmakologie*, 12(5), 388-396.

Murray, R.M., Quattrone, D., Natesan, S., van Os, J., Nordentoft, M., Howes, O., Di Forti, M., & Taylor, D. (2016). Should psychiatrists be more cautious about the long-term prophylactic use of antipsychotics? *British Journal of Psychiatry*, 209(5), 361-365. (doi: 10.1192/bjp.bp.116.182683)

Murray-Thomas, T., Jones, M.E., Patel, D., Brunner, E., Shatapathy, C.C., Motsko, S., & Van Staa, T.P. (2013). Risk of mortality (including Sudden Cardiac Death) and major cardiovascular events in atypical and typical antipsychotic users: A study with the general practice research database. *Cardiovascular Psychiatry & Neurology*, 247486. (https://doi.org/10.1155/2013/247486)

Myles, N., Newall, H., Ward, H., & Large, M. (2013). Systematic meta-analysis of individual selective serotonin reuptake inhibitor medications and congenital malformations. *Australian & New Zealand Journal of Psychiatry*, 47(11), 1002-1012. (https://doi.org/doi:10.1177/0004867413492219)

NHS Digital. (2016). *Prescription cost analysis.* (https://webarchive.nationalarchives.gov.uk/20180328135205/http://digital.nhs.uk/catalogue/PUB20200)

NHS Digital. (2019). *Annual report on the use of IAPT services.* NHS Digital.

NICE. (2004). *Depression: Management of depression in primary and secondary care. Clinical guideline 23.* NICE. (https://www.nice.org.uk/guidance/cg23)

NICE. (2014). *Bipolar disorder: Assessment and management. Clinical guideline[CG 185].* National Institute for Health and Care Excellence.

NICE. (2015). *Personality disorders: Borderline and antisocial. Quality standard 88.* NICE. (https://www.nice.org.uk/guidance/qs88/resources/personalitydisorders-borderline-and-antisocial-pdf-2098915292869)

NICE. (2019). *Generalised anxiety disorder and panic disorder in adults: Management. Clinical guideline 113.* NICE. (https://www.nice.org.uk/guidance/cg113)

NIMH. (1964). Phenothiazine treatment in acute schizophrenia; effectiveness: The National Institute of Mental Health Psychopharmacology Service Center Collaborative Study Group. *Archives of General Psychiatry* 10, 246-261.

Nolen, W.A. (2015). More robust evidence for the efficacy of lithium in the long-term treatment of bipolar disorder: Should lithium (again) be recommended as the single preferred first-line treatment? *International Journal of Bipolar Disorders*, 3, 1. (https://doi.org/doi:10.1186/s40345-014-0017-6)

Nutt, D.J., & Malizia, A.L. (2001). New insights into the role of the GABA(A)-benzodiazepine receptor in psychiatric disorder. *British Journal of Psychiatry*, 179(5), 390-396.

Olfson, M., King, M., & Schoenbaum, M. (2015). Benzodiazepine use in the United States. *JAMA Psychiatry*, 72(2), 136-142. 8 (https://doi.org/doi:10.1001/jamapsychiatry.2014.1763)

Opbroek, A., Delgado, P.L., Laukes, C., McGahuey, C., Katsanis, J., Moreno, F.A., & Manber, R. (2002). Emotional blunting associated with SSRI-induced sexual dysfunction. Do SSRIs inhibit emotional responses? *International Journal of Neuropsychopharmacology*, 5(2), 147-151.

Osborn, D.P.J., Levy, G., Nazareth, I., Petersen, I., Islam, A., & King, M.B. (2007). Relative risk of cardiovascular and cancer mortality in people with severe mental illness from the United Kingdom's General Practice Research Database. *Archives of General Psychiatry*, 64(2), 242-249.

Oto, M., Espie, C., Pelosi, A., Selkirk, M., & Duncan, R. (2005). The safety of antiepileptic drug withdrawal in patients with non-epileptic seizures. *Journal of Neurology, Neurosurgery & Psychiatry*, 76(12), 1682-1685. (https://doi.org/doi:10.1136/jnnp.2005.064063)

Parfitt, D.N. (1956). A comment on insulin coma therapy in schizophrenia. *American Journal of Psychiatry*, 113(3), 246-247.

Perceval, J.T. (1961). *Perceval's narrative: A patient's account of his psychosis 1830-1832* (G Bateson (Ed). Hogarth Press. [First published 1840.]

Perera, K.M., Powell, T., & Jenner, F.A. (1987). Computerized axial tomographic studies following long-term use of benzodiazepines. *Psychological Medicine*, 17(3), 775-777.

Perlis, R.H., Welge, J.A., Vornik, L.A., Hirschfeld, R.M.A., & Keck, P.E., Jr. (2006). Atypical antipsychotics in the treatment of mania: A meta-analysis of randomized, placebo-controlled trials. *Journal of Clinical Psychiatry*, 67(4), 509-516.

Pestello, F.G., Davis-Berman, J. (2008). Taking anti-depressant medication: A qualitative examination of internet postings. *Journal of Mental Health*, 17(4),

349-360.

Philipsen, A., Jans, T., Graf, E., Matthies, S., Borel, P., Colla, M., Gentschow, L., Langner, D., Jacob, C., Groß-Lesch, S., Sobanski, E., Alm, B., Schumacher-Stien, M., Roesler, M., Retz, W., Retz-Junginger, P., Kis, B., Abdel-Hamid, M., Heinrich, V., … Tebartz van Elst, L.; for the Comparison of Methylphenidate and Psychotherapy in Adult ADHD Study (COMPAS) Consortium. (2015). Effects of group psychotherapy, individual counseling, methylphenidate, and placebo in the treatment of Adult Attention-Deficit/Hyperactivity Disorder: A randomized clinical trial. *JAMA Psychiatry*, 72(12), 1199-1210. (https://doi.org/doi:10.1001/jamapsychiatry.2015.2146)

Pies, R.W. (2011, July 12). Psychiatry's new brain-mind and the legend of the 'chemical imbalance'. *Psychiatric Times*. (https://www.psychiatrictimes.com/view/psychiatrys-new-brain-mind-and-legend-chemical-imbalance)

Pies, R.W. & Osser, D.N. (2019, March 11). Sorting out the antidepressant 'withdrawal' controversy. *Psychiatric Times*. (http://www.psychiatrictimes.com/couch-crisis/sorting-out-antidepressant-withdrawal-controversy)

Pigott, H.E., Leventhal, A.M., Alter, G.S., & Boren, J.J. (2010). Efficacy and effectiveness of antidepressants: Current status of research. *Psychotherapy & Psychosomatics*, 79(5), 267-279.

Pilowsky, L.S., Mulligan, R.S., Acton, P.D., Ell, P.J., Costa, D.C., & Kerwin, R.W. (1997). Limbic selectivity of clozapine. *Lancet*, 350(9076), 490-491. (https://doi.org/doi:10.1016/S0140-6736(05)63079-6)

Porter, R. (1987). *A social history of madness: Stories of the insane*. Weidenfeld & Nicolson. (目羅公和訳『狂気の社会史─狂人たちの物語』法政大学出版局、1993年)

Possidente, E.F., Figueira, I. Marques, C., Nardi, A., Fontenelle, L., Versiani, M. (1997). Sexual unwanted effects of benzodiazepines. *Jornal Brasileiro de Psiquiatria*, 46(10), 557-561.

Posternak, M.A., & Zimmerman, M. (2007). Therapeutic effect of follow-up assessments on antidepressant and placebo response rates in antidepressant efficacy trials: Meta-analysis. *British Journal of Psychiatry*, 190, 287-292.

Poulton, A. (2005). Growth on stimulant medication; clarifying the confusion: A review. *Archives of Disease in Childhood*, 90(8), 801-806.

Poulton, A.S., Melzer, E., Tait, P.R., Garnett, S.P., Cowell, C.T., Baur, L.A., &

Clarke, S. (2013). Growth and pubertal development of adolescent boys on stimulant medication for attention deficit hyperactivity disorder. *The Medical Journal of Australia*, 198(1), 29-32. (https://doi.org/doi:10.5694/mja12.10931)

Pratt, L.A., Brody, D.J., & Gu, Q. (2011). Antidepressant use in persons aged 12 and over: United States, 2005-2008. *NCHS Data Brief*, (76). National Center for Health Statistics.

Pratt, L.A., Brody, D.J., & Gu, Q. (2017). Antidepressant use among persons aged 12 and over: United States, 2011-2014. *NCHS Data Brief*, (283), 1-8. (https://www.ncbi.nlm.nih.gov/pubmed/29155679)

Preskorn, S.H., & Denner, L.J. (1977). Benzodiazepines and withdrawal psychosis. Report of three cases. *JAMA*, 237(1), 36-38.

Price, J., Cole, V., & Goodwin, G.M. (2009). Emotional side-effects of selective serotonin reuptake inhibitors: Qualitative study. *British Journal of Psychiatry*, 195(3), 211-217.

Prien, R.F., Caffey, E.M., Jr., & Klett, C.J. (1972). Comparison of lithium carbonate and chlorpromazine in the treatment of mania. Report of the Veterans Administration and National Institute of Mental Health Collaborative Study Group. *Archives of General Psychiatry*, 26(2), 146-153.

Pringsheim, T., Lam, D., Ching, H., & Patten, S. (2011). Metabolic and neurological complications of second-generation antipsychotic use in children: A systematic review and meta-analysis of randomized controlled trials. *Drug Safety*, 34(8), 651-668. (https://doi.org/doi:10.2165/11592020-000000000-00000)

Rabkin, J.G., Markowitz, J.S., Stewart, J., McGrath, P., Harrison, W., Quitkin, F.M., & Klein, D.F. (1986). How blind is blind? Assessment of patient and doctor medication guesses in a placebo-controlled trial of imipramine and phenelzine. *Psychiatry Research*, 19(1), 75-86. (doi: 10.1016/0165-1781(86)90094-6)

Ramaekers, J.G., Louwerens, J.W., Muntjewerff, N.D., Milius, H., de Bie, A., Rosenzweig, P., Patat, A., & O'Hanlon, J.F. (1999). Psychomotor, cognitive, extrapyramidal, and affective functions of healthy volunteers during treatment with an atypical (amisulpride) and a classic (haloperidol) antipsychotic. *Journal of Clinical Psychopharmacology*, 19(3), 209-221.

Rapoport, J.L., Buchsbaum, M.S., Weingartner, H., Zahn, T.P., Ludlow, C., & Mikkelsen, E.J. (1980). Dextroamphetamine. Its cognitive and behavioral effects in normal and hyperactive boys and normal men. *Archives of General Psychiatry*, 37(8), 933–943.

Rasmussen, N. (2008). America's first amphetamine epidemic 1929–1971: A quantitative and qualitative retrospective with implications for the present. *American Journal of Public Health*, 98(6), 974–985.

Ray, W.A., Chung, C.P., Murray, K.T., Hall, K., & Stein, C.M. (2009). Atypical antipsychotic drugs and the risk of sudden cardiac death. *New England Journal of Medicine*, 360(3), 225–235.

Read, J., & Williams, J. (2018). Adverse effects of antidepressants reported by a large international cohort: Emotional blunting, suicidality, and withdrawal effects. *Current Drug Safety*, 13(3), 176–186. (https://doi.org/doi:10.2174/15748 86313666180605095130)

Rickels, K., Case, W.G., Downing, R.W., & Winokur, A. (1983). Long-term diazepam therapy and clinical outcome. *JAMA*, 250(6), 767–771.

Ronalds, C., Creed, F., Stone, K., Webb, S., & Tomenson, B. (1997). Outcome of anxiety and depressive disorders in primary care. *British Journal of Psychiatry*, 171, 427–433.

Rosenbaum, J.F., Fava, M., Hoog, S.L., Ascroft, R.C., & Krebs, W.B. (1998). Selective serotonin reuptake inhibitor discontinuation syndrome: A randomized clinical trial. *Biological Psychiatry*, 44(2), 77–87. (https://doi.org/doi:10.1016/s0006-3223(98)00126-7)

Rösler, M., Fischer, R., Ammer, R., Ose, C., & Retz, W. (2009). A randomised, placebo-controlled, 24-week, study of low-dose extended-release methylphenidate in adults with attention-deficit/hyperactivity disorder. *European Archives of Psychiatry & Clinical Neuroscience*, 259(2), 120–129. (https://doi.org/doi:10.1007/s00406-008-0845-4)

Ross, D.C., Fischhoff, J., & Davenport, B. (2002). Treatment of ADHD when tolerance to methylphenidate develops. *Psychiatric Services*, 53(1), 102.

Royal College of Psychiatrists. (2019, May). *Position statement on antidepressants and depression.* (https://www.rcpsych.ac.uk/docs/default-source/improving-care/better-mh-policy/position-statements/ps04_19---antidepressants-and-depression.pdf?sfvrsn=ddea9473_5)

Rutherford, B.R., Sneed, J.R., & Roose, S.P. (2009). Does study design influence outcome? The effects of placebo control and treatment duration in antidepressant trials. *Psychotherapy & Psychosomatics*, 78(3), 172-181.

Safer, D.J., & Zito, J.M. (2006). Treatment-emergent adverse events from selective serotonin reuptake inhibitors by age group: Children versus adolescents. *Journal of Child & Adolescent Psychopharmacology*, 16(1-2), 159-169.

Safer, D.J., & Zito, J.M. (2007). Do antidepressants reduce suicide rates? *Public Health*, 121(4), 274-277.

Samaha, A.N., Seeman, P., Stewart, J., Rajabi, H., & Kapur, S. (2007)."Breakthrough" dopamine supersensitivity during ongoing antipsychotic treatment leads to treatment failure over time. *The Journal of Neuroscience*, 27(11), 2979-2986.

Samara, M.T., Nikolakopoulou, A., Salanti, G., & Leucht, S. (2019). How many patients with schizophrenia do not respond to antipsychotic drugs in the short term? An analysis based on individual patient data from randomized controlled trials. *Schizophrenia Bulletin*, 45(3), 639-646. (https://doi.org/doi:10.1093/schbul/sby095)

Schelleman, H., Bilker, W.B., Kimmel, S.E., Daniel, G.W., Newcomb, C., Guevara, J.P., Cziraky, M.J., Strom, B.L., & Hennessy, S. (2012). Methylphenidate and risk of serious cardiovascular events in adults. *American Journal of Psychiatry*, 169(2), 178-185. (https://doi.org/doi:10.1176/appi.ajp.2011.11010125)

Schmauss, C., & Krieg, J.C., (1987). Enlargement of cerebrospinal fluid spaces in long-term benzodiazepine abusers. *Psychological Medicine*, 17(4), 869-873.

Schmied, K., & Ernst, K. (1983). Isolierung und zwangsinjektion im urteil der betroffenen patienten und des pflegepersonals. *Archiv für Psychiatrie und Nervenkrankheiten*, 233(3), 211-222.

Schuch, F.B., Vancampfort, D., Richards, J., Rosenbaum, S., Ward, P.B., & Stubbs, B. (2016). Exercise as a treatment for depression: A meta-analysis adjusting for publication bias. *Journal of Psychiatric Research*, 77, 42-51. (https://doi.org/doi:10.1016/j.jpsychires.2016.02.023)

Seidman, L.J., Pepple, J.R., Faraone, S.V., Kremen, W.S., Green, A.I., Brown, W.A., & Tsuang, M.T. (1993). Neuropsychological performance in chronic schizophrenia in response to neuroleptic dose reduction. *Biological Psychiatry*, 33(8-9), 575-584. (https://doi.org/doi:10.1016/0006-3223(93)90095-u)

Sharma, T., Guski, L.S., Freund, N., & Gøtzsche, P.C. (2016). Suicidality and aggression during antidepressant treatment: Systematic review and meta-analyses based on clinical study reports. *British Medical Journal*, 352, i65.

Siafis, S., Deste, G., Ceraso, A., Mussoni, C., Vita, A., Hasanagic, S., Schneider-Thomas, J., Papazisis, G., Davis, J.M., & Leucht, S. (2019). Antipsychotic drugs v. barbiturates or benzodiazepines used as active placebos for schizophrenia: A systematic review and meta-analysis. *Psychological Medicine*. Advance online publication. (doi: 10.1017/S003329171900285X)

Sinha, A., Lewis, O., Kumar, R., Yeruva, S.L., & Curry, B.H. (2016). Adult ADHD medications and their cardiovascular implications. *Case Reports in Cardiology*, 2016, 2343691. (https://doi.org/doi:10.1155/2016/2343691)

Skapinakis, P., Caldwell, D.M., Hollingworth, W., Bryden, P., Fineberg, N.A., Salkovskis, P., Welton, N.J., Baxter, H., Kessler, D., Churchill, R., & Lewis, G. (2016). Pharmacological and psychotherapeutic interventions for management of obsessive-compulsive disorder in adults: A systematic review and network meta-analysis. *Lancet Psychiatry*, 3(8), 730-739. (https://doi.org/doi:10.1016/S2215-0366(16)30069-4)

Skultans, V. (2003). From damaged nerves to masked depression: Inevitability and hope in Latvian psychiatric narratives. *Social Science & Medicine*, 56(12), 2421-2431.

Sleator, E.K., Ullmann, R.K., & von Neumann, A. (1982). How do hyperactive children feel about taking stimulants and will they tell the doctor? *Clinical Pediatrics* (Phila), 21(8), 474-479. (https://doi.org/doi:10.1177/000992288202100805)

Slee, A., Nazareth, I., Bondaronek, P., Liu, Y., Cheng, Z., & Freemantle, N. (2019). Pharmacological treatments for generalised anxiety disorder: A systematic review and network meta-analysis. *Lancet*, 393(10173), 768-777. (https://doi.org/doi:10.1016/S0140-6736(18)31793-8)

Smink, B.E., Egberts, A.C.G., Lusthof, K.J., Uges, D.R.A., & de Gier, J.J. (2010). The relationship between benzodiazepine use and traffic accidents: A systematic literature review. *CNS Drugs*, 24(8), 639-653. (https://doi.org/doi:10.2165/11533170-000000000-00000)

Soldatos, C.R., Dikeos, D.G., & Whitehead, A. (1999). Tolerance and rebound insomnia with rapidly eliminated hypnotics: A meta-analysis of sleep laboratory studies. *International Clinical Psychopharmacology*, 14(5), 287-303.

Soomro, G.M., Altman, D., Rajagopal, S., & Oakley-Browne, M. (2008). Selective serotonin re-uptake inhibitors (SSRIs) versus placebo for obsessive compulsive disorder (OCD). *Cochrane Database of Systematic Reviews*,

CD001765. (https://doi.org/10.1002/14651858.CD001765.pub3)

Spence, D. (2013). Bad medicine: Gabapentin and pregabalin. *British Medical Journal*, 347, f6747. (https://doi.org/doi:10.1136/bmj.f6747)

Spielmans, G.I., Berman, M.I., & Usitalo, A.N. (2011). Psychotherapy versus second-generation antidepressants in the treatment of depression: A meta-analysis. *Journal of Nervous & Mental Disease*, 199(3), 142–149. (https://doi.org/doi:10.1097/NMD.0b013e31820caefb)

Steingard, S. (2018). Five year outcomes of tapering antipsychotic drug doses in a community mental health center. *Community Mental Health Journal*, 54(8), 1097–1100. (https://doi.org/doi:10.1007/s10597-018-0313-1)

Stockmann, T., Odegbaro, D., Timimi, S., & Moncrieff, J. (2018). SSRI and SNRI withdrawal symptoms reported on an internet forum. *International Journal of Risk & Safety in Medicine*, 29(3-4), 175–180. (https://doi.org/doi:10.3233/JRS-180018)

Storebø, O.J., Krogh, H.B., Ramstad, E., Moreira-Maia, C.R., Holmskov, M., Skoog, M., Nilausen, T.D., Magnusson, F.L., Zwi, M., Gillies, D., Rosendal, S., Groth, C., Buch Rasmussen, K., Gauci, D., Kirubakaran, R., Forsbøl, B., Simonsen, E., & Gluud, C. (2015). Methylphenidate for attention-deficit/hyperactivity disorder in children and adolescents: Cochrane systematic review with meta-analyses and trial sequential analyses of randomised clinical trials. *British Medical Journal*, 351, h5203. (https://doi.org/doi:10.1136/bmj.h5203)

Storosum, J.G., Wohlfarth, T., Gispen-de Wied, C.C., Linszen, D.H., Gersons, B.P.R., van Zwieten, B.J., & van den Brink, W. (2005). Suicide risk in placebo-controlled trials of treatment for acute manic episode and prevention of manic-depressive episode. *American Journal of Psychiatry*, 162(4), 799–802.

Substance Abuse and Mental Health Services Administration. (2010). Protracted withdrawal: Substance abuse treatment advisory: *News for the treatment field*, 9(1), 1–8. (https://store.samhsa.gov/sites/default/files/d7/priv/sma10-4554.pdf)

Sugarman, M.A., Loree, A.M., Baltes, B.B., Grekin, E.R., & Kirsch, I. (2014). The efficacy of paroxetine and placebo in treating anxiety and depression: A meta-analysis of change on the Hamilton Rating Scales. *PloS One*, 9(8), e106337.

Suppes, T., Baldessarini, R.J., Faedda, G.L., & Tohen, M. (1991). Risk of recurrence following discontinuation of lithium treatment in bipolar disorder. *Archives of General Psychiatry*, 48(12), 1082-1088.

Swanson, J.M., Arnold, L.E., Molina, B.S.G., Sibley, M.H., Hechtman, L.T., Hinshaw, S.P., Abikoff, H.B., Stehli, A., Owens, E.B., Mitchell, J.T., Nichols, Q., Howard, A., Greenhill, L.L., Hoza, B., Newcorn, J.H., Jensen, P.S., Vitiello, B., Wigal, T., Epstein, J.N., ... Kraemer, H.C., for the MTA Cooperative Group (2017). Young adult outcomes in the follow-up of the multimodal treatment study of attention-deficit/hyperactivity disorder: Symptom persistence, source discrepancy, and height suppression. *Journal of Child Psychology & Psychiatry*, 58(6), 663-678. (https://doi.org/doi:10.1111/jcpp.12684)

Swanson, J.M., Elliott, G.R., Greenhill, L.L., Wigal, T., Arnold, L.E., Vitiello, B., Hechtman, L., Epstein, J.N., Pelham, W.E., Abikoff, H.B., Newcorn, J.H., Molina, B.S.G., Hinshaw, S.P., Wells, K.C., Hoza, B., Jensen, P.S., Gibbons, R.D., Hur, K., Stehli, A., ... Volkow, N.D. (2007). Effects of stimulant medication on growth rates across 3 years in the MTA follow-up. Journal of the American *Academy of Child & Adolescent Psychiatry*, 46(8), 1015-1027.

Szasz, T. (1960). The myth of mental illness. *American Psychologist*, 15, 113-118.

Szasz, T. (1970). *Ideology and insanity: Essays on the psychiatric dehumanization of man.* Anchor Books.

Szasz, T. (1989). *Law, liberty, and psychiatry: An inquiry into the social uses of mental health practices.* Syracuse University Press.

Takahashi, R., Sakuma, A., Itoh, K., Itoh, H., & Kurihara, M. (1975). Comparison of efficacy of lithium carbonate and chlorpromazine in mania. Report of collaborative study group on treatment of mania in Japan. *Archives of General Psychiatry*, 32(10), 1310-1318.

Taylor, D.M., Paton, C., & Kapur, S. (2015). *The maudsley prescribing guidelines in psychiatry.* Wiley Blackwell.

Taylor, D., Paton, C., & Kerwin, R. (2005). *The maudsley 2005-2006 prescribing guidelines.* Taylor & Francis.

Taylor, S., Annand, F., Burkinshaw, P., Greaves, F., Kelleher, M., Knight, J., Perkins, C., Tran, A., White, M., & Marsden, J. (2019). *Dependence and withdrawal associated with some prescribed medicines: An evidence review.* Public Health England.

Teicher, M.H., Glod, C. & Cole, J.O. (1990). Emergence of intense suicidal preoccupation during fluoxetine treatment. *American Journal of Psychiatry*, 147(2), 207–210.

Thompson, J., Stansfeld, J.L., Cooper, R.E., Morant, N., Crellin, N.E., & Moncrieff, J. (2019). Experiences of taking neuroleptic medication and impacts on symptoms, sense of self and agency: A systematic review and thematic synthesis of qualitative data. *Social Psychiatry & Psychiatric Epidemiology*, 55(2), 151–164.

Thompson, W., Quay, T.A.W., Rojas-Fernandez, C., Farrell, B., & Bjerre, L.M. (2016). Atypical antipsychotics for insomnia: A systematic review. *Sleep Medicine*, 22, 13–17. (https://doi.org/doi:10.1016/j.sleep.2016.04.003)

Thorley, G. (1988). Adolescent outcome for hyperactive children. *Archives of Disease in Childhood*, 63(10), 1181–1183.

Tiihonen, J., Lönnqvist, J., Wahlbeck, K., Klaukka, T., Niskanen, L., Tanskanen, A., & Haukka, J. (2009). 11-year follow-up of mortality in patients with schizophrenia: A population-based cohort study (FIN11 study). *Lancet*, 374(9690), 620–627.

Tiihonen, J., Tanskanen, A., & Taipale, H. (2018). 20-year nationwide follow-up study on discontinuation of antipsychotic treatment in first-episode schizophrenia. *American Journal of Psychiatry*, 175(8), 765–773. (https://doi.org/doi:10.1176/appi.ajp.2018.17091001)

Timimi, S., Tetley, D., Burgoine, W., & Walker, G. (2013). Outcome Orientated Child and Adolescent Mental Health Services (OO-CAMHS): A whole service model. *Clinical Child Psychology & Psychiatry*, 18(2), 169–184. (https://doi.org/doi:10.1177/1359104512444118)

Tohen, M., Calabrese, J.R., Sachs, G.S., Banov, M.D., Detke, H.C., Risser, R., Baker, R.W., Chou, J.C-Y., & Bowden, C.L. (2006). Randomized, placebo-controlled trial of olanzapine as maintenance therapy in patients with bipolar I disorder responding to acute treatment with olanzapine. *American Journal of Psychiatry*, 163(2), 247–256.

Tollefson, G.D., Dellva, M.A., Mattler, C.A., Kane, J.M., Wirshing, D.A., & Kinon, B.J. (1999). Controlled, double-blind investigation of the clozapine discontinuation symptoms with conversion to either olanzapine or placebo. The Collaborative Crossover Study Group. *Journal of Clinical Psychopharmacology*, 19(5), 435–443.

TREC Collaborative Group. (2003). Rapid tranquillisation for agitated patients in emergency psychiatric rooms: A randomised trial of midazolam versus haloperidol plus promethazine. *British Medical Journal*, 327(7417), 708–713.

Tschanz, J.T., & Rebec, G.V. (1988). Atypical antipsychotic drugs block selective components of amphetamine-induced stereotypy. *Pharmacology, Biochemistry & Behavior*, 31(3), 519–522.

Turner, E.H., Matthews, A.M., Linardatos, E., Tell, R.A., & Rosenthal, R. (2008). Selective publication of antidepressant trials and its influence on apparent efficacy. *New England Journal of Medicine*, 358(3), 252–260.

Tyrer, P., Oliver-Africano, P.C., Ahmed, Z., Bouras, N., Cooray, S., Deb, S., Murphy, D., Hare, M., Meade, M., Reece, B., Kramo, K., Bhaumik, S., Harley, D., Regan, A., Thomas, D., Rao, B., North, B., Eliahoo, J., Karatela, S., ... & Crawford, M. (2008). Risperidone, haloperidol, and placebo in the treatment of aggressive challenging behaviour in patients with intellectual disability: A randomised controlled trial. *Lancet*, 371(9606), 57–63.

Valentine, M. (1988). *How to deal with difficult discipline problems: A family systems approach*. Kendall Hunt Publishing Company.

Varley, C.K., Vincent, J., Varley, P., & Calderon, R. (2001). Emergence of tics in children with attention deficit hyperactivity disorder treated with stimulant medications. *Comprehensive Psychiatry*, 42(3), 228–233.

Velayudhan, A., Bellingham, G., & Morley-Forster, P. (2014). Opioid-induced hyperalgesia. *Continuing Education in Anaesthesia Critical Care & Pain*, 14(3), 125–129.

Vernon, A.C., Natesan, S., Modo, M., & Kapur, S. (2011). Effect of chronic antipsychotic treatment on brain structure: A serial magnetic resonance imaging study with ex vivo and postmortem confirmation. *Biological Psychiatry*, 69(10), 936–944.

Viguera, A.C., Baldessarini, R.J , Hegarty, J.D., van Kammen, D.P., & Tohen, M. (1997). Clinical risk following abrupt and gradual withdrawal of maintenance neuroleptic treatment. *Archives of General Psychiatry*, 54(1), 49–55.

Voineskos, A.N., Mulsant, B.H., Dickie, E.W., Neufeld, N.H., Rothschild, A.J., Whyte, E.M., Meyers, B.S., Alexopoulos, G.S., Hoptman, M.J., Lerch, J.P., & Flint, A.J. (2020). Effects of antipsychotic medication on brain structure in patients with major depressive disorder and psychotic features: Neuroimaging findings in the context of a randomized placebo-controlled clinical trial. *JAMA Psychiatry*, 77(7), 674–683. (https://doi.org/10.1001/jamapsychiatry.2020.0036)

Volpi-Abadie, J., Kaye, A.M., & Kaye, A.D. (2013). Serotonin syndrome. *Ochsner Journal*, 13(4), 533–540. (http://www.ncbi.nlm.nih.gov/pubmed/24358002)

Volz, A., Khorsand, V., Gillies, D., & Leucht, S. (2007). Benzodiazepines for schizophrenia. *Cochrane Database of Systematic Reviews*. (https://doi.org/doi:10.1002/14651858.CD006391)

Waddington, J.L., & Youssef, H.A. (1996). Cognitive dysfunction in chronic schizophrenia followed prospectively over 10 years and its longitudinal relationship to the emergence of tardive dyskinesia. *Psychological Medicine*, 26(4), 681–688.

Waddington, J.L., Youssef, H.A., & Kinsella, A. (1998). Mortality in schizophrenia. Antipsychotic polypharmacy and absence of adjunctive anticholinergics over the course of a 10-year prospective study. *British Journal of Psychiatry*, 173, 325–329.

Waln, O., & Jankovic, J. (2013). An update on tardive dyskinesia: From phenomenology to treatment. *Tremor and Other Hyperkinetic Movements* 3, tre-03-161-4138-1. (https://doi.org/doi:10.7916/D88P5Z71)

Walsh, B.T., Seidman, S.N., Sysko, R., & Gould, M. (2002). Placebo response in studies of major depression: Variable, substantial, and growing. *JAMA*, 287(14), 1840–1847.

Watters, E. (2011). *Crazy like us*. Robinson Publishing. （阿部宏美訳『クレイジー・ライク・アメリカ─心の病はいかに輸出されたか』紀伊國屋書店、2013年）

Weir, K. (2019). Worrying trends in U.S. suicide rates. *Monitor on Psychology*, 50(3), 24.

Weisler, R.H., Nolen, W.A., Neijber, A., Hellqvist, A., Paulsson, B., & Trial 144 Study Investigators. (2011). Continuation of quetiapine versus switching to placebo or lithium for maintenance treatment of bipolar I disorder (Trial 144): A randomized controlled study. *Journal of Clinical Psychiatry*, 72(11), 1452–1464. (https://doi.org/doi:10.4088/JCP.11m06878)

Weiss, J.M.K., & Kilts, C.D. (1998). Animal models of depression and schizophrenia. In A.F. Schatzberg., & C.B. Nemeroff (Eds.), *The American Psychiatric Press textbook of psychopharmacology* (2nd ed.) (pp. 89–132). American Psychiatric Press.

Wescott, P. (1979). One man's schizophrenic illness. *British Medical Journal*, 1(6169), 989–990.

Whitaker, R. (2020, May 2). Do antipsychotics protect against early death? A review of the evidence. *Mad in America*. (http://www.madinamerica.com/2020/05/do-antipsychotics-protect-against-early-death-a-review-of-the-evidence/)

Whitely, M., Raven, M., Timimi, S., Jureidini, J., Phillimore, J., Leo, J., Moncrieff, J., & Landman, P. (2019). Attention deficit hyperactivity disorder late birthdate effect common in both high and low prescribing international jurisdictions: A systematic review. *Journal of Child Psychology & Psychiatry*, 60(4), 380–391. (https://doi.org/doi:10.1111/jcpp.12991)

Whittington, C.J., Kendall, T., Fonagy, P., Cottrell, D., Cotgrove, A., & Boddington, E. (2004). Selective serotonin reuptake inhibitors in childhood depression: Systematic review of published versus unpublished data. *Lancet*, 363(9418), 1341–1345.

Wilens, T.E., Faraone, S.V., Biederman, J., & Gunawardene, S. (2003). Does stimulant therapy of attention-deficit/hyperactivity disorder beget later substance abuse? A meta-analytic review of the literature. *Pediatrics*, 111(1), 179–85.

Wils, R.S., Gotfredsen, D.R., Hjorthøj, C., Austin, S.F., Albert, N., Secher, R.G., Thorup, A.A.E., Mors, O., & Nordentoft, M. (2017). Antipsychotic medication and remission of psychotic symptoms 10 years after a first-episode psychosis. *Schizophrenia Research*, 182, 42–48.

Winokur, G. (1975). The Iowa 500: Heterogeneity and course in manicdepressive illness (bipolar). *Comprehensive Psychiatry*, 16(2), 125–131.

Winter, H.M., Moncrieff, J., Speed, E. (2015)."Because you're worth it": A discourse analysis of the gendered rhetoric of the ADHD woman. *Qualitative Research in Psychology*, 12(4), 415–434. (https://doi.org/10.1080/14780887.2015.1050748)

Wohlfarth, T.D., van Zwieten, B.J., Lekkerkerker, F.J., Gispen-de Wied, C.C., Ruis, J.R., Elferink, A.J.A., & Storosum, J.G. (2006). Antidepressants use in children and adolescents and the risk of suicide. *European Neuropsychopharmacology*, 16(2), 79–83.

Wolkowitz, O.M., & Pickar, D. (1991). Benzodiazepines in the treatment of schizophrenia: A review and reappraisal. *American Journal of Psychiatry*,

148(6), 714-726.

Wunderink, L., Nieboer, R.M., Wiersma, D., Sytema, S., & Nienhuis, F.J. (2013). Recovery in remitted first-episode psychosis at 7 years of follow-up of an early dose reduction/discontinuation or maintenance treatment strategy: Long-term follow-up of a 2-year randomized clinical trial. *JAMA Psychiatry*, 70(9), 913-920. (https://doi.org/doi:10.1001/jamapsychiatry.2013.19)

Wunderink, L., Nienhuis, F.J., Sytema, S., Slooff, C.J., Knegtering, R., & Wiersma, D. (2007). Guided discontinuation versus maintenance treatment in remitted first-episode psychosis: Relapse rates and functional outcome. *Journal of Clinical Psychiatry*, 68(5), 654-661.

Yilmaz, Z., Zai, C.C., Hwang, R., Mann, S., Arenovich, T., Remington, G., & Daskalakis, Z.J. (2012). Antipsychotics, dopamine D2 receptor occupancy and clinical improvement in schizophrenia: A meta-analysis. *Schizophrenia Research*, 140(1-3), 214-220.

Zhang, S., Faries, D.E., Vowles, M., & Michelson, D. (2005). ADHD Rating Scale IV: Psychometric properties from a multinational study as a clinician-administered instrument. *International Journal of Methods in Psychiatric Research*, 14(4), 186-201. (https://doi.org/doi:10.1002/mpr.7)

●訳者略歴

石原孝二（いしはら・こうじ）【はじめに、第1章、第3章、第11章】
1967年生まれ。北海道大学准教授などを経て、現在、東京大学大学院総合文化研究科教授。著書に『精神障害を哲学する：分類から対話へ』（東京大学出版会、2018年）、共編著に『オープンダイアローグ　実践システムと精神医療』『オープンダイアローグ　思想と哲学』（いずれも東京大学出版会、2022年）など。

松本葉子（まつもと・ようこ）【第1章、第2章、第9章、第11章、薬品名一覧】
1982年生まれ。薬剤師・精神保健福祉士。「What is your story?：診断をこえて」（『統合失調症のひろば』12号、2018年）など、経験に基づいて文章を書いている。現在は看護師を目指し、看護学校で学んでいる。

村上純一（むらかみ・じゅんいち）【第5章、第6章、第7章、第8章】
1976年生まれ。精神科医。琵琶湖病院・院長代行。2015年に「当事者に関することを当事者と一緒に決める」取り組みを開始し、オープンダイアローグや対話実践を少しずつ臨床に取り入れ始めている。共著に『オープンダイアローグ　実践システムと精神医療』など。

高木俊介（たかぎ・しゅんすけ）【第4章、第9章】
1957年生まれ。精神科医。2002年に精神分裂病から統合失調症への病名変更事業にかかわる。2004年にはたかぎクリニックを開業し、ACT-Kを立ち上げる。著書に『ACT-Kの挑戦』（批評社、2008年）、『こころの医療宅配便』（文藝春秋、2010年）、『精神医療の光と影』（日本評論社、2012年）、『オープンダイアローグ』（共訳、日本評論社、2016年）、『対人支援のダイアローグ』（金剛出版、2022年）など。

岡田　愛（おかだ・あい）【第10章】
1978年生まれ。臨床心理士・公認心理師。共訳に『オープンダイアローグ』など。

翻訳にあたっては、各担当箇所を訳出したあと、全員で訳文の検討と訳注の作成を行った。

●著者紹介

ジョアンナ・モンクリフは、ユニバシティ・カレッジ・ロンドンの批判的社会精神医学教授
で、北東ロンドン財団トラスト（地域の医療サービスの提供に責任をもつ公的組織）の顧問
精神科医も務めている。批判的精神医学ネットワークの設立者の一人で、共同議長である。
研究の中心は精神科の薬に関する主流の考え方に対する批判にあるが、薬物治療や精神医学
の歴史、政治、哲学についても幅広く執筆している。抗精神病薬の減薬と中止に関する政府
助成研究の代表者を務め、抗うつ薬の中止を支援する研究の協力者でもある。多数の論文と
数冊の著書があり、著書に『苦い薬：抗精神病薬の不都合なストーリー』The Bitterest
Pills: the troubling story of antipsychotic drugs や『化学的治療の神話』The Myth of the
Chemical Cure などがある。

精神科の薬について知っておいてほしいこと
──作用の仕方と離脱症状

2022年8月30日　第1版第1刷発行
2022年10月31日　第2版第2刷発行

著　者──ジョアンナ・モンクリフ
訳　者──石原孝二・松本葉子・村上純一・高木俊介・岡田 愛
発行所──株式会社日本評論社

　　　　〒170-8474　東京都豊島区南大塚3-12-4
　　　　電話03-3987-8621（販売）　-8598（編集）

印刷所──港北メディアサービス株式会社
製本所──株式会社松岳社
装　幀──図工ファイブ

検印省略　© K. Ishihara, Y. Matsumoto, J. Murakami, S. Takagi and Ai. Okada　2022
ISBN 978-4-535-98508-7　Printed in Japan

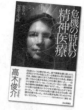
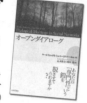
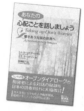